U0245321

疾病护理常规
外科疾病

主　编　温贤秀　肖静蓉　何述萍
副主编　白晓霞　敬　洁　蒋文春
编　者　（按姓氏笔画排序）

王　琨	王海涛	韦　宏	文　容	尹艳桃
白晓霞	李忻宇	杨　洁	肖静蓉	何述萍
余　纯	陈碧秀	范　萍	周维俊	赵丹丹
贾　静	高　虹	郭　静	梁丽芹	敬　洁
蒋文春	蒋晓华	温大翠	温贤秀	雷　花

人民卫生出版社

图书在版编目（CIP）数据

疾病护理常规.外科疾病 / 温贤秀，肖静蓉，何述萍主编.
—北京：人民卫生出版社，2017
ISBN 978-7-117-25592-9

Ⅰ.①疾…　Ⅱ.①温…②肖…③何…　Ⅲ.①外科学 -
护理学　Ⅳ.①R47

中国版本图书馆 CIP 数据核字（2017）第 294784 号

人卫智网	www.ipmph.com	医学教育、学术、考试、健康、
		购书智慧智能综合服务平台
人卫官网	www.pmph.com	人卫官方资讯发布平台

疾病护理常规
外科疾病

主　　编：温贤秀　肖静蓉　何述萍
出版发行：人民卫生出版社（中继线 010-59780011）
地　　址：北京市朝阳区潘家园南里 19 号
邮　　编：100021
E - mail：pmph @ pmph.com
购书热线：010-59787592　010-59787584　010-65264830
印　　刷：三河市尚艺印装有限公司
经　　销：新华书店
开　　本：710 × 1000　1/16　印张：24
字　　数：444 千字
版　　次：2018 年 3 月第 1 版　2018 年 3 月第 1 版第 1 次印刷
标准书号：ISBN 978-7-117-25592-9/R · 25593
定　　价：53.00 元

打击盗版举报电话：010-59787491　E-mail：WQ @ pmph.com
（凡属印装质量问题请与本社市场营销中心联系退换）

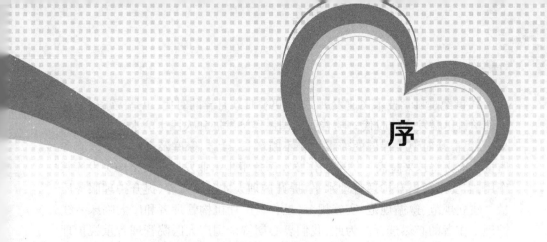

序

    随着我国医疗卫生工作改革的不断深入,优质护理工作的开展与深入推进,护理工作在改善病人的就医体验,促进病人健康结局进程中发挥了重要作用。近年来,由国家卫生和计划生育委员会发布了《静脉治疗护理技术操作规范》(WS/T 433-2013)和《护理分级》(WS/T 431-2013)两项标准及《应用指南》,旨在从国家层面引导全国各级医院按照行业标准开展护理活动,为病人提供更加标准化、专业化、规范化的护理服务。

    众所周知:"三分治疗、七分护理",临床护理人员与病人接触最为直接、最为密切、最为广泛,护理人员应善于观察、敏锐感知和及时发现病人生理、心理、社会、精神、文化等各方面的变化和需求,按照医疗诊治标准和疾病护理常规开展护理工作,为病人制订护理计划,落实护理措施,实施护理效果评价。疾病护理常规是临床护理人员实施临床护理的依据和指引,是实施有效性护理、保障患者安全的根本。因此,组织专业团队编撰规范化、标准化且与护理工作实际和病人需求紧密结合的《疾病护理常规》显得尤为重要。基于此,我院护理团队主动作为抓机遇、锐意改革谋发展,调动了医院一切资源和广大护理人员的积极性与创造性,热忱投身于我国护理工作改革实践和我院卫生事业发展的洪流之中,在护理改革中赢得了先机。医院是原卫生部首批"示范工程"活动重点联系医院、首批国家临床重点专科建设医院、首批24家护士岗位管理试点医院及省护理质控中心挂靠医院。根据近年来医院医疗业务发展的趋势及疾病护理的经验,护理部组织医院护理专家、临床一线优秀护理骨干、专科护士及教学老师编撰了这套《疾病护理常规》丛书。该丛书对我院原有的疾病护理常规进行了全面优化,并结合近年来我院开展的医疗及护理新业务、新技术、新方法进行了内容更新、补充和完善,突出了病情观察与评估,预判与处理等重要内容,使其更贴近时代、贴近临床、贴近病人、贴近医疗和护理工作本身。这是我院护理事业发展中的又一项既基础又具有创新性的工作,必将指引临床一线护理人员更加规范、安全、高效地完成日常护理工作,并可作为国内护理界一个值得推广的范本,为推动全国临床护理工作质量产生积极的影响。

21 世纪是科学技术飞速发展、知识更替日新月异的时代,也是医学科学和护理学科迅猛发展的时代。随着我国国民经济发展和人民生活水平的不断提高,人民群众对卫生保健的需求也将不断增长,社会、家庭及个体对护理服务质量要求必将越来越高。护理工作要在医疗卫生事业发展的大格局中发挥其作用,需要不断提升护理管理水平、提升护理人才队伍素养、提升护理服务质量。建立规范、遵循规范、实施规范,是各级医疗机构管理者和广大临床一线护理工作者的必然选择。为此,我们衷心期待全国广大医院管理者重视护理工作发展,护理管理者和临床一线护理人员要有"不待扬鞭自奋蹄"的自主学习精神,自觉向规范学习,以实际行动促进护理学科向纵深发展,推动我国医疗卫生事业发展再上新台阶!

四川省医学科学院·四川省人民医院

院长

2017 年 11 月于成都

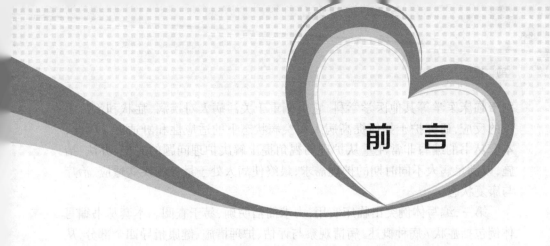

前　言

　　护理学是一门技术性很强的综合性、应用型学科,2011年被正式列入国家一级学科目录,成为一个独立的、综合的学科体系。为规范护理行为,使临床一线护士在护理工作中能够系统、规范地做好本职工作,指引其抓住各类疾病的临床特点,及时准确地评估和观察病人病情,有序地落实护理措施和健康指导,我院护理部组织护理专家、临床一线优秀护理骨干、专科护士及教学老师,编写了这套《疾病护理常规》丛书。

　　本套《疾病护理常规》包括5个分册:《疾病护理常规　内科疾病》、《疾病护理常规　外科疾病》、《疾病护理常规　妇儿疾病》、《疾病护理常规　五官科疾病》及《疾病护理常规　急危重症疾病》。内容涉及分级护理、症状护理、常用专科检查、诊疗技术、特殊管道的护理常规。各分册还分别介绍了内、外、妇、产、儿、急诊、重症、传染、皮肤、口腔、眼耳鼻喉、心身等专科常见疾病护理常规。

　　本套丛书的编写突出了以下三大特色,可作为全国各级医院护理管理者及教学人员、临床一线护士解决临床常见疾病护理问题和技术操作规范的工具书,作为护士岗位培训及进修生培训的教学用书,作为各级护理院校师生专业教与学的参考用书。

　　第一,编写病种选择紧跟临床医学教材和卫生行业标准,力求权威、与时俱进。本套丛书所选症状类型、疾病种类系我国现阶段所出现的常见病与多发病,编写参阅了国内2014年出版的临床医学本科最新教材及国内外相关疾病的最新《治疗指南》,遵循了原卫生部《临床路径(2010版)》、《临床护理实践指南(2011版)》、《患者安全十大目标(2014版)》和国家卫计委《护理分级》(WS/T 431-2013)、《静脉治疗护理技术操作规范》(WS/T 433-2013)等行业标准和技术规范,吸收了国内多家著名的"三甲医院"、高等医学院校附属医院等已经公开出版发行的《疾病护理常规》的编写经验,结合我院多年的临床护理工作实践和管理经验进行编写。此外,为突出卫计委2014年护理分级的落实,本套丛书还专门列出了《分级护理》标准。

　　第二,编写内容侧重于护理视角,力求便于护士理解和掌握。护理学有别于临床医学等其他医学学科,它更侧重于关注病人对疾病、症状和治疗手段的反应,研究护士如何提高病人在疾病状态下的适应性和舒适度。因此,本套丛书的编写非常注重从护理的视角提出解决护理问题的时机、办法、措施,以满足病人不同时期的护理需求,最终使病人处于最佳的疾病适应、治疗与康复状态。

第三,编写体例突出临床实用,力求简洁明确、易于查阅。本套丛书编写体例包括症状/病种概述、病情观察与评估、护理措施、健康指导四个部分,从临床护理实际出发,着力于指导护士"做什么、如何做",而不去赘述疾病的成因和发病机制,不苛求病种介绍的系统性和全面性,文字书写方面也力求简练、重点突出、可操作性强。

本套丛书的编写虽经反复修订,仍需做如下说明:《疾病护理常规》的出版只是一项基础性工作,目的在于为各级医疗机构护理人员提供疾病护理的基本程序和操作指引,并不妨碍读者对护理学科进行学术探究和技术改造;《疾病护理常规》内容只反映目前国内外比较成熟和适用的措施、方法和技术,今后尚需根据医学科学和护理学的发展而不断进行修订。基于此,我们将会根据学科发展的进程和我国护理工作改革发展的实践需要,不断积累本套丛书需要修订和新增的内容,以期更好地服务于各级医院、广大护理人员和病人。

本套丛书的编写出版,得到了四川省卫计委有关领导的亲切关怀和支持,邓绍平院长亲自为本套丛书作序,全院护理同仁也为本套书的编写付出了辛勤的劳动,同时参阅了国内外大量医学及护理学相关专业教材、文献和医院《护理常规》等资料,在此一并表示衷心感谢! 由于时间仓促、编写水平所限,缺憾和疏漏在所难免,敬请广大护理同行及读者提出宝贵意见,本编写团队在此致以真诚的感谢!

编者

2017 年 11 月于成都

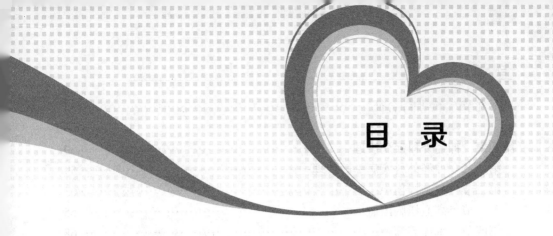

目 录

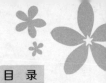

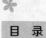

第一章

分级护理

一、特级护理

（一）病情依据

符合以下情况之一，可确定为特级护理：

1. 维持生命，实施抢救性治疗的重症监护病人。

2. 病情危重、随时可能发生病情变化需要进行监护、抢救的病人。

3. 各种复杂或大手术后、严重创伤或大面积烧伤的病人。

（二）护理要求

1. 严密观察病人病情变化，监测生命体征，准确测量并记录出入量。

2. 根据医嘱正确执行各项治疗及用药，配合医师实施各项抢救措施。

3. 做好专科护理，如气道护理、管路护理、压疮护理及各种并发症的预防。

4. 评估病人安全，根据病人具体情况实施风险预警，并采取相应预防措施。

5. 根据病人病情，完成基础护理（六洁到位：口腔、头发、手足、皮肤、会阴、床单位）；协助非禁食病人进食（进水）；协助卧床病人翻身及扣背促进有效咳嗽、床上移动等，保持病人功能体位及卧位舒适。

6. 了解病人心理需求，有针对性开展心理指导及健康指导。

7. 严格执行危重病人床旁交接班。

二、一级护理

（一）病情依据

符合以下情况之一，可确定为一级护理：

1. 病情趋向稳定的重症病人。

2. 病情不稳定或随时可能发生变化的病人。

3. 手术后或者治疗时期需要严格卧床的病人。

4. 自理能力重度依赖（Barthel 指数总分≤40 分）的病人。

（二）护理要求

1. 每小时巡视，观察病人病情变化。

2. 根据病人病情需要，定时测量生命体征。

3. 根据医嘱正确执行各项治疗及用药。

4. 提供专科护理，如气道护理、管路护理、压疮护理及各种并发症的预防。

5. 评估病人安全，根据病人具体情况实施风险预警，并采取相应预防措施。

6. 根据病人病情及生活自理能力，实施基础护理（六洁到位：口腔、头发、手足、皮肤、会阴、床单位）；协助病人进餐、协助卧床病人翻身及叩背促进有效咳嗽、床上移动等。

7. 了解病人心理需求，有针对性开展心理指导。

8. 提供护理相关的健康及康复指导。

三、二级护理

（一）病情依据

符合以下情况之一，可确定为二级护理：

1. 病情趋于稳定或未明确诊断前，仍需观察，且自理能力轻度依赖（Barthel 指数总分 61～99 分）的病人。

2. 病情稳定，仍需卧床，且自理能力轻度依赖（Barthel 指数总分 61～99 分）的病人。

3. 病情稳定或处于康复期，且自理能力中度依赖（Barthel 指数总分 41～60 分）的病人。

（二）护理要求

1. 每 2 小时巡视，观察病人病情变化。

2. 根据病人病情需要，测量生命体征。

3. 根据医嘱正确执行各项治疗及用药。

4. 根据病人病情需要，提供专科护理。

5. 指导病人采取措施预防跌倒或摔伤。

6. 协助生活部分自理病人做好基础护理，（六洁到位：口腔、头发、手足、皮肤、会阴、床单位）；协助病人进餐、协助卧床病人翻身及叩背促进有效咳嗽、床上移动等。

7. 了解病人心理需求，有针对性开展心理指导。

8. 提供护理相关的健康及康复指导。

四、三级护理

（一）病情依据

病情稳定或处于康复期，且自理能力轻度依赖（Barthel 指数总分 61 ~ 99 分）或无需依赖（Barthel 指数总分 100 分）的病人。

（二）护理要求

1. 每 3 小时巡视，观察病人病情变化。
2. 根据病人病情需要，测量生命体征。
3. 根据医嘱正确执行治疗及用药。
4. 提供护理相关的健康指导及功能锻炼。

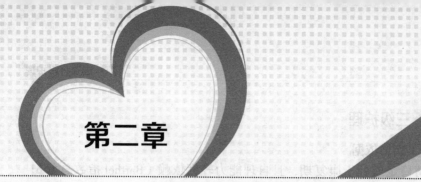

第二章

常见症状护理

第一节 发　热

一、概述

发热（fever）是机体在致热源作用下或各种原因引起的体温调节中枢功能障碍，使体温升高超过正常范围。以口腔温度为准，发热分为低热：37.3～38℃；中度热：38.1～39℃；高热 39.1～41℃；超高热：41℃以上。

二、病情观察与评估

（一）生命体征

1. 观察病人体温升高后，有无呼吸、脉搏加快。

2. 观察病人发热时间、发热程度及热型。

（1）稽留热：口腔温度持续在 39～40℃，24 小时体温波动在 1℃以内，持续数天或数周。

（2）弛张热：体温在 39℃以上，24 小时体温波动在 2℃以上。

（3）间歇热：体温在 39℃以上，数小时下降至正常，经 1 天或数天又再次发热。

（4）不规则热：发热持续时间不定，体温波动较大。

（二）症状体征

1. 观察病人有无食欲减退、体重下降、脱水等症状。

2. 观察病人有无寒战、结膜充血、单纯疱疹、淋巴结肿大、肝脾肿大、出血、皮疹等。

3. 评估病人有无意识障碍。

（三）安全评估

1. 评估病人有无高热惊厥导致跌倒 / 坠床的危险。

2. 评估病人有无大量出汗及营养不足导致压疮发生的危险。

三、护理措施

（一）降温护理

1. 体温监测　定时测量体温，发热每日测量 4 次，高热每 4 小时测量 1 次，待体温恢复正常 3 天后，改为每日 1 ~ 2 次。

2. 物理降温

（1）体温 39℃以上给予物理降温如前额、腹股沟、腋窝放置冰袋、乙醇擦浴或用 0 ~ 4℃冰水灌肠等。

（2）病人局部皮肤发紫或有麻木感停止使用冰袋。

（3）用 20% ~ 30% 乙醇擦浴时，注意观察病人有无出血倾向及血小板减少等症状。

（4）用 32 ~ 36℃的温水擦浴时，病人出现颤抖应停止降温。

（5）禁止擦浴胸前区、腹部、足底及枕后。

3. 药物降温　遵医嘱给予口服复方阿司匹林、肌注氨基比林等药物，观察病人有无低血压及大量出汗导致虚脱等不良反应。

4. 降温效果观察　降温后 30 分钟复查体温，观察降温效果并记录。

（二）休息与活动

高热病人卧床休息，低热病人减少活动，适当休息。保持室温 18 ~ 22℃，湿度 50% ~ 60%。

（三）补充水分与营养

1. 饮食　高热病人给予高热量、高蛋白、富含维生素、易消化的软食或流质饮食。

2. 维持水电解质平衡　鼓励病人多饮水，每天摄入量 2500 ~ 3000ml 水分，失水明显或不能进食者遵医嘱静脉补液，老人、儿童及心脏病病人注意控制输液速度，以防肺水肿；大量出汗时注意补充电解质。

（四）口腔护理

高热病人因唾液分泌减少、口腔黏膜干燥、抵抗力下降等易导致口腔感染。应在晨起、餐后、睡前做好口腔护理，保持口腔清洁。

（五）跌倒/坠床预防

惊厥抽搐病人专人守护，加双侧床栏，防碰伤、跌倒/坠床。

（六）压疮预防

1. 皮肤护理

（1）保持皮肤清洁、干燥，使用清水或 pH 为中性的皮肤清洁剂，易受浸渍处皮肤应用皮肤保护剂或保护膜。

（2）退热期病人大量出汗，及时擦干汗液，更换衣服、床单，保持床单位整洁、干燥。

（3）不可用力擦洗或按摩骨隆突部位皮肤。

2. 给予营养支持　根据病人病情制定营养干预计划，摄入平衡膳食或营养补充制剂，必要时提供肠外肠内营养支持。

四、健康指导

（一）住院期

1. 告知病人发热的影响因素、体温的正常范围。

2. 发热期间饮食宜清淡、易消化。

3. 病室定时通风，限制探视。

（二）居家期

1. 告知病人自我监测体温的方法。

2. 适当锻炼，增强抵抗力。

第二节　咳　嗽　咳　痰

一、概述

咳嗽（cough）是一种呈突然、暴发性的呼吸运动，以清除呼吸道分泌物或异物，其本质是一种反射性防御动作。咳痰（expectoration）是借助咳嗽反射将气管、支气管的分泌物或肺泡内的渗出液排出体外的动作。

二、病情观察与评估

（一）生命体征

监测生命体征，观察病人有无体温升高、脉搏增快。

（二）症状体征

1. 观察咳嗽发生时间、性质、轻重缓急、持续时间，有无不能咳嗽或咳嗽无效。

2. 观察痰液颜色、性状、气味、量及有无肉眼可见的异物。

3. 观察有无发热、胸痛、烦躁不安、呼吸困难、端坐呼吸、异常呼吸音等伴随症状；有无意识障碍、消瘦或体重下降；有无皮肤潮红等二氧化碳潴留表现。

（三）安全评估

评估病人有无焦虑等不良情绪，是否对睡眠及日常生活造成影响。

三、护理措施

（一）咳嗽护理

1. 保持室内空气新鲜、洁净、注意通风，维持合适室温：18～20℃，湿度50%～60%。

2. 注意保暖，避免冷空气、尘埃与烟雾等刺激，戒烟。

3. 过敏性咳嗽病人，避免接触过敏原。

（二）促进有效排痰

1. 深呼吸和有效咳嗽　病人尽可能采取坐位，先深而慢的呼吸5～6次后，深吸气至膈肌完全下降，屏气3～5秒，继而撅嘴，缓慢地将肺内气体通过口腔呼出；再深吸一口气后屏气3～5秒，身体前倾，从胸腔进行2～3次短促有力的咳嗽，同时收缩腹肌，帮助痰液咳出。

2. 吸入疗法　痰液黏稠和排痰困难病人可采用湿化或雾化吸入疗法，湿化时间一般10～20分钟为宜，温度控制在35～37℃。

3. 胸部叩击排痰　长期卧床、久病体弱、排痰无力病人可采用胸部叩击排痰。病人侧卧，叩击者手指弯曲并拢，使掌侧呈杯状，用手腕力量，从肺底自下而上，由外向内，快速而有节律的叩击胸壁，震动气道，每肺叶叩击1～3分钟，每分钟120～180次。应在餐后2小时或餐前30分钟进行，避免病人呕吐，每次叩击时间以5～15分钟为宜。

4. 体位引流　支气管扩张、肺脓肿病人，有大量痰液排出不畅时，可采用体位引流排痰。根据分泌物潴留的部位和病人的耐受程度选择引流体位。一般每天1～3次，每次15～20分钟。于饭前1小时、饭后或鼻饲后1～3小时进行。注意病人面色、呼吸、脉搏，出现异常立即停止。

5. 机械吸痰　痰液黏稠、排痰困难或意识不清的病人，可经口腔、鼻、气管插管或气管切开处负压吸痰。每次吸痰时间不超过15秒，两次吸痰间隔时间大于3分钟；吸痰动作轻柔、迅速；吸痰前、中、后适当提高吸入氧浓度。

（三）药物护理

遵医嘱使用抗生素、止咳、祛痰药物。观察使用止咳药者，有无口干、恶心、腹胀、头痛等不良反应；使用祛痰药者（如溴己新），注意有无恶心、转氨酶增高等，消化道溃疡者慎用。

四、健康指导

（一）住院期

1. 采取舒适体位，卧床休息。

2. 指导病人深呼吸、有效咳嗽。

3. 告知病人体位排痰的原理及配合要点。

4. 指导病人正确留取痰标本。

（二）居家期

1. 保持环境空气清新、流通，避免出入空气污染的公共场所。

2. 减少刺激物的接触，如花粉、粉尘、香水等。

3. 增加饮水，每日饮温开水 1500ml 以上，以利痰液稀释和排出。

4. 注意防寒保暖，避免冷空气刺激，适当加强体育锻炼，增强抗病能力。

第三节 呼 吸 困 难

一、概述

呼吸困难（dyspnea）是病人主观感觉空气不足或呼吸费力，主要表现为呼吸频率、节律和深度的异常。

二、病情观察与评估

（一）生命体征

监测生命体征，观察病人有无呼吸频率、节律和深度的改变。

（二）症状体征

观察病人有无以下症状、体征：

1. 肺源性呼吸困难

（1）吸气性呼吸困难：吸气费力，严重时可见"三凹征"（胸骨上窝、锁骨上窝和肋间隙凹陷），可伴有干咳及高调吸气性喉鸣。

（2）呼气性呼吸困难：呼气费力，呼吸时间明显延长，可伴有呼气期哮鸣音。

（3）混合型呼吸困难：吸气和呼气均感费力，呼吸变浅、频率增快，可伴呼吸音异常或病理性呼吸音。

2. 心源性呼吸困难

（1）劳力性呼吸困难：活动时出现或加重，休息后缓解或消失。

（2）夜间阵发性呼吸困难：入睡后突然胸闷气急，被迫坐起，惊恐不安，轻者数分钟或数十分钟缓解，重者可伴有咳嗽、咳浆液性粉红色泡沫痰，气喘、发绀等。

（3）端坐呼吸：病人常因平卧呼吸困难加重而被迫采用半坐位或端坐位呼吸。

（三）安全评估

1. 评估病人有无烦躁不安、恐惧等不良情绪。

2. 评估病人有无活动受限导致压疮发生的危险。

3. 评估病人有无因烦躁不安、活动受限导致跌倒 / 坠床的危险。

三、护理措施

（一）改善气体交换受损，保持呼吸道通畅

1. 休息　病人明显呼吸困难时卧床休息，尽量减少活动，减少心肌耗氧量，减轻呼吸困难。

2. 体位　根据呼吸困难程度和类型采取适当的体位如半卧位、端坐卧位，可使横膈下移，增加肺活量，改善呼吸困难。

3. 氧疗　根据病情采取适当的氧疗方式和氧流量，一般氧流量为 2 ~ 4L/min，伴有二氧化碳潴留时给予持续低流量（1 ~ 2L/min）吸氧。

（二）用药护理

使用呼吸兴奋剂时观察呼吸频率、节律、呼吸幅度变化，有无颜面潮红等；控制输液速度在 20 ~ 30 滴 / 分，24 小时输液量控制在 1500ml 以内，避免加重心脏负荷，诱发急性肺水肿。

（三）心理护理

告知病人呼吸困难发生的原因、治疗方法及效果，安抚病人，为病人提供心理支持，保持情绪稳定，避免不良情绪进一步加重呼吸困难。

（四）压疮预防

1. 活动受限及卧床病人至少每 2 小时翻身一次，翻身时避免推、拖、拉、拽等动作。

2. 强迫体位病人确保双足得到支撑，足跟不与床面接触，指导或定时协助其变换体位（如身体倾靠一边或臀部腾空等）。坐位病人每 15 ~ 30 分钟减压 1 次，每次 15 ~ 30 秒，避免骨隆突处皮肤继续受压。

（五）跌倒 / 坠床预防

1. 烦躁不安病人专人守护，使用双侧床栏保护，避免跌倒 / 坠床发生。

2. 为活动受限病人提供适当辅助工具并指导正确使用辅助工具，如厕时有人全程陪伴。

3. 加强团队合作，与医师、康复师讨论病人跌倒的原因，必要时行康复训练。

四、健康指导

（一）住院期

1. 采取舒适体位，卧床休息。

2. 指导病人呼吸训练，如缓慢深呼吸、腹式呼吸、缩唇呼吸等。

3. 告知病人呼吸困难的原因，以配合治疗及护理。

4. 指导病人正确使用吸入剂。

（二）居家期

1. 保持环境安静舒适，温、湿度适宜，避免诱发呼吸困难。

2. 合理安排休息与活动，有计划地增加运动量或改变运动方式，如室内活动、散步、快走、打太极拳等，逐步提高肺活量及活动耐力。

3. 预防呼吸道感染。

第四节　抽搐与惊厥

一、概述

抽搐（tic）指全身或局部骨骼肌群不自主的抽动或强烈收缩。当肌群收缩呈强制性和阵挛性时，称为惊厥（convulsion）。惊厥表现的抽搐一般为全身性、对称性、伴有或不伴意识丧失。

二、病情观察与评估

（一）生命体征

监测生命体征，观察病人有无发热、呼吸加快、血压升高。

（二）症状体征

1. 观察有无抽搐、惊厥发作先兆，评估病人抽搐、惊厥类型，持续和间隔时间，发作频率及发作时的意识状态。

2. 观察有无剧烈头痛、瞳孔扩大、脑膜刺激征等症状。

3. 观察有无面色青紫、口唇发绀、口吐白沫、大小便失禁等症状。

（三）安全评估

1. 评估病人有无因抽搐、惊厥引起的舌咬伤及误吸的危险。

2. 评估病人有无因抽搐、惊厥引起跌倒/坠床的危险。

三、护理措施

（一）抽搐、惊厥发作时护理

1. 保持呼吸道通畅　解开衣领，平卧位、头偏向一侧，防舌根后坠及误吸发生。

2. 吸氧、吸痰　抽搐严重及发绀者，给予氧气吸入。及时吸出口腔、鼻部痰液，做好气管插管或气管切开等急救准备。

3. 安全保护

（1）专人守护，避免发生意外。

（2）禁止测量口温，避免抽搐、惊厥发作咬破体温计误吞水银及受伤。

（3）惊厥发作时，切勿用力牵拉或按压病人肢体，避免受伤。

（4）使用双侧床栏，必要时给予镇静治疗，预防跌倒/坠床发生。

（二）用药护理

勿强行灌喂药物，必要时静脉给予镇静药物，待病人神志清楚后改为口服用药；可同时使用脱水剂、补液、防水电解质紊乱。

（三）饮食护理

抽搐、惊厥发作时禁食禁水。待抽搐、惊厥停止，意识恢复后根据病情适当给予流质或半流质饮食。

（四）环境与休息

病室环境安静、光线宜偏暗。集中安排病人的治疗、护理及各种检查，避免诱发惊厥。

四、健康指导

（一）住院期

1. 告知病人抽搐、惊厥发生的原因及诱因，学会识别和避免诱发因素。

2. 告知病人正确使用抗惊厥药及药物使用注意事项。

（二）居家期

1. 告知有抽搐、惊厥疾病病人，家中常备急救物品和药品，如压舌板、退热剂、抗惊厥药等。

2. 发作时可用布将压舌板或竹筷裹好放入病人口中一侧，以防止舌咬伤。并迅速就医。

第五节 咯 血

一、概述

咯血（hemoptysis）是指喉及喉部以下的呼吸道及肺任何部位的出血，经口腔咯出称为咯血。

二、病情观察与评估

（一）生命体征

监测生命体征，观察病人有无发热、脉搏增快、呼吸困难等。

（二）症状体征

1. 观察病人有无意识障碍。

2. 观察咯血的量、颜色、性质及出血速度。每天咯血量 <100ml 为小量咯血；每天 100 ~ 500ml 为中量；每天 500ml 以上或一次咯血 >300ml 为大量咯血。

3. 观察病人咯血时有无胸痛、呛咳、脓痰及皮肤黏膜出血等伴随症状，是否有杵状指及黄疸等。

（三）安全评估

1. 评估病人有无大咯血导致的误吸、窒息的危险。

2. 评估病人有无大咯血导致的焦虑、恐惧情绪。

三、护理措施

（一）休息与卧位

小量咯血静卧休息为主，大咯血时绝对卧床休息，尽量避免搬动。可平卧或患侧卧位，头偏向一侧，防止窒息或误吸。

（二）保持呼吸道通畅

1. 嘱病人轻轻咳出气管内的痰液和积血，无力咳出者可经鼻腔吸出。

2. 咯血时轻拍健侧背部，嘱病人勿屏气，以免诱发喉头痉挛，使血液引流不畅形成血块导致窒息。

（三）窒息处理

1. 体位 立即取头低脚高 45° 俯卧位，头偏向一侧。

2. 保持呼吸道通畅 轻拍背部，迅速排出或吸出气道、口咽部血液及血凝块，做好气管插管或气管切开准备及配合工作。

3. 吸氧 给予高浓度氧气吸入。

（四）用药护理

1. 止血药　垂体后叶素可收缩小动脉，减少肺部血流量，减轻咯血。使用时注意控制输液速度，观察病人有无恶心、心悸、面色苍白、便意、腹痛、血压升高等不良反应，防止药物渗漏。

2. 镇咳、镇静药物　注意观察咳嗽反射及呼吸中枢受抑制情况，及时发现因呼吸抑制导致的呼吸衰竭或不能咳出血块发生窒息。

3. 补充血容量　大咯血病人应补充血容量，防止低血容量性休克。

（五）饮食护理

1. 大咯血时禁食，咯血停止或小量咯血时可进少量温凉、清淡流质饮食，避免进食粗糙和刺激性强的食物。

2. 多饮水及多食富含纤维素食物，保持大便通畅，避免排便时腹压增加而引起再次咯血。

（六）心理护理

专人守护并安慰病人，增加其安全感，缓解其焦虑、恐惧情绪。

四、健康指导

（一）住院期

1. 告知病人咯血的原因及诱因，教会病人识别大咯血先兆症状（如出现胸闷、心悸、心前区灼热感、头晕、喉部发痒、口腔有腥味或痰中带血等）。

2. 告知咯血及咯血停止后的饮食、活动的注意事项。

3. 指导病人呼吸训练如腹式呼吸、缩唇呼吸等，改善呼吸功能。

（二）居家期

1. 适当活动及体育锻炼，预防呼吸道感染。

2. 养成良好饮食习惯，进食营养丰富、易消化、无刺激软食，少量多餐。

第六节　压　疮

一、概述

压疮（pressure ulcers）是由压力或者压力联合剪切力和（或）摩擦力引起的皮肤和（或）皮下组织的局部损伤。

二、病情观察与评估

（一）生命体征

监测生命体征，观察病人有无体温、脉搏、血压的变化。

（二）症状体征

1. 观察受压部位皮肤有无水肿、硬结及皮肤温度升高。

2. 观察有无皮肤完整性受损的情况。

3. 观察压疮的部位、大小（长、宽、深）、创面组织形态、有无渗出液、有无潜行、窦道等。

4. 观察病人压疮部位有无疼痛，评估疼痛程度。

（三）安全评估

1. 评估病人有无因压疮经久不愈导致全身感染的危险。

2. 评估病人有无因压疮经久不愈导致焦虑情绪。

三、护理措施

（一）压疮预防

1. **饮食与营养** 根据病情指导病人选择高蛋白、高维生素饮食，并请营养师会诊。加强营养支持，保持正氮平衡。

2. **保护皮肤**

（1）每 2 小时翻身并检查受压部位皮肤 1 次。

（2）至少每 8 小时 1 次检查全身皮肤并交接班。

（3）使用中性或弱碱性溶液清洁皮肤，避免用力擦洗。

（4）使用皮肤屏障保护产品，避免皮肤暴露于过度潮湿环境中。

（5）受压部位不宜按摩。

3. **减轻局部压力**

（1）有压疮风险的病人应使用有效的减压设施（如减压床垫或坐垫）；有压疮风险的手术病人术中应使用减压设施，缓解局部压力。

（2）压疮高风险病人病情允许条件下，定时更换体位。

（3）根据病人个体差异、减压设施的使用情况决定更换体位的频率及角度。

（二）压疮护理

1. 减轻局部压力

（1）压疮病人应使用有效的减压设施。

（2）为压疮病人更换体位，压疮部位不应直接受压。

（3）每次更换体位时检查受压皮肤。

2. 伤口处理

（1）用生理盐水或其他符合标准要求的溶液清洗伤口及周围皮肤，不宜使用肥皂和碱性溶液。

（2）Ⅲ期或Ⅳ期压疮必要时请造口治疗师或医师会诊后处理。

（3）必要时清创：根据病人状况，坏死组织类型、范围和部位由有资质的人员选择恰当的方式清创。

（4）记录伤口情况。

3. 感染伤口处理

（1）出现感染征兆如局部红肿、渗出液较多、异味等，应请专业的医务人员会诊。

（2）可通过细菌培养及药物敏感试验确定压疮伤口的致病菌及敏感药物。

（3）当压疮有细菌定植或明确感染时可使用抗菌制品如含碘消毒剂、含银制品，不应使用刺激性强的消毒剂。

（4）不宜局部使用抗生素，以免出现耐药。

（5）如感染扩散或全身感染，应遵医嘱使用抗生素。

（三）疼痛护理

1. 根据病人疼痛程度，遵循世界卫生组织止痛药剂量阶梯表，规律使用止痛药，有效控制慢性疼痛。

2. 局部可采用阿片类药物来减轻Ⅱ期~Ⅳ期压疮病人的疼痛。

3. 保持伤口处于覆盖、湿润状态，使用更换频率较低、非高粘敷料以减轻疼痛。

四、健康指导

（一）住院期

1. 告知病人及家属压疮发生高危因素、压疮的分期、治疗进展等，督促病人及家属主动配合治疗。

2. 告知病人及家属遵循专业医务人员指导的重要性。

（二）居家期

1. 教会压疮高风险病人皮肤检查方法。

2. 改变体位时动作轻巧，避免推、拉、拖、拽。

3. 教会压疮高风险病人正确选择和使用减压设施，不宜使用环状或圈形装置作为减压设施。

4. 感觉障碍病人避免使用热水袋或冰袋，防止烫伤或冻伤。

5. 大小便失禁的病人，保持床单位及衣物平整、干燥、无屑。及时用温热水清洁皮肤，避免大小便对皮肤的刺激。

第七节 疼 痛

一、概述

国际疼痛研究学会（International Association for the Study of Pain，IASP）提出，疼痛（pain）是伴随着实际或潜在的组织伤害而产生的一种不愉快的感觉及情绪体验。目前只要病人主诉疼痛就应认为疼痛确实存在。在临床疼痛已被作为"第五生命体征"来评估及处理。

二、病情观察与评估

（一）生命体征
监测生命体征，观察病人有无呼吸增快或减慢、血压下降的表现。

（二）症状体征
1. 观察病人有无恶心、呕吐、便秘、排尿困难等症状。
2. 观察有无反应迟钝、烦躁或淡漠、嗜睡、抽搐、昏迷等神经精神症状。
3. 观察病人有无疼痛导致活动受限，睡眠、饮食、心情等改变。

（三）安全评估
1. 评估有无疼痛导致的情绪不良或心理反应。
2. 评估有无疼痛导致被动体位，有无压疮发生的危险。

三、护理措施

（一）动态评估
1. 病人入院 2 小时内完成疼痛筛查，有疼痛的病人 8 小时内完成全面的疼痛评估。癌痛病人滴定开始每小时评估一次，连续动态评估 24 小时并准确记录，及时将信息反馈给医师，以便修改滴定方案。
2. 评估工具 根据病人年龄、偏好、认知及语言功能，采用主诉疼痛分级法（VRS）、视觉模拟疼痛评分法（VAS）、数字分级法（NRS）、疼痛强度评分 Wong-Baker 脸谱法等，确定疼痛的原因、部位、强度及性质。
3. 评估程序
（1）采用 PAIN 评估程序进行疼痛评估
1）P（place）疼痛部位：让病人指出疼痛的确切部位。
2）A（aggravating factors）诱发因素：询问导致疼痛的原因，疼痛是否影响活动、睡眠、饮食、心情等日常生活。

3）I（intensity & nature & duration of pain）疼痛的程度、性质、持续时间：了解疼痛性质（锐痛、钝痛、绞痛、刺痛、抽搐痛、烧灼痛、胀痛），询问疼痛持续时间及曾经有无相似疼痛经历。

4）N（neutralizing or relieving factors）疼痛缓解因素：如病人曾有相似经历，了解疼痛缓解的原因，药物或非药物治疗过程。

（2）对疼痛难忍却无法表达或不能确切表达的危重病人，护士应仔细观察病人的姿势、体位、面部表情、情绪状态、面色出汗、肌肉紧张度，监测体温、脉搏、呼吸、血压等，及时汇报医师，进行全面分析，评估疼痛程度。

4. 评估疼痛的程度

0级 无痛。

1级 轻度疼痛：可忍受，能正常生活、睡眠。

2级 中度疼痛：一定程度影响睡眠，需用止痛药。

3级 重度疼痛：影响睡眠，需用麻醉止痛药。

4级 剧烈疼痛：影响睡眠较重，伴有其他症状。

5级 无法忍受：严重影响睡眠，伴有其他症状或被动体位。

（二）用药护理

1. 药物治疗原则 中度以上疼痛及癌痛病人，采用药物止痛治疗，首选口服给药。根据病情和疼痛缓解制定个体化用药方案，遵医嘱按阶梯用药，按规定时间间隔规律给药，注意药物联合应用的相互作用。

（1）轻度疼痛：可选用非甾体类抗炎药物（NSAID）。

（2）中度疼痛：可选用弱阿片类药物，并可合用非甾体类抗炎药物。

（3）重度疼痛：可选用强阿片类药物，并可合用非甾体类抗炎药物。

2. 使用止痛药物的一般护理

（1）按时服药，以减少暴发痛。

（2）控、缓释剂要整片吞服而不可掰开、研碎或咀嚼，以免影响持续止痛效果。

（3）不能随意增量及减量，以免影响疗效，加重副反应。

（4）观察病人有无便秘、恶心、呕吐、排尿困难等不良反应，可通过增加饮水，多吃蔬菜水果或服用麻仁润肠丸缓解便秘；恶心、呕吐病人进食清淡饮食，遵医嘱服用止吐药。出现排尿困难时，协助病人使用热毛巾敷小腹、用流水诱导法、热水冲洗会阴部、膀胱区域按摩等诱导自行排尿，必要时予以导尿。

3. 吗啡

（1）观察病人有无昏迷、呼吸深度抑制、瞳孔极度缩小或成针尖样、血压下降等吗啡中毒的表现。

（2）吗啡中毒的护理：①立即通知医师，给予低流量氧气吸入；②建立静脉通路；③监测生命体征；④人工呼吸气囊辅助呼吸；⑤遵医嘱予以肌内注射纳洛酮 0.4 ~ 0.8mg，必要时 1 小时后重复给药 1 次，同时使用呼吸兴奋剂尼可刹米、多巴胺等对症治疗。

4. 阿片类药物

（1）出现暴发性疼痛时按急诊处理，遵医嘱及时给药。

（2）用药后及时行 NRS 评分，口服盐酸吗啡片 1 小时后评估，皮下注射盐酸吗啡 30 分钟后评估，静脉用盐酸吗啡 15 分钟后评估。

（3）观察病人疼痛有无缓解，有无恶心、呕吐、少尿、排尿困难等，及时反馈给医师，在疼痛观察记录表、体温单上记录，并书面交班。

（三）非药物治疗

可采用松弛术、冷敷、热敷、介入治疗、针灸、经皮穴位电刺激等物理治疗、认知、行为训练、社会心理支持治疗等减轻疼痛。

（四）跌倒 / 坠床预防

1. 疼痛病人尽量取舒适卧位，卧床休息。卧床期间协助病人完成进食、洗漱、如厕等生活护理。

2. 疼痛缓解下床活动时穿防滑鞋，动作宜缓慢，须有人陪伴。

3. 意识障碍者，专人守护，使用双侧床栏，避免坠床。

（五）压疮预防

1. 局部减压　因疼痛而采取被迫体位者，应至少每 2 小时翻身一次，使用高规格弹性泡沫床垫，可延长至每 4 小时翻身一次。确保足跟不和床面接触，确保双足得到支撑，指导或定时协助其变换体位（如身体倾靠一边或臀部腾空等）。坐位病人每 15 ~ 30 分钟减压 1 次，每次 15 ~ 30 秒，避免骨隆突处皮肤继续受压。

2. 给予营养支持　根据病人病情制定营养干预计划，摄入平衡膳食或营养补充制剂，必要时提供肠外肠内营养支持。

（六）心理护理

1. 告知癌症病人或其家属癌痛规范化治疗相关知识，鼓励病人主动向医护人员陈述自己的疼痛，通过规范化药物治疗有效控制疼痛，达到无痛生存，减轻病人恐惧情绪。

2. 通过参加有兴趣的活动，看报、听音乐、与家人交谈、深呼吸、放松按摩等方法分散病人对疼痛的注意力，以减轻疼痛。

3. 主动与家属沟通，为病人寻求社会及家庭支持，关心爱护病人，增强其治疗疾病的信心。

四、健康指导

（一）住院期

1. 告知病人及家属疼痛的相关知识，及时、正确、有效治疗的意义。

2. 教会病人采取热敷、冷敷、冥想、听音乐、呼吸放松等措施，分散对疼痛的注意力，缓解疼痛。

3. 避免导致疼痛的诱因，如病毒感染、潮湿寒冷、外伤、精神紧张等。

（二）居家期

1. 教会病人正确使用疼痛评估工具，自我评估疼痛程度。

2. 使用自控镇痛装置的病人，教会其正确使用方法，以达最佳镇痛效果。

3. 教会癌痛病人写疼痛日记，准确记录疼痛的日期时间、部位、评分、疼痛描述、使用止痛药的名称剂量以及药物的不良反应，门诊随访时为医师用药提供依据。

4. 疼痛不能缓解或出现镇痛药物不良反应及时就医。

第八节 水　肿

一、概述

水肿（edema）指液体在人体组织间隙过多积聚。当液体在体内组织间隙呈弥漫性分布时称全身性水肿（常为凹陷性水肿）；液体积聚在局部组织称局部水肿，如血栓性静脉炎、炎性水肿等；液体积聚在体腔内称积液，如胸腔积液、腹腔积液、心包积液等。一般情况下水肿不包括内脏器官局部的水肿，如脑水肿、肺水肿等。

二、病情观察与评估

（一）生命体征

监测生命体征，观察病人有无呼吸困难、脉搏增快等异常表现。

（二）症状体征

1. 观察水肿出现的部位、时间、水肿程度及特点；水肿与体位、饮食、活动的关系；尿量及体重变化，观察有无全身水肿。

2. 观察水肿部位、受压皮肤及肛周有无发红、水泡或破溃。

3. 观察有无颈静脉充盈、怒张，有无腹水征、胸水征。

4. 评估有无电解质紊乱及低蛋白血症。

（三）安全评估

评估有无因水肿或营养不良导致压疮发生的危险。

三、护理措施

（一）饮食护理

1. 限制钠盐摄入 一般以每天 2～3g 为宜。轻度水肿者，钠盐摄入量一般限制为 <5g/d；重度水肿者，限制为 <1g/d。

2. 控制液体量 根据水肿程度及尿量控制液体量。尿量≥ 1000ml/d 者，无需严格限水；尿量 <500ml/d 或严重水肿者，液体摄入量不超过前一天 24 小时尿量加不显性失水约 500ml。

3. 选择优质蛋白 低蛋白水肿病人若无氮质血症，可给予 1.0g/（kg·d）的优质蛋白。氮质血症的水肿病人，蛋白量控制在 0.6～0.8g/（kg·d）。

（二）休息

轻度水肿病人适当活动；重度水肿及心、肝、肾功能不全者卧床休息，增加肝肾血流量，以利水肿减轻或消退。

（三）药物护理

1. 遵医嘱使用利尿剂，合理安排利尿剂使用时间，避免晚上服用，以免影响休息。

2. 监测 24 小时尿量、体重、血压变化，观察水肿或腹水消退情况。

3. 定期复查血电解质，观察有无头痛、恶心、呕吐、淡漠、嗜睡等低血钠表现；有无多尿、口渴、全身软弱无力、缺血缺氧性肌痉挛等低血钾表现；有无烦躁不安、谵妄、意识障碍等代谢性碱中毒等不良反应。

（四）压疮预防

1. 皮肤护理 水肿病人皮肤菲薄，应使用清水或 pH 为中性的皮肤清洁剂，不可用力擦洗或按摩骨隆突部位皮肤。

2. 局部减压 严重水肿者使用气垫床，阴囊水肿可用托带支托阴囊部，低垂部位水肿给予按摩，膝部及踝部等骨隆处可垫软枕减轻局部压力；协助病人翻身时避免强行推、拉、拖、拽，防止擦伤皮肤。

3. 给予营养支持 根据病人病情制定营养干预计划，摄入平衡膳食或营养补充制剂，必要时提供肠外肠内营养支持。

四、健康指导

（一）住院期

1. 告知病人水肿与水钠之间的关系，以提高病人控制水、钠摄入的依

从性。限制含钠量高的食物，如烟熏制品、冰淇淋、坚果、发酵面食、番茄酱、啤酒、碳酸饮料、味精、菠菜、胡萝卜、海产品等的摄入。

2. 教会病人使用限盐勺或其他简易工具，计算每天盐摄入量。

3. 控制液体摄入，一般每天入水量限制在 1500ml 以内。

4. 每天在同一时间（最好在晨起排尿后、早餐前）、同一着装、使用同一体重计，监测体重，有腹水者每天测量腹围。

5. 告知病人通过饮食控制和药物治疗水肿可缓解或消退，消除其紧张、烦躁及悲观情绪。

（二）居家期

1. 不能擅自增减药物剂量或停药，特别是糖皮质激素和环磷酰胺等免疫抑制剂。

2. 出现体重增加过快、严重水肿、在劳累后或夜间出现呼吸困难，应及时就医。

第九节 恶 心 呕 吐

一、概述

恶心（nausea）、呕吐（vomiting）是临床常见的症状。恶心是上腹部不适和紧迫欲吐的感觉，常为呕吐的前奏。呕吐是通过胃的强烈收缩迫使胃或部分小肠内容物，通过食管、口腔而排出体外的现象。

二、病情观察与评估

（一）生命体征

监测生命体征，观察病人有无寒战、高热，有无血压降低，有无心动过速或过缓。

（二）症状体征

1. 观察恶心、呕吐发生的时间、频率、原因与诱因，与进食的关系等。

2. 观察呕吐的特点，呕吐物的性质及量。

3. 观察有无腹泻、腹痛，有无眩晕及眼球震颤。

4. 评估有无口渴、皮肤黏膜干燥、烦躁等脱水征象。

（三）安全评估

1. 评估病人有无恶心、呕吐导致的误吸及窒息的危险。

2. 评估有无头晕、心悸、体力不支导致跌倒 / 坠床的危险。

三、护理措施

（一）呕吐护理

1. 保持呼吸道通畅　呕吐时病人侧卧或头偏向一侧，及时清理鼻腔、口腔内的呕吐物以免误吸。

2. 舒适护理　及时帮助清理呕吐物，协助漱口，保持口腔清洁和舒适。及时更换污染衣物被褥，开窗通风去除异味。

（二）失水征象的监测与处理

准确测量和记录每日的出入量、尿比重、体重。病人出现口渴、皮肤黏膜干燥、烦躁等脱水征象时，遵医嘱补充水分和电解质。

（三）饮食护理

剧烈呕吐时应暂禁食，给予静脉补液及营养治疗；呕吐停止后，应给予病人少量清淡、易消化食物，少量多餐，逐渐增加进食量。

（四）体位护理

出现面色苍白、四肢厥冷、血压偏低、头晕、流涎等呕吐前驱症状时，协助病人坐起、侧卧或头偏向一侧，以免误吸。剧烈呕吐者应卧床休息。

（五）跌倒/坠床预防

1. 呕吐频繁病人卧床休息，协助病人完成进食、洗漱、如厕等生活护理。

2. 坐起时动作宜缓慢，避免突然起身，以免发生头晕、直立性低血压致跌倒/坠床。

四、健康指导

（一）住院期

1. 告知病人恶心、呕吐的原因及症状。

2. 定时开窗通风，保持室内空气清新。

3. 指导病人常用深呼吸法（用鼻吸气，张口慢慢呼气，反复进行）、交谈、听音乐、阅读等方法转移注意力，缓解紧张情绪。

（二）居家期

1. 告知病人建立良好的饮食习惯，避免食用刺激性强的食物，如咖啡、浓茶、过冷、过热、油炸、辛辣等食物。

2. 避免精神上的不良刺激，减轻病人心理压力。

3. 发生恶心、呕吐及时就医，保留呕吐物进行化验。

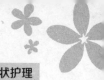

第十节 腹 泻

一、概述

腹泻（diarrhea）是指排便次数增多，粪便稀薄或带有黏液、脓血或未消化食物。如有水样便每日3次以上，或每天粪便总量大于200g，其中水分含量大于80%，则认为是腹泻。

二、病情观察与评估

（一）生命体征

监测生命体征，观察病人有无体温升高、脉搏增快等症状。

（二）症状体征

1. 观察腹泻的次数，粪便的颜色、性状、气味及量。

2. 观察有无腹痛、里急后重及恶心呕吐等。

3. 观察有无口渴、口唇黏膜干燥、皮肤弹性下降、神志淡漠、尿量减少等脱水症状；有无腹胀、肠麻痹、心律不齐等低钾表现。

（三）安全评估

评估病人有无腹泻导致压疮及浸渍性皮炎发生的危险。

三、护理措施

（一）饮食护理

急性腹泻应根据病情和医嘱，给予禁食。腹泻症状好转应以少渣、易消化的流质、半流质或软食为主，避免生冷、多纤维、味道浓烈的刺激性食物。

（二）药物护理

1. 补充水电解质 轻度脱水者可采用口服补液盐补充水及电解质；严重腹泻、伴恶心呕吐、禁食者可经静脉补充水分和电解质。

2. 抗菌药物 应用抗菌药观察有无恶心、呕吐、厌食等，鼓励病人多饮水，避免肾功损害。

3. 解痉药、止泻药 使用解痉药如阿托品时，观察有无口干、视力模糊、心动过速；使用止泻药物应观察病人大便的次数、颜色、性状，腹泻控制应及时停药。

（三）活动与休息

腹泻频繁、全身症状明显者应卧床休息，腹泻症状不重或症状减轻者，可适当活动。

（四）避免局部刺激

避免按摩、压迫腹部及增加腹内压的机械刺激，减少肠蠕动，有利于减轻腹泻症状和能量消耗。

（五）皮肤护理

保持会阴部及肛周皮肤清洁干燥，排便后用湿巾或柔软布巾清洗或擦拭肛门，局部涂无菌凡士林或抗生素软膏，减轻疼痛，促进损伤愈合。

（六）保暖

可采用热水袋腹部保暖。

四、健康指导

（一）住院期

1. 告知病人养成良好卫生习惯，避免暴饮暴食，饭前便后勤洗手。

2. 教会病人正确采集大便标本的方法及注意事项：标本采集要新鲜，避免混入尿液；选择带脓血及黏液部分；一般留取 5～10g；粪便隐血试验前 3 天避免服用铁剂和摄入动物血、肝脏及大量绿叶蔬菜，以防出现假阳性。

（二）居家期

1. 建立良好的生活方式　生活规律、劳逸结合。功能性腹泻者适当增加活动，增强体质。

2. 勿滥用止泻药，避免药物依赖。

第十一节　排尿异常

一、概述

排尿异常是由于多种原因导致膀胱逼尿肌、膀胱括约肌、盆底肌损伤或神经功能障碍，而出现的一些特有症状，以尿频、尿急、尿痛、排尿困难、尿潴留和尿失禁为主要表现。

二、病情观察与评估

（一）生命体征

监测生命体征，观察病人有无体温升高、脉搏增快及血压变化。

（二）症状体征

1. 观察排尿时间、排尿次数、尿液颜色、量、清亮程度及气味等。

2. 观察有无尿痛及尿痛出现的时间，尿初、排尿过程中、尿末或排尿后疼痛。

3. 观察有无排尿延迟、尿线无力、变细、滴沥等。

4. 观察是否有尿失禁、尿潴留或尿失禁与尿潴留同时存在。

5. 观察尿失禁的程度。轻度失禁：病人仅在咳嗽、打喷嚏、担抬重物时出现。中度失禁：在站立、行走、轻度用力时出现。重度失禁：卧位或直立时均可发生。

6. 观察是否伴有大便失禁或便秘；是否伴有肢体瘫痪、肌张力增高、腱反射亢进及多饮、多尿和消瘦。

（三）安全评估

评估有无因长期排尿异常导致的情绪紧张及焦虑。

三、护理措施

（一）皮肤护理

保持皮肤清洁干燥，温水清洗会阴部，勤换衣裤、床单或尿垫，避免失禁性皮炎的发生。

（二）膀胱功能训练

1. 定时排尿　基于排尿规律安排如厕时间，鼓励病人避免在安排时间以外排尿，以改善盆腹肌的不稳定性。

2. 延时排尿　对于因膀胱逼尿肌过度活跃而产生尿急症状和反射性尿失禁的病人，指导病人有尿意时不要立即排尿，而是集中注意力放松膀胱、抑制尿意，延长排尿间隔时间，逐渐形成 3～4 小时的排尿间期，改善尿失禁症状。

3. 盆底肌训练　持续收缩盆底肌（提肛运动）2～6 秒，松弛休息 2～6 秒，如此反复 10～15 次为一组，每天训练 3～8 组，持续 8 周以上。

4. 间歇导尿

（1）适应证：对于逼尿肌活动性低下或收缩力减弱导致尿潴留病人，可采用间歇导尿，有助于膀胱反射的恢复。

（2）导尿频率：平均 4～6 次/日。间隔时间取决于残余尿量，一般为 4～6 小时，随着残余尿量的减少可逐步延长导尿间隔时间。当每次残余尿量 <100ml 时，可停止间歇导尿。

（3）饮水计划：间歇导尿期间饮水量应限制在 1500～2000ml，于 6:00～20:00 平均分配饮水量，每次不超过 400ml，入睡前 3 小时尽量避免饮水。

（三）留置尿管护理

1. 严格无菌　保持引流系统的密闭性。

2. 保持引流通畅 避免导尿管引流管扭曲，集尿袋低于膀胱水平。

3. 饮水 留置尿管期间应鼓励病人每日摄入水分在 2000～3000ml，以达到自动冲洗，预防泌尿系感染及结石。

4. 尿道口护理 用聚维酮碘或有机硅季铵盐药物（洁悠神）每日两次消毒病人尿道口和导尿管近尿道口部分，排便后清洗肛门及会阴部皮肤。

5. 尿袋、尿管更换 每周更换集尿袋 1～2 次，若尿液性状、颜色改变、密闭系统损坏应及时更换。尿管更换频率应根据导尿管产品说明书的要求进行，一般 1～4 周更换 1 次。

（四）用药护理

神经源性膀胱病人常使用 M 受体阻滞剂如托特罗定（tolterodine）和索利那新（solifenacin）；压力性尿失禁者常使用 α_1- 肾上腺素受体激动剂、雌激素等。观察病人有无恶心、呕吐、口干、视力模糊、血压升高、心悸、便秘、尿潴留等不良反应，观察病人排尿异常症状改善情况。

（五）饮食护理

饮食多样化，宜清淡、高纤维素，避免饮用茶、咖啡、酒精、西瓜汁、玉米汁等利尿性饮品及酸辣等刺激性食物。

四、健康指导

（一）住院期

1. 教会病人记录排尿日记，连续记录 72 小时排尿情况包括每次饮水时间、饮水量、排尿时间、尿量，尿失禁时间和伴随症状等。

2. 告知正确饮水对膀胱功能训练的重要性，提高病人依从性。

3. 教会病人自我护理，如自我间歇导尿、失禁护理用品的正确使用。

（二）居家期

1. 指导病人改变生活方式，如控制体重、科学饮水、减少咖啡因或酒精摄入等，改善症状。

2. 指导病人继续行膀胱功能训练。

3. 定期门诊随访。

第十二节 颅内压增高

一、概述

颅内压增高是许多颅脑疾病如脑肿瘤、颅脑损伤、脑出血、脑积水等共有的综合征。上述疾病使颅腔容积减少超过颅腔可代偿的容量或颅腔内容物体积增加，导致颅内压持续高于 1.96kPa（200mmH$_2$O），并出现头痛、呕吐及视神经乳头水肿，称为颅内压增高。

二、病情观察与评估

（一）生命体征

监测生命体征，观察有无血压升高，脉搏慢而洪大有力，呼吸深慢等库欣综合征（Cushing's syndrome）表现。

（二）症状体征

1. 观察有无神志淡漠、反应迟钝、进行性意识障碍或昏迷。
2. 观察有无恶心、头晕、剧烈头痛及喷射状呕吐。
3. 评估病人有无复视、有无长期颅内压增高引起视神经萎缩、失明。
4. 观察婴幼儿有无头皮静脉怒张、囟门饱满、张力增高及骨缝分离等。

（三）安全评估

评估病人有无意识障碍、活动受限及营养不良导致压疮发生的危险。

三、护理措施

（一）保持呼吸道通畅

及时清除呕吐物和呼吸道分泌物，舌根后坠可放置口咽通气管或托起下颌，必要时行气管切开术。定时吸痰、拍背，预防肺部感染。

（二）氧疗

遵医嘱持续或间断吸氧，改善脑缺氧。

（三）卧位与休息

1. 抬高床头 15°～30°，利于颅内静脉回流，减轻脑水肿。
2. 绝对卧床休息，避免情绪激动。

（四）避免腹压增高

1. 及时治疗感冒、咳嗽，避免因剧烈咳嗽导致腹压增高引起脑疝。
2. 多进食蔬菜、水果，保持大便通畅，3 天未排大便者，根据医嘱予轻泻剂或低压灌肠，禁用高压及大量液体灌肠，避免便秘导致腹压增高引起脑疝。

（五）用药护理

1. 适当限制入液量，成人每日补液量不超过 2000ml，每日尿量不少于 600ml，适当限制盐摄入量，注意水、电解质平衡。
2. 脱水药物

（1）遵医嘱定时、反复使用脱水药物，注意输注速度，观察 24 小时尿量，了解脱水治疗效果。

（2）观察病人有无腹胀、恶心、呕吐、心律失常；有无嗜睡、意识淡漠、肌痛性痉挛；有无烦躁和谵妄、呼吸浅慢、手足抽搐等低钾、低钠血症及低氯性碱中毒等电解质紊乱表现。

3. 糖皮质激素　原则是起始足量、缓慢减药和长期维持。用药期间观察病人有无满月脸、水牛背、皮肤变薄、水肿、消化道出血等不良反应。

（六）脑室引流护理

1. 引流管位置　术后脑室引流管开口应高于侧脑室平面 10 ~ 15cm，维持正常颅内压。颅内压低于 1.18 ~ 1.47kPa（120 ~ 150mmH$_2$O），将引流瓶（袋）降低观察有无脑脊液流出。

2. 引流速度及量　术后早期应控制引流速度，引流过快可使颅内压骤降，导致意外发生。每日引流量不超过 500ml 为宜。

3. 保持引流管通畅　引流管不可受压、扭曲、折叠；适当限制病人头部活动；有脑脊液流出，或管内液面随病人呼吸、脉搏上下波动表明引流通畅；若无脑脊液流出，及时通知医师查明原因。

（七）亚低温治疗护理

亚低温治疗病人的护理详见神经外科部分的"亚低温治疗护理常规"。

四、健康指导

（一）住院期

1. 告知病人及家属颅内高压发生的原因、临床表现及预防措施，取得病人及家属的配合。

2. 告知病人及家属低温治疗的目的，积极配合治疗。

3. 告知病人及家属妥善保护引流管，避免管道脱落。

（二）居家期

1. 适当活动，预防感染，避免引起颅内压增高。

2. 出现头痛、呕吐等不适及时就医。

第十三节　休　克

一、概述

休克（shock）是机体受到强烈的致病因素侵袭后，有效循环血容量减少、组织血液灌注不足所引起的微循环障碍、代谢障碍、细胞功能受损的病理性症候群，是严重的全身性应急反应。可分为低血容量性、感染性、心源性、神经源性和过敏性休克五类。

二、病情观察与评估

（一）生命体征

监测生命体征，观察有无体温升高或不升、脉搏细速、呼吸浅快、呼吸气味和节律改变、有无血压进行性下降等症状。

（二）症状体征

1. 观察病人有无精神紧张，烦躁不安及意识改变。

2. 观察有无面色苍白、四肢湿冷。

3. 观察全身皮肤的色泽、温度、湿度、是否有出血点、瘀斑；有无鼻腔、牙龈、内脏出血等。

4. 观察有无口渴、恶心、呕吐、皮肤弹性改变。

（三）安全评估

1. 评估病人有无烦躁不安导致坠床的危险。

2. 评估有无抽搐频繁导致自伤的危险。

3. 评估有无因疾病及意识障碍导致压疮发生的危险。

三、护理措施

（一）急救护理

1. 处理原发伤、病　积极处理引起休克的原发性伤、病，控制大出血，必要时使用抗休克裤。

2. 保持呼吸道通畅　松解领口，解除气道压迫；昏迷病人头偏向一侧，及时清除呼吸道分泌物或异物，防止窒息及吸入性肺炎；必要时建立人工气道，行机械通气。

3. 氧疗　采用鼻导管或面罩高流量给氧。

4. 体位　取休克卧位，将病人头部和躯干抬高 20°～30°，下肢抬高 15°～20°，增加回心血量。

5. 保暖　加盖棉被、毛毯等；调节室温，在 20℃左右为宜，切忌使用热水袋、电热毯等进行体表加温，以防止烫伤及皮肤血管扩张。

（二）用药护理

1. 建立两条以上静脉通道，遵医嘱补充血容量、纠正酸碱平衡失调、应用皮质类固醇、血管活性药物、抗感染及抗纤溶药物等。

2. 血管活性药物　从低浓度、慢速开始。注射部位出现红肿、疼痛，立即更换注射部位，出现药物外渗应遵医嘱局部封闭，避免坏死。停药时应逐渐降低药物浓度、减慢速度后撤除，避免突然停药引起不良反应。

（三）安全护理

1. 躁动病人专人守护，使用双侧床栏，防止坠床。

2. 有义齿者，取出义齿；抽搐频繁者，使用牙垫，防止咬伤舌头；防误吸，预防吸入性肺炎。

3. 活动受限病人，应至少每 2 小时翻身一次，使用高规格弹性泡沫床垫，可延长至每 4 小时翻身一次，避免骨隆突处皮肤继续受压导致压疮。

四、健康指导

（一）住院期

1. 告知病人或家属休克发生的原因，积极配合抢救及治疗。

2. 告知病人或家属血管活性药物注意事项，积极配合药物治疗。

（二）居家期

1. 加强自我保护，避免损伤或其他意外伤害。

2. 教会病人或家属意外损伤后的初步处理及自救知识。

3. 告知病人发生高热或感染时及时就诊。

第十四节 昏 迷

一、概述

昏迷（coma）表现为意识持续的中断或完全丧失，是严重的意识障碍。按其程度可分为轻度昏迷、中度昏迷及深度昏迷。

二、病情观察与评估

（一）生命体征

监测生命体征，观察有无发热、心动过缓、血压升高或降低、有无呼吸减慢及呼气中有无异味。

（二）症状体征

1. 观察病人瞳孔大小、对光反射，以及两侧是否对称。

2. 观察肢体温度，皮肤黏膜颜色、有无出血点、瘀斑和紫癜，如病人口唇呈樱桃红色，提示一氧化碳中毒。

3. 观察有无颅脑外伤，有无耳鼻出血。

4. 观察有无深、浅反射异常，有无脑膜刺激征、瘫痪等。

（三）安全评估

1. 评估病人有无烦躁不安导致坠床及自伤的危险。

2. 评估有无因意识障碍活动受限导致压疮发生的危险。

三、护理措施

（一）保持呼吸道通畅

1. 病室环境　保持室内空气流通，温度、湿度适宜。

2. 体位　去枕平卧，头偏向一侧。

3. 促进排痰　湿化气道，稀释痰液，加强翻身、拍背，促进体位排痰。

4. 呼吸支持　舌根后坠放置口咽通气管，必要时行气管插管、气管切开或使用呼吸机辅助呼吸。

（二）并发症预防

1. 压疮预防

（1）避免局部持续受压：活动受限病人，应至少每 2 小时翻身一次，使用高规格弹性泡沫床垫，可延长至每 4 小时翻身一次，翻身时避免推、拖、拉、拽等；确保病人双足得到支撑，足跟不和床面接触，避免骨隆突处皮肤继续受压。

（2）给予营养支持：根据病人病情制定营养干预计划，摄入平衡膳食或营养补充制剂，必要时提供肠外肠内营养支持。

2. 肺部感染预防　加强呼吸道护理，保持呼吸道通畅，防止呕吐物误吸引起窒息及呼吸道感染；加强口腔护理，张口呼吸者用湿盐水纱布覆盖口鼻。

3. 泌尿道感染预防　留置尿管严格无菌操作；保持引流管通畅，防止扭曲、折叠及受压，使用抗反流尿袋，每日 2 次消毒尿道口。

4. 暴露性角膜炎预防　眼睑不能闭合者，给予眼药膏保护，纱布覆盖双眼。

5. 血栓性静脉炎、肌肉萎缩、关节挛缩预防

（1）保持关节处于功能位。

（2）帮助病人行肢体按摩和被动活动。

（3）尽早行肢体功能锻炼。

（三）安全护理

1. 预防坠床　躁动不安、谵妄病人 24 小时专人守护，使用床栏，必要时遵医嘱镇静治疗，以防坠床。

2. 预防外伤　痉挛或抽搐者，可用开口器或牙垫置于两臼齿之间，防舌咬伤；痉挛或抽搐时勿用力牵拉或按压病人肢体，避免骨折等外伤。

3. 预防烫伤　禁止使用热水袋，避免烫伤。

（四）饮食护理

1. 禁食期间给予静脉营养治疗，准确记录出入量。

2. 昏迷超过 3~5 天给予鼻饲饮食,根据病人消化情况决定鼻饲量,一般成人 2000~2500ml/d;有胃潴留者,延长鼻饲间隔时间;每次鼻饲量为 200~400ml,每 3 小时 1 次。

3. 病人意识好转,出现吞咽反射、咳嗽反射应尽早经口进食,从半流质逐步过渡到普食;抬高床头,避免呛咳及反流。

四、健康指导

(一)住院期

1. 告知家属病人昏迷的原因,积极配合抢救及治疗。

2. 指导家属多与病人沟通,帮助病人改善意识障碍情况。

3. 帮助病人行肢体及关节被动活动,防关节强直和失用性肌萎缩。

(二)居家期

1. 指导家属做好病人肢体及言语康复训练。

2. 指导病人按时、正确服药及服药注意事项。

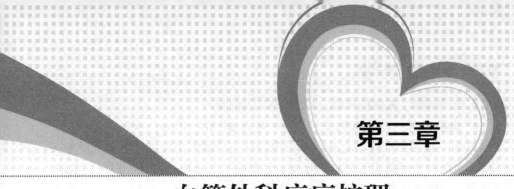

第三章

血管外科疾病护理

第一节　血管外科疾病一般护理

一、病情观察与评估

（一）生命体征

监测生命体征，观察有无体温、脉搏、呼吸、血压异常。

（二）症状体征

1. 观察患肢皮肤颜色、温度、感觉有无改变；动脉搏动有无异常；有无肢体肿胀、运动障碍；患肢有无感染、溃疡等。

2. 观察病人有无疼痛，评估疼痛部位、性质、程度及持续时间。

（三）安全评估

1. 评估病人有无因剧烈疼痛、肢体功能障碍、活动无耐力所致跌倒/坠床的危险。

2. 评估病人有无预感性悲哀及焦虑、恐惧等心理问题。

二、护理措施

（一）术前护理

1. 急救护理　若病人出现意识模糊、呼吸困难、心率增快、血氧饱和度下降等情况立即通知医师，给予心电监护、吸氧；迅速建立双静脉通道，遵医嘱给予药物治疗、补液等；积极配合医师进行抢救。必要时行 CPR 和机械通气。

2. 病室环境　保持病室安静、整洁、温湿度适宜；保持室内空气流通；限制探视人员数量。

3. 心理护理　向病人及家属讲解有关疾病的知识、手术目的、方式及注意事项等，以减轻病人紧张、焦虑、恐惧心理，争取病人及家属的配合。动态评估病人的心理反应，及时给予心理支持。对于精神过度紧张的病人，睡前可给予镇静、安眠的药物，以利于病人休息。

4. 患肢护理　静脉疾病患肢高于心脏平面 20～30cm，利于静脉回流；动脉疾病患肢平卧或低于心脏水平。深静脉血栓病人患肢制动并禁止热敷、按摩，以防栓子脱落引起肺动脉栓塞；动脉疾病禁止热敷患肢，以免加重缺血缺氧，应保暖患肢。

5. 用药护理　应用血管活性药物期间每日更换穿刺部位；应用抗凝、溶栓、祛聚治疗期间观察有无皮肤黏膜出血、血尿、头痛等出血倾向，发现出血应立即停药，通知医师。

6. 疼痛护理　动态评估疼痛的部位、程度、性质及持续时间。疼痛评分 >4 分时，通知医师，遵医嘱应用扩血管或止痛药物，自带镇痛泵者追加药物剂量，观察疗效及不良反应。

7. 饮食护理　告知病人进食低脂、低胆固醇、易消化清淡饮食，鼓励多饮水，每日 2500～3000ml。术前禁食 6～8 小时，禁饮 2～4 小时。

8. 皮肤护理　避免抓挠患肢皮肤，已有溃疡或坏疽者保持创面清洁干燥，避免感染。已有感染者遵医嘱使用抗生素。

9. 跌倒预防　加强巡视和交接班，协助生活护理；功能障碍、头晕者卧床休息。

10. 完善检查　协助完善血管彩超、血管造影、血管增强 CT、凝血功能等检查。

11. 术前准备　协助病人取下活动性义齿、饰品等，贵重物品交家属保管。测量生命体征，发现体温、血压异常，女性病人月经来潮等情况通知医师。

12. 访视与评估　查看病人手术部位标识，了解术前准备完善情况，评估病人全身皮肤状况。

13. 手术交接　与手术室工作人员核对病人信息、手术部位标识、药品、病人病历及相关资料，完成交接记录。

（二）术中护理

1. 物品准备　血管手术基本器械、主动脉阻断钳、血管阻断钳、血管镊、无损伤血管夹、血管阻断带、血管冲洗针等，电外科基本设备，血管缝线，特殊药品，如抗菌药物、肝素等。

2. 风险评估　了解术前特殊检查结果，如输血全套、出凝血时间等。评估病人全身皮肤状况，预计手术时间超过 2 小时时，重点评估骶尾部、腘窝以及足跟等部位皮肤状况，高危病人申报难免压疮。

3. 麻醉前核查　麻醉医师主持与手术医师、手术护士三方共同核查病人信息、手术信息、知情同意、设备、物品准备等情况，确认术前备血、抗菌药物皮试结果以及影像学检查结果。

4. 体位安置 根据手术需要安置体位，保护骨突部位及受压皮肤。

5. 物品清点 在术前、关闭切口前以及关闭切口后、缝合皮肤后清点手术物品，包括类别、数目，检查完整性并记录。

6. 切皮前核查 手术医师主持三方核查，共同确认病人信息、手术信息、物品准备就绪、抗菌药物输注等情况。

7. 术中观察 观察生命体征、术中出血量、静脉输液是否通畅及有无渗漏、仪器设备运行情况，手术持续时间超过2小时者监测体温，低于36℃时，采取加温措施，观察受压部位皮肤情况并记录。

8. 记录各类手术记录单，如手术安全核查表、手术风险评估表、临床护理记录单、临时医嘱单、手术护理记录清点单、病人交接记录单等。

9. 出室前核查 手术护士主持三方核查，共同确认实际手术方式、清点用物结果、送检标本、皮肤状况及病人去向。

10. 出室交接 手术护士与麻醉医师共同护送病人出手术间，与麻醉复苏室、重症监护室或病房责任护士交接生命体征、出入量、管路、全身皮肤情况及物品等。

11. 标本送检 巡回护士、洗手护士、手术医师共同核对标本无误后，由洗手护士送检标本。

（三）术后护理

1. 病人交接 核对病人身份，了解术中情况，测量生命体征，查看皮肤、伤口、管道、输液、病历资料等并记录。

2. 监测生命体征 心电监护、吸氧，血压维持在基础血压 ±15%。

3. 患肢护理 患肢保暖，观察病人有无肢体皮肤温度降低、颜色苍白、肢端动脉搏动减弱或消失等。

4. 引流管护理 妥善固定、标识清楚，保持通畅；防止扭曲、打折和脱落，翻身时避免牵拉；引流袋位置低于引流平面；记录引流液的颜色、量及性状；定时更换引流袋；留置尿管，每日会阴清洗2次。

5. 溶栓导管护理 妥善固定导管，观察穿刺点处有无渗血，避免扭曲打折和脱落。经动脉导管溶栓加压输入，根据压力变化动态调节滴速以保证匀速输入。

6. 饮食护理 术后麻醉清醒后即可进食。

7. 并发症护理

（1）切口出血护理：观察切口有无渗血、渗液，保持切口敷料清洁干燥，如短时间内引流出大量鲜红色液，立即通知医师处理。

（2）假性动脉瘤护理：观察术后穿刺部位是否出现搏动性包块，如有嘱病人卧床休息，告知医师，协助处理。

（3）移植血管栓塞护理：观察患肢有无肢体麻木、疼痛、皮肤温度下降、皮肤颜色苍白、动脉搏动减弱或消失等栓塞症状，出现上述症状立即告知医师，遵医嘱使用抗凝、溶栓、扩血管等治疗并观察药物疗效及不良反应。

（4）感染预防：观察有无局部红、肿、热、痛等移植血管、支架感染表现。肢体深部感染时，可出现局部疼痛、麻木、颜色苍白、肢体活动障碍等骨筋膜间室综合征表现，应做好切开减压准备。遵医嘱使用抗生素控制感染。

三、健康指导

（一）住院期

告知病人绝对禁烟。

（二）居家期

1. 深静脉血栓病人出院后卧床休息时，患肢抬高，下床活动时需穿弹力袜，晚上休息时脱下；动脉缺血性疾病病人适当体育锻炼；动脉扩张性疾病病人避免重体力劳动。

2. 弹力袜穿脱方法：

（1）晨起穿，穿时保持腿部干燥，必要时可涂滑石粉。

（2）将弹力袜从袜口卷到足趾处，手掌撑开弹力袜，抓住趾洞，尽量使足趾深入袜卷，然后以拇指为引导向上拉起弹力袜。

（3）夜间休息时从顶部开始，慢而稳地把弹力袜脱下。

（4）预防脚后跟皮肤皲裂，避免刮伤弹力袜。

（5）正常洗涤弹力袜，避免曝晒。

3. 遵医嘱服药；抗凝、祛聚药物使用期间，减少公众场所活动，使用软毛牙刷，穿宽松衣物；教会病人自我观察有无出血倾向。

4. 定期门诊随访。

第二节　血管造影术

一、概述

数字减影血管造影术（digital subtraction angiography，DSA）是将造影剂注入血管腔内使之充盈并与周围组织产生对比从而显示血管的大小、形态、分布以及造影剂在血管内的动态变化的检查方法，是血管病变诊断的基础，也是经血管微创和介入治疗的路径、操作引导和疗效判定的依据。

二、病情观察与评估

（一）生命体征

监测生命体征，观察有无发热及血压异常。

（二）症状体征

1. 观察患肢股、腘、胫后动脉及足背动脉搏动情况，皮肤温度、颜色、感觉有无异常。

2. 观察患肢有无溃疡、感染，肢端有无坏疽。

3. 评估患肢功能障碍程度及疼痛部位、性质、程度及持续时间。

（三）安全评估

1. 评估病人有无因剧烈疼痛导致跌倒/坠床的危险。

2. 评估病人有无因湿性坏疽引起局部和全身性感染的危险。

3. 评估病人有无因难忍的剧痛而产生自虐、轻生的倾向。

三、护理措施

（一）术前护理

1. 心理护理　向病人讲解检查目的、方式、注意事项，减轻病人紧张、恐惧心理，取得病人配合。

2. 患肢护理　根据病人血管病变程度给予相应的护理措施，如下肢动脉闭塞症病人、主动脉夹层病人保暖双下肢；有溃疡病人加强换药，预防感染等。

3. 完善检查　协助完成心电图、血管彩超等术前相关检查。

4. 访视与评估　了解病人术前准备完善情况，评估病人穿刺部位皮肤、血管状况。

5. 术前准备　练习床上大小便；穿刺部位备皮；协助病人取下活动性义齿、饰品等，贵重物品交家属保管；测量生命体征，发现体温、血压异常，女性病人月经来潮等情况通知医师；建立静脉通道。

6. 手术交接　与导管室工作人员核对病人信息、药品及病人相关资料，完成交接记录。

（二）术中护理

1. 物品准备　介入手术基本器械、电外科基本设备、药物准备等。

2. 核查　手术护士、麻醉医师、手术医师，在病人麻醉前、动脉穿刺前、病人离开手术室前共同核查病人信息、麻醉手术信息。

3. 安置体位　平卧位，穿刺手或脚外展，另一只手置于保护，同时保护受压皮肤。

4. 监测生命体征 观察病人意识、末梢动脉搏动及心电图的变化，观察仪器设备运行情况，注意皮肤温度，观察有无心律失常等并发症。

（三）术后护理

1. 病人交接 核对病人身份，安全搬移病人至病床，测量生命体征，接皮肤、穿刺部位、输液、病历资料等并做好记录。

2. 穿刺部位观察 观察并记录病人穿刺部位情况，保持动脉加压止血器固定在位，遵医嘱补液。如穿刺处敷料渗血，立即予以沙袋压迫，通知医师。

3. 体位与活动 取平卧位，保持穿刺侧肢体制动 8 小时，卧床 12 小时后视病情许可情况下，可下床活动。

4. 饮食护理 麻醉清醒后即可进食，饮食要清淡易消化，特别要嘱病人多饮水，以促进造影剂的排出。

5. 肾功能监测 准确记录尿量及监测肾功能各项指标，如有异常，立即通知医师。

6. 动脉加压止血器的使用

（1）2 小时松解 1 圈，8 小时全部松解。

（2）解除注意事项：用剪刀沿基座将固定胶带剪断，温水浸润胶带，按摩胶带处的皮肤，2 小时后再揭下固定胶带，动作轻柔，观察皮肤情况，有破损者给予对症处理。

7. 并发症护理

（1）假性动脉瘤护理：如穿刺部位出现搏动性包块，提示假性动脉瘤形成，嘱病人减少活动，及时告知医师。

（2）血栓与栓塞护理：观察肢体远端有无神经损伤、血栓形成或栓塞表现，如出现肢端麻木、温度降低、动脉搏动减弱或消失等，及时报告医师并采取相应处理。

（3）过敏反应护理：观察病人有无皮肤瘙痒、荨麻疹等过敏反应表现，这类反应大部分是自限性的，必要时可遵医嘱使用肾上腺素能和抗组胺药物拮抗治疗。

四、健康指导

（一）住院期

1. 指导病人保护患肢，如穿宽松柔软的鞋袜及保暖。

2. 鼓励病人多饮水，以利于造影剂排出。

3. 告知病人肢体严格制动的重要性，提高病人依从性，避免动脉加压止血器移位、脱落引起出血。

（二）居家期

如有不适，立即来院就诊。

第三节 下肢动脉硬化闭塞

一、概述

动脉硬化闭塞症（arteriosclerosis obliterans，ASO）是指动脉粥样硬化病变引起的慢性动脉闭塞性疾病，好发于大中型动脉，主要侵犯腹主动脉下端、髂动脉、股动脉等大、腘动脉等处。病变动脉增厚、变硬、动脉管腔狭窄或闭塞，伴有粥样硬化斑块和钙化，肢体出现缺血症状，可继发血栓形成，严重时致残甚至死亡。

二、病情观察与评估

（一）生命体征

监测生命体征，观察有无发热。

（二）症状体征

1. 观察患肢有无皮肤温度降低、颜色青紫、足背动脉搏动减弱或消失、感觉麻木等供血不足表现。

2. 观察患肢有无溃疡、感染、肢端有无坏疽。

3. 观察病人有无间歇性跛行。

4. 观察病人有无静息期患肢疼痛，夜间加重。

5. 评估患肢疼痛的程度、性质、持续时间及功能障碍程度。

（三）安全评估

1. 评估病人有无因持续疼痛、功能障碍、自理能力缺陷导致跌倒/坠床的危险。

2. 评估病人对疾病的认知程度，有无焦虑或预感性悲哀。

三、护理措施

（一）术前护理

1. 患肢护理

（1）有溃疡或坏疽者，加强溃疡面的换药，保持坏疽部位清洁干燥，必要时使用抗生素控制感染。

（2）肢端保暖，避免用热水袋或热水给患肢直接加温，以免加重患肢缺血缺氧。

（3）保持患肢清洁，每天用温水洗脚，洗脚后擦干患肢，尤其是患肢足趾间，动作轻柔，避免擦伤，禁止按摩，防止伴发血栓脱落。

2. 功能锻炼　教会病人做 Buerger 运动，利用姿势的改变，增进末梢循环，促进侧支循环的建立。具体方法：病人平卧，抬高患肢 45°，保持 2 ～ 3 分钟，然后双足下垂床边 2 ～ 3 分钟，再将患肢平放 2 ～ 3 分钟，同时进行踝部和足趾运动，如此反复锻炼 5 次，每日 3 ～ 4 次。此运动不适用于已出现溃疡或坏疽的情况，因为运动会增加组织代谢，增加需氧量，从而加重组织缺氧。

3. 测量踝肱指数（ABI）　踝肱指数是踝部动脉收缩压与肱动脉收缩压的比值，可提示患肢动脉病变的严重程度。测定方法：应用 12cm×40cm 的气囊袖带置于双侧踝部、上臂，用多普勒听诊器测取足背或胫前、胫后及肱动脉压，两者之比即为肱踝指数，正常值为等于或大于 1。ABI 在 0.6 ～ 0.8 时，病人出现间歇性跛行；ABI<0.4 时，病人可出现静息痛；踝部动脉收缩压在 30mmHg 病人将很快出现静息痛，溃疡或者坏死。

4. 疼痛护理　动态评估疼痛的部位、性质、程度、规律等。疼痛评分 ≤4 分时，采取分散注意力、放松措施缓解疼痛；疼痛评分 >4 分时，通知医师，遵医嘱使用血管扩张剂或止痛剂减轻疼痛，观察用药疗效及不良反应。

5. 原发疾病护理　既往有糖尿病史，监测血糖，使空腹血糖控制在 8.0mmol/L 以下，餐后两小时血糖控制在 10.0mmol/L 以下；高血压病史者，监测血压，使血压控制在 100 ～ 130/60 ～ 90mmHg 之间。

6. 心理护理　体贴关心病人，了解病人的心理状态，评估家庭成员是否给予足够的支持，有无因肢体持续疼痛、肢端溃疡坏死、感染所产生的痛苦、焦虑、悲观的心理状态，为病人仔细讲解疾病相关知识，说明手术的目的、方式及注意事项，取得理解配合，以最佳的心理状态接受手术。

7. 访视与评估　查看病人手术部位标识，了解术前准备完善情况，评估病人全身皮肤状况。

8. 手术交接　与手术室工作人员核对病人信息、手术部位标识、药品及病人相关资料，完成交接记录。

（二）术中护理

1. 物品准备　血管手术器械、溶栓导管、冲洗针筒、尿激酶。

2. 建立静脉通道　输液器连接延长三通管，采用 18G 静脉留置针于健侧上肢或下肢建立静脉通道。

3. 安置体位　平卧位，双手置于身体两侧，保护受压皮肤。

4. 术中观察 监测生命体征，观察病人意识、末梢动脉搏动及心电图的变化，观察有无心律失常等并发症，观察术中出血量、静脉通道是否通畅，观察受压部位皮肤情况。

（三）术后护理

1. 病人交接 核对病人身份，了解术中情况，测量生命体征、查看皮肤、伤口、管道、输液、病历资料等并记录。

2. 心电监护，监测生命体征及血氧饱和度，记录24小时尿量，维持体内体液平衡。

3. 体位与活动

（1）术后平卧，穿刺侧肢体制动8小时，卧床12小时后，视病情许可可下床活动。

（2）坐位时避免健肢搁在患肢上，防止动、静脉受压，阻碍血流，加重缺血。

（3）患肢可下垂，以增加血供。

4. 患肢护理

（1）患肢保暖，观察患肢血液循环情况，同术前观察进行对比分析，确定手术疗效，及时发现并发症。

（2）肢体血运重建后，组织间液增多、淋巴回流受阻，常出现肢体肿胀，应抬高患肢或穿弹力袜。

5. 用药护理 遵医嘱使用抗凝药物，定期检测凝血功能，延长注射部位按压时间，观察全身有无出血倾向。

6. 并发症护理

（1）动脉血栓：已有的动脉搏动突然消失、皮肤温度降低、颜色苍白，感觉麻木，提示动脉栓塞，立即汇报医师，急诊行动脉取栓术。

（2）下肢过度灌注综合征：若患肢皮肤肿胀、紫红色、温度高、疼痛加重，提示下肢过度灌注综合征，需及时汇报医师，肿胀部位硫酸镁湿敷，每日3次，直至肿胀消退，疼痛严重者，遵医嘱使用止痛药物。

（3）假性动脉瘤：穿刺部位出现搏动性包块，一般于术后2~3天出现，应加强巡视，局部按压，沙袋压迫，减少活动，观察肿块消散情况。

四、健康指导

（一）住院期

1. 绝对戒烟，避免主动或被动吸烟。

2. 告知病人应进食低热量、低糖及低脂饮食，多摄取维生素，避免加重动脉粥样硬化以维持平滑肌弹性。

3. 指导病人保护患肢，并予以保暖，穿棉袜，勤换袜子，勿赤足行走，避免外伤。

4. 告知病人避免长时间维持同一姿势；避免肢体剧烈活动，鼓励其在床上作足背伸曲活动，预防深静脉血栓形成。

（二）居家期

1. 告知病人继续治疗基础疾病　控制血压 <140/90mmHg；血糖：空腹血糖在 3.6～6.1mmol/L，餐后两小时血糖 <7.8mmol/L，血脂：低密度脂蛋白 <2.6mmol/L。

2. 遵医嘱服药。

3. 步行锻炼，每天至少 2 次，每次至少 30 分钟。

4. 告知病人出现肢体疼痛、皮肤温度下降、颜色苍白等及时就诊。

5. 随访及复查　术后 1 个月、3 个月、6 个月进行 ABI、CTA 检查，了解下肢血管通畅情况。

第四节　原发性下肢静脉曲张

一、概述

原发性下肢静脉曲张（primary lower extremity varicose veins）病变范围仅限于下肢浅静脉，以大隐静脉曲张多见。静脉壁软弱、静脉瓣膜缺陷及浅静脉内压力持续升高是引发该病的主要原因。

二、病情观察与评估

（一）生命体征

监测生命体征，观察有无发热。

（二）症状体征

1. 观察患肢曲张部位及有无肿胀，评估肿胀程度。（观察患肢长时间站立后有无感觉沉重、酸胀、乏力）

2. 观察足靴区皮肤有无色素沉着、湿疹及难治性溃疡形成。

三、护理措施

（一）术前护理

1. 体位　卧床休息时抬高患肢，高于心脏水平 20～30cm，以促进静脉回流。

2. 保护患肢　保持患肢皮肤完整性，避免形成难治性溃疡，勿抓挠曲张静脉、活动时注意保护患肢，避免外伤。

3. 伤口护理　如已有湿疹及溃疡（最易发生于踝周及足靴区）形成，应保持局部皮肤清洁、干燥，遵医嘱予以湿敷、换药。

4. 出血护理　出血时立即予以局部加压包扎、抬高患肢，必要时可以缝扎止血。

5. 血栓性静脉炎护理　曲张静脉处疼痛，呈现红肿硬索等表现时，局部热敷及遵医嘱使用抗生素。

6. 访视与评估　查看病人手术部位标识，了解术前准备完善情况，评估病人全身皮肤状况。

7. 手术交接　与手术室工作人员核对病人信息、手术部位标识、药品及病人相关资料，完成交接记录。

（二）术中护理

1. 物品准备　血管手术基本器械、大隐静脉剥脱器、血管硬化剂。

2. 建立静脉通道　输液器连接延长三通管，20G 留置针在患侧上肢建立静脉通道。

3. 安置体位　平卧位，患侧上肢外展，健侧上肢置于体侧，保护肩胛、骶尾、足跟部位受压皮肤。

4. 术中观察　监测生命体征，观察病人意识、末梢动脉搏动及心电图的变化，观察有无心律失常等并发症，观察术中出血量、静脉通道是否通畅，观察受压部位皮肤情况。

（三）术后护理

1. 病人交接　核对病人身份，了解术中情况，测量生命体征、查看皮肤、伤口、管道、输液、病历资料等并记录。

2. 体位与活动　抬高患肢，高于心脏 20～30cm，卧床期间鼓励病人自主床上活动，指导病人做患肢足背伸曲和旋转运动，次晨协助下地行走，避免深静脉血栓形成。

3. 患肢护理　若患肢末梢皮温低、足背动脉搏动不能扪及等表现，及时告知医师予以松解弹力绷带等处理。

4. 疼痛护理　疼痛评分 >4 分者遵医嘱运用止痛药物并观察用药效果。

5. 跌倒预防　病人术后使用坐便器，如厕时专人陪同，首次下床活动时动作缓慢，以免发生跌倒。

6. 并发症护理

（1）深静脉血栓形成护理：若突然出现下肢剧烈胀痛、皮温升高等，应警惕是否形成下肢深静脉血栓，及时报告医师，遵医嘱使用抗凝溶栓药物。

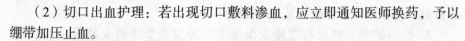

（2）切口出血护理：若出现切口敷料渗血，应立即通知医师换药，予以绷带加压止血。

（3）神经损伤护理：观察下肢内侧有无感觉下降或缺如，如有异常立即报告医师，遵医嘱使用营养神经的药物。

四、健康指导

（一）住院期

1. 告知病人严格戒烟，防止烟草中尼古丁刺激引起血管收缩。

2. 告知病人休息时抬高患肢，避免久站久坐，坐时避免双膝交叉，以减轻患肢肿胀。

3. 进食低脂、高纤维、易消化饮食，避免肥胖，保持大便通畅。

（二）居家期

1. 适当体育锻炼，增强血管壁弹性。

2. 指导非手术病人坚持长期使用弹力袜，手术病人拆除弹力绷带后遵医嘱使用弹力袜 6 个月。

3. 遵医嘱服药及复查。

第五节　深静脉血栓形成

一、概述

深静脉血栓形成（deep venous thrombosis，DVT）是指血液在深静脉内不正常地凝结、阻塞管腔，导致静脉回流障碍，血液高凝状态，内皮损伤、血流淤滞是导致静脉血栓形成的三大因素。

二、病情观察与评估

（一）生命体征

监测生命体征，观察有无低热，呼吸节律、深度有无异常。

（二）症状体征

1. 观察患肢有无肿胀，肿胀是否呈非凹陷性水肿及皮肤有无张力性水泡。

2. 观察病人有无疼痛，直立时加重；有无小腿腓肠肌压痛等 Homans 征阳性等表现。

3. 观察病人患肢有无浅静脉曲张。

4. 观察病人患肢有无剧烈疼痛、皮肤发亮，皮肤呈青紫色，皮温冷、足背动脉、胫后动脉不能扪及等股青肿表现。

5. 观察病人有无胸闷气紧、胸痛、咯血、呼吸困难、血氧饱和度下降等肺栓塞表现。

（三）安全评估

评估病人有无因卧床、制动引起压疮的危险。

三、护理措施

（一）术前护理

1. 监测生命体征　心电监护及吸氧，如有异常立即告知医师处理。

2. 股青肿、股白肿护理　观察患肢肿胀的部位、程度、远端动脉搏动、皮肤温度、色泽、感觉及末梢血液循环情况，若出现末梢皮温低、颜色改变、动脉搏动消失等肢体股青肿和股白肿的异常表现及时告知医师并行术前准备。

3. 患肢护理　患肢禁止热敷、按摩，以免血栓脱落。每日定时测量患肢周径并记录（大腿腿围测量点在髌骨上缘向上 10cm 处，小腿腿围测量点在胫骨结节下 10cm 处）。

4. 卧位与休息　急性期（10～14 日内）病人绝对卧床休息，抬高患肢，高于心脏平面 20～30cm。

5. 用药护理

（1）保护静脉，避免在同一部位反复穿刺。

（2）输液、注射拔针后压迫注射部位 15 分钟左右，避免出血。

6. 疼痛护理　疼痛剧烈或术后切口疼痛的病人，疼痛评分 >4 分时，遵医嘱给予止痛药，观察病人疼痛有无缓解及有无恶心、呕吐、头晕等不良反应。

7. 压疮预防　使用气垫床，保持床单元整齐清洁，避免摩擦力和剪切力，定时协助翻身，预防压疮发生。

8. 手术交接　与手术室工作人员核对病人信息、手术部位标识、药品及病人相关资料，完成交接记录。

（二）术中护理

1. 物品准备　血管手术基本器械、取栓管、冲洗针头、血管阻断带、肝素。

2. 建立静脉通道　输液器连接延长三通管，20G 留置针在患侧上肢建立静脉通道。

3. 安置体位　平卧位，患侧上肢外展，健侧上肢置于体侧，保护肩胛、骶尾、足跟部位受压皮肤。

4. 术中观察　监测生命体征，观察病人意识、患肢皮肤温度及心电图的变化，观察有无心律失常等并发症，观察术中出血量、静脉通道是否通畅，观察受压部位皮肤情况。

5. 出室交接　与病房工作人员交接生命体征、穿刺点及皮肤情况。

（三）术后护理

1. 病人交接　核对病人身份，了解术中情况，测量生命体征、查看皮肤、伤口、管道、输液、病历资料等并记录。

2. 体位与活动　穿刺侧肢体伸直制动 8 小时，膝关节下垫软枕；指导床上活动，定时翻身，协助做四肢主动和被动锻炼，膝下垫软枕，避免过度屈髋，穿紧身衣物及过紧腰带影响静脉回流；患肢高于心脏平面 20～30cm，促进下肢静脉回流，减轻疼痛及肿胀。

3. 溶栓导管护理　妥善固定溶栓导管，勿折叠、扭曲、受压，保证溶栓药物及时、准确输入，根据医嘱控制滴入速度。

4. 并发症护理

（1）肺栓塞：病人出现胸痛、心悸、呼吸困难、咯血、血压下降、血氧饱和度下降等肺栓塞表现，立即平卧，避免做深呼吸、咳嗽、剧烈翻动活动，报告医师，给予高浓度吸氧，心电监护，密切监测生命体征及血氧饱和度的变化，配合抢救。

（2）出血：观察并记录病人穿刺切口部位、皮肤情况，如切口敷料渗血，立即予以沙袋压迫，通知医师。使用抗凝、溶栓、祛聚治疗期间，衣着宽松、柔软，使用软毛牙刷，避免碰撞、跌倒。观察有无皮肤黏膜出血、血尿、血便、头痛等出血倾向，如有出血立即停药，告知医师，必要时予以鱼精蛋白拮抗、维生素 K1 止血，必要时输新鲜血。

四、健康指导

（一）住院期

1. 告知病人进食低脂、低胆固醇、高纤维素饮食，保持大便通畅，避免腹内压增高影响下肢静脉回流。

2. 多饮水，每日 2000～3000ml，以促进血液循环，降低血液黏稠度，防止血栓加重，并可促进造影剂排出。

（二）居家期

1. 告知病人严格遵医嘱用药，使用抗凝溶栓药物期间，减少去公众场所活动。

2. 鼓励病人加强日常锻炼，下床活动时教会病人穿弹力袜和做足背伸曲运动，有效地发挥小腿肌肉泵的作用，每日数十次，每次 3～5 分钟；避免久坐及长距离的行走，减轻下肢负担，增强下肢静脉回流。

3. 告知病人出现皮肤黏膜出血；鼻、牙龈出血；血尿血便；痰中带血等异常情况及时就诊。

4. 安置永久 / 临时性下腔静脉滤器的病人 1 个月后来院复查是否取出滤器。

5. 定期复诊 出院 1 周、2 周、1 个月、3 个月、6 个月到门诊复诊。

第六节 急性动脉栓塞

一、概述

急性动脉栓塞（acute arterial thromboembolism）指源于心脏或近心端动脉脱落的栓子或斑块随血流向动脉远端造成动脉管腔急性阻塞，导致肢体、脏器组织等缺血的急性病变。其临床表现为急性肢体缺血征象：疼痛、无脉、苍白、感觉异常和运动障碍，即"5P"征。

二、病情观察与评估

（一）生命体征
监测病人生命体征、观察病人有无发热的异常表现。

（二）症状体征
1. 评估病人疼痛部位、程度、持续时间。
2. 观察患肢足背动脉搏动减弱或消失情况。
3. 观察患肢有无皮肤温度改变、颜色青紫甚至发黑。观察患肢（趾、指）有无坏疽、溃疡与感染。评估有无因湿性坏疽引起局部及全身性感染的危险。
4. 评估患肢有无麻木、发凉、针刺样等异常感觉。
5. 评估病人是否出现间歇性跛行甚至因为疼痛而无法行走。

（三）安全评估
1. 评估病人有无因剧烈疼痛导致跌倒 / 坠床的危险。
2. 评估病人有无难忍的剧痛而产生自虐、轻生的倾向。

三、护理措施

（一）术前护理
1. 一般护理 心电监护，严密监测生命体征，准确记录血压、脉搏、呼吸及意识变化。伴有心功能不全的病人给予吸氧并备好急救药品及急救用物，以及时应对病情变化。

2. 患肢护理

（1）体位：床头抬高 15°~20°，患肢低于心脏平面，以利于血液流入肢体。

（2）伤口护理：患肢出现溃疡、坏疽，应加强换药，保持干燥，避免潮湿。

（3）患肢保暖：禁用热水袋直接加温，以免增加组织耗氧，加重患肢的缺血程度。

3. 疼痛护理　疼痛评分≤4分时，采取分散注意力、放松措施缓解疼痛；疼痛评分＞4分时，通知医师，遵医嘱使用镇痛药物，观察疗效及不良反应。

4. 跌倒预防　跌倒高危者，做好警示标识，床栏保护，协助生活护理，加强巡视，做好交接班。

5. 心理护理　病人多因剧烈疼痛而产生恐惧、轻生等心理问题，应向病人讲解手术方式及疾病知识，安慰病人，减轻病人紧张、恐惧心理。

6. 访视与评估　查看病人手术部位标识，了解术前准备完善情况，评估病人全身皮肤状况。

7. 手术交接　与手术室工作人员核对病人信息、手术部位标识、药品及病人相关资料，完成交接记录。

（二）术中护理

1. 物品准备　血管手术基本器械、取栓管、冲洗针头、血管阻断带、肝素。

2. 建立静脉通道　输液器连接延长三通管，20G 留置针在患侧上肢建立静脉通道。

3. 安置体位　平卧位，患侧上肢外展＜90°，健侧上肢置于体侧，保护肩胛、骶尾、足跟部位受压皮肤。

4. 术中观察　监测生命体征，观察病人意识、患肢皮肤温度及心电图的变化，观察有无心律失常等并发症，观察术中出血量、静脉通道是否通畅，观察受压部位皮肤情况。

（三）术后护理

1. 病人交接　核对病人身份，了解术中情况，测量生命体征、查看皮肤、伤口、管道、输液、病历资料等并记录。

2. 监测生命体征　心电监护及吸氧，监测血压、心率、氧饱和度，观察病人意识，严密监护病人的心功能变化，有无 T 波高尖等异常心电图表现。

3. 患肢护理　患肢保暖，观察患肢皮肤温度、颜色、感觉及远端动脉搏动等血运恢复的表现，同术前的观察进行对比分析，以确定手术疗效和并发症。

4. 溶栓导管护理 妥善固定溶栓导管及穿刺鞘，观察有无扭曲打折、脱出；遵医嘱持续加压泵入溶栓药物，保证药液灌注通畅，根据医嘱控制滴入速度。

5. 体位与活动 术后平卧，穿刺侧肢体伸直制动8小时，卧床12小时，术后1日床上活动，视病人情况协助下床活动，预防跌倒。

6. 切口护理 观察切口敷料及周围皮肤情况，观察敷料有无渗血、渗液，弹力绷带是否固定在位、有效，如出现切口肿胀、皮下瘀血瘀斑、局部压痛、肿块等异常及时报告医师。

7. 并发症护理

（1）肾功能衰竭：观察尿量变化，取栓术后坏死物质吸收可导致肾功能受损，严重时导致肾功衰，应做好记录并及时告知医师。

（2）下肢过度灌注综合征：若患肢皮肤肿胀、紫红色、温度高，疼痛加重，提示下肢过度灌注综合征，需及时汇报医师，肿胀部位硫酸镁湿敷，每日3次，直至肿胀消退，疼痛严重者，遵医嘱使用止痛药物。

（3）假性动脉瘤：穿刺部位出现搏动性包块，一般于术后2～3天出现，应加强巡视，局部按压，沙袋压迫，减少活动，观察肿块消散情况。

四、健康指导

（一）住院期

1. 告知患肢保暖，避免冷热敷，以免增加组织耗氧加重患肢缺血。

2. 指导病人进食低盐、低胆固醇、高蛋白饮食。每日脂肪摄入量小于20g；进食蔬菜、豆类、水果及含蛋白质较多的食物，如牛肉等；避免或减少咖啡、浓茶、酒等促使血管收缩，不利于血液循环的刺激性饮料。

（二）居家期

1. 告知病人积极治疗原发疾病。

2. 指导病人适当活动，勿赤足行走，以防擦伤皮肤。

3. 教会病人及家属自我监测观察患肢皮肤颜色、温度及动脉搏动，若有异常及时就诊。

4. 遵医嘱服药，忌随意停药。

5. 严格戒烟，吸烟可导致血管内皮的损害。

6. 每月定期复诊。

第七节 主动脉扩张性疾病腔内隔绝术

一、概述

主动脉扩张性疾病（aortic aneurysmal diseases）即主动脉瘤，发病率呈逐年上升趋势，按照病理分型可分为真性动脉瘤、夹层动脉瘤（aortic dissecting，AD）和假性动脉瘤，按部位可分为胸主动脉瘤（thoracic aortic aneurysm）和腹主动脉瘤（abdominal aortic aneurysm），通常以主动脉破裂、脏器和肢体缺血而影响生命或生活质量。

二、病情观察与评估

（一）生命体征

监测生命体征，观察血压、心律有无异常。

（二）症状体征

1. 观察病人腹部情况，能否扪及搏动性包块。

2. 观察病人有无胸腹部及腰背部疼痛，疼痛的性质、程度及持续时间。

3. 观察病人有无腹部不适、恶心呕吐、排便排气停止等肠道压迫症状；有无黄疸等胆道压迫症状；有无腰部胀痛，甚至向腹股沟放射及血尿等泌尿道压迫症状。

4. 观察病人有无下肢动脉搏动减弱或消失、末梢皮肤温度降低、颜色苍白等动脉栓塞表现。

5. 观察病人有无瘤体破裂，大出血、血氧饱和度下降等休克表现。

（三）安全评估

了解病人对疾病的认知程度及家庭社会支持状况，评估其对疾病的转归有无信心、有无轻生厌世的倾向。

三、护理措施

（一）术前护理

1. 监测血压 严密监测生命体征，遵医嘱运用减慢心律，控制血压的药物，维持心率 55～70 次/分，血压 90～110/60～70mmHg，避免血压过低造成心、脑、肾等重要脏器的损伤。

2. 急救护理 巨大动脉瘤、瘤体扩张迅速、疼痛明显或有破口者，应绝对卧床休息，密切观察病人意识及瞳孔变化，并预见性地留置静脉通道；若瘤体破裂，立即压迫止血，遵医嘱快速补液及静脉用药，配合医师抢救并

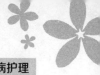

做好急诊手术准备。

3. 疼痛护理　及时有效止痛。使用哌替啶后应密切观察有无呼吸抑制。

4. 饮食护理　指导病人进食优质蛋白、低脂、易消化、粗纤维食物。

5. 排泄护理　保持大便通畅，忌用力大便，便秘者遵医嘱予以缓泻剂。

6. 预防感冒　避免感冒引起咳嗽，使腹内压增高而增加瘤体破裂的危险。

7. 用药护理　遵医嘱用药，观察药物疗效及不良反应。如硝普钠遇光易分解变质，应避光泵入，现配现用，超过 6 小时重新配制；大剂量或长时间使用时观察有无恶心、呕吐、头痛、精神错乱、震颤、昏迷等不良反应；应每日更换注射部位，加强观察，避免药物外渗。

8. 心理护理　病人认为腹主动脉瘤为一"定时炸弹"，普遍存在恐惧心理，应耐心向病人及家属讲解疾病相关知识及疾病转归，介绍康复病例，取得家属支持，减轻病人恐惧心理，增加康复信心，避免因精神紧张致血压增高，诱发动脉瘤破裂，使之以积极的心态接受手术。

9. 访视与评估　查看病人手术部位标识，了解术前准备完善情况，评估病人全身皮肤状况。

10. 手术交接　与手术室工作人员核对病人信息、手术部位标识、药品及病人相关资料，完成交接记录。

（二）术中护理

1. 准备物品　血管手术基本器械、血管阻断钳、无损伤血管夹、血管阻断带、血管支架、肝素。

2. 建立静脉通道　输液器连接延长三通管，采用 18G 静脉留置针于左上肢建立静脉通道。

3. 安置体位　平卧位双手置于体侧，保护肩胛、骶尾、足跟部位受压皮肤。

4. 术中观察　观察术中出血量、静脉通道是否通畅及双侧足背动脉搏动情况。

（三）术后护理

1. 病人交接　核对病人身份，了解术中情况，测量生命体征、查看皮肤、伤口、管道、输液、病历资料等并记录。

2. 监测生命体征　心电监护及吸氧，血压过高时遵医嘱应用降压药，以降低心脑血管意外的危险性；体温 >38.5℃时遵医嘱予以物理或药物降温。

3. 体位与活动　平卧位休息，双下肢伸直，制动 12 小时，48 小时后可适当下床活动。术后 3 周内避免剧烈活动，以利于血管内膜的生长，防止支架移位。

4. 肢体护理

（1）观察双足背动脉搏动及远端血运情况，了解肢体感觉运动功能是否发生改变，继续保暖双下肢。

（2）左锁骨下动脉被支架覆盖后，左桡动脉无搏动或搏动减弱，监测病人血压时，两侧血压不相同，应以右上肢为准。

5. 并发症观察护理

（1）出血：严密观察切口有无渗血，皮下有无血肿，观察全身黏膜及皮下有无出血现象，及时监测病人血常规和凝血机制情况。

（2）内漏：观察腹部体征，每天做一到两次腹部检查，观察动脉瘤的体积变化及搏动情况，如发现仍有搏动，腹部包块无变化甚至增大，提示可能为修复不全或内漏。

（3）支架移位：准确记录尿量，若出现少尿、无尿等急性肾功能衰竭表现，提示可能出现支架移位，立即通知医师。

（4）急性动脉栓塞：严密监测下肢循环，监测足背动脉搏动情况，采用手触摸，记录双足皮肤温度、颜色的变化。注意对患肢进行保暖，避免受凉、受压。指导病人进行踝关节运动，防止下肢深静脉血栓的形成。

（5）支架置入术后综合征：观察有无背部疼痛，及时发现支架置入术后综合征的异常表现。

四、健康指导

（一）住院期

1. 指导病人严格戒烟。

2. 指导病人保持良好的心态，避免情绪波动影响心率、血压。

3. 指导患肢进行踝关节运动，保暖，避免受凉、受压。防止下肢深静脉血栓的形成。

（二）居家期

1. 告知病人遵医嘱服用祛聚药物，不得擅自停药或改变剂量。

2. 教会病人正确监测血压的方法，积极控制血压。

3. 告知病人6个月内避免重体力活动及剧烈运动。保持大便通畅，禁止做增加腹压的动作。

4. 术后1个月、3个月、6个月、12个月复查凝血功能、彩超、CT等。发现问题及时就诊。

第八节　周围动脉瘤

一、概述

周围动脉瘤（peripheral arterial aneurysm）是指主动脉以外的动脉区域发生的局限性扩张。可发生在四肢动脉、颈动脉及锁骨下动脉等处，以股动脉和腘动脉好发。发病原因多为动脉硬化和创伤。其主要临床表现为搏动性肿物、压迫症状及瘤体远端肢体或器官的栓塞症状。

二、病情观察与评估

（一）生命体征
监测生命体征，观察心率、血压、呼吸有无异常。

（二）症状体征
1. 观察瘤体的大小、搏动情况。

2. 观察有无邻近器官、神经及动静脉的压迫症状。如颈动脉瘤病人有无伴发声音嘶哑、呼吸困难及 Horner 综合征等。

3. 了解瘤体内有无附壁血栓形成，观察有无远端肢体或器官的栓塞症状，如腘动脉瘤病人有无下肢的缺血表现；颈动脉瘤病人有无晕厥、耳鸣、视物模糊等脑栓塞表现。

4. 观察有无瘤体破裂的先兆表现，如瘤体扩张迅速，疼痛剧烈等。

（三）安全评估
1. 评估颈动脉瘤病人有无因头晕、视物模糊所致跌倒 / 受伤的危险。

2. 了解病人的经济能力及对疾病的认知程度，有无因疾病所致的焦虑、恐惧或预感性悲哀。

三、护理措施

（一）术前护理
1. 急救护理　巨大动脉瘤、瘤体扩张迅速、疼痛明显或有破口者，应绝对卧床休息并预见性地留置静脉通道，若瘤体破裂，立即压迫止血，遵医嘱快速补液及静脉用药，配合医师急救并做好急诊手术准备。

2. 疼痛护理　及时有效止痛，使用哌替啶后应严密观察有无呼吸抑制。

3. 肢体护理　肢体保暖，严密观察远端肢体的血液循环情况，警惕动脉栓塞发生。一旦出现末梢皮温降低、皮肤颜色苍白、动脉搏动不能扪及、疼痛及感觉麻痹（即"5P"征）等表现，应立即给予并通知医师进行相应的处理。

4. 颈动脉体瘤手术治疗病人，术前应做 Matas 训练，训练方法：即用手指或特别的训练用具，每日压迫颈内动脉 2~3 次，先从 5 分钟开始，逐渐增加压迫时间，直到病人能够适应 30 分钟的持续压迫时间，此期间病人不感到头昏、眼黑、半身无力等脑供血不足的表现。

5. 跌倒预防　头晕、视物模糊者卧床休息，将用物置于病人方便易取的位置，指导病人使用呼叫器，加强巡视。

6. 心理护理　向病人讲解手术方式及疾病知识，减轻病人紧张、恐惧心理，使之积极配合治疗。

7. 访视与评估　查看病人手术部位标识，了解术前准备完善情况，评估病人全身皮肤状况。

8. 手术交接　与手术室工作人员核对病人信息、手术部位标识、药品及病人相关资料，完成交接记录。

（二）术中护理

1. 准备物品　血管手术基本器械、血管阻断钳、血管阻断带、血管缝线、周围动脉瘤带膜支架等。

2. 建立静脉通道　输液器连接三通管，20G 留置针在健侧肢体建立静脉通道。

3. 安置体位　平卧位，术侧肢体外展，保护肩胛、骶尾、足跟部位受压皮肤。

4. 术中观察　观察术中出血量、静脉通道及尿管是否通畅。

5. 标本送检　手术标本由手术医师、麻醉医师和洗手护士共同核对无误后由洗手护士送检。

（三）术后护理

1. 病人交接　核对病人身份，了解术中情况，测量生命体征、查看皮肤、伤口、管道、输液、病历资料等并记录。

2. 给予心电监护及吸氧，有异常立即告知医师及时处理。

3. 体位与活动　术后当日平卧，术后 1 日鼓励病人早期下床活动，但避免剧烈活动，防止支架移位。行动脉端 – 端吻合者患肢制动 3 天。

4. 并发症观察护理

（1）出血：密切观察并记录引流液的颜色、量，如短时间内引流出大量鲜红色液或切口局部有肿胀、出血，或出现心率增快、血压降低等吻合口破裂表现，立即报告医师，给予相应处理；颈动脉瘤术后应密切观察有无脑缺血表现，如神志改变、肢体活动障碍，警惕切口皮下血肿引起呼吸困难。

（2）假性动脉瘤：切口周围如出现搏动性包块，提示假性动脉瘤形成，嘱病人卧床休息，协助医师处理。

（3）切口感染预防：监测体温，如有发热，警惕移植血管感染，及时告知医师，遵医嘱使用抗生素。

（4）动脉栓塞护理：观察患肢末梢循环情况，如出现缺血性疼痛、皮肤颜色苍白、感觉迟钝、皮温下降、动脉搏动消失等动脉栓塞表现，立即报告医师，做好急诊取栓准备。

（5）内漏：监测瘤体的体积大小及搏动变化，若仍有搏动、体积无变化甚至增大，提示为修复不全或内漏，及时报告医师给予相应处理。

四、健康指导

（一）住院期

1. 饮食指导　告知病人进食低脂、低胆固醇、清淡易消化饮食，多食蔬菜水果。

2. 避免情绪激动、剧烈活动，预防感冒，保持大便通畅。

（二）居家期

1. 告知病人避免重体力活动及剧烈运动，防止支架或移植血管扭曲、移位。

2. 指导病人戒烟、戒毒。

3. 定期复查，若有不适及时就诊。

第九节　布－加综合征

一、概述

布－加综合征（Budd–Chiari syndrome，BCS）是由于各种原因所致的肝静脉和（或）开口近心端的下腔静脉狭窄或闭塞，导致肝静脉和（或）下腔静脉血液回流障碍，而引起肝大、脾大、肝区疼痛、腹水、营养障碍、食管胃底静脉曲张等一系列肝后性门脉高压临床症候群。

二、病情观察与评估

（一）生命体征

监测生命体征，观察有无心率增快、血压下降等出血性休克表现。

（二）症状体征

1. 观察病人面色、皮肤温度、弹性与色泽。

2. 观察病人有无腹部膨隆、腹壁静脉怒张，有无腹痛、腹胀、食欲缺乏、呕血、便血。

3. 观察病人有无心悸、肝掌、蜘蛛痣及下肢水肿、皮下出血点等。

（三）安全评估

1. 评估病人有无因营养不良导致压疮的危险。

2. 评估病人对疾病的认知程度及有无因长期、反复发病导致的预感性悲哀或自杀倾向。

三、护理措施

（一）术前护理

1. 出血护理　密切观察病人的心率、心律、血压、脉搏、血氧饱和度，监测中心静脉压。备好急救物品及药品、三腔二囊管，以便及时抢救。如出现脉搏增快，血压下降等出血性休克表现立即通知医师，遵医嘱用药、补液，必要时予以输新鲜血。

2. 体位与活动　卧床休息，取半卧位。有下肢水肿者抬高患肢，高于心脏平面 20～30cm，以利于静脉回流。避免用力咳嗽或用力大便，以免增加胸腹压诱发消化道出血。

3. 监测电解质，观察病人有无低钾、低钠表现，维持水电解质平衡；给予优质蛋白、低脂、低盐、易消化软食，限制液体和钠的摄入；贫血或低蛋白病人，遵医嘱输血或蛋白，必要时行静脉营养支持。

4. 用药护理　遵医嘱使用利尿药，每日测量腹围，准确记录出入量；避免服用对肝、肾功能有损害的药物。

5. 压疮预防　使用气垫床，保持床单元整齐清洁，至少每 2 小时翻身一次，加强营养，以预防压疮。

6. 心理护理　介绍治疗方式，及时给予心理支持，减轻病人焦虑、恐惧心理，使其增强康复信心，配合手术。

7. 访视与评估　查看病人手术部位标识，了解术前准备完善情况，评估病人全身皮肤状况。

8. 手术交接　与手术室工作人员核对病人信息、手术部位标识、药品及病人相关资料，完成交接记录。

（二）术中护理

1. 准备物品　血管手术基本器械、开胸和开腹器械、超声刀、血管阻断钳、无损伤血管夹、血管阻断带、冲洗针头、悬吊拉钩、人工血管、肝素等。

2. 建立静脉双通道　输液器连接延长三通管，采用 16G 静脉留置针于

左上肢建立静脉通道，如遇术中大出血，协助麻醉师、医师抢救，遵医嘱加压输液、输血。

3. 安置体位

（1）平卧位：双手置于体侧，保护肩胛、骶尾、足跟部位受压皮肤。

（2）侧卧位：左侧卧位 30°～45°，腋下垫一软枕，右侧上肢保持功能位固定于麻醉架上，左侧上肢外展并固定于托手板上，双下肢间垫一软枕，双下肢及髋部分别以约束带固定，保护耳廓、肩胛、髂骨等受压皮肤。

4. 术中观察 观察术中出血量、尿量及静脉通道是否通畅，每 2 小时监测体温 1 次，做好保暖。

5. 引流管护理 安置腹腔引流管及胸腔闭式引流管，标识清楚、妥善固定并保持通畅。

（三）术后护理

1. 病人交接 核对病人身份，了解术中情况，测量生命体征、查看皮肤、伤口、管道、输液、病历资料等并记录。

2. 监测生命体征，重点监测体温变化，发热病人，采取降温措施，遵医嘱使用抗生素。

3. 饮食护理 人工血管转流术后病人胃肠道排气后可进食低脂软食。

4. 引流管护理 保持胃肠减压、胸腔闭式引流、血浆引流管、尿管引流通畅，观察引流液颜色、性状，准确记录引流液量。如引流液量增多或颜色异常，警惕活动性出血发生。

5. 用药护理 使用抗凝药物期间，监测凝血功能，严密观察有无出血倾向，拔针后、注射后延长压迫注射部位时间。

6. 疼痛护理 疼痛评分 >4 分者遵医嘱运用止痛药物并观察用药效果。

7. 体位与活动 起床或躺下时，动作缓慢，避免增加腹压、压迫人工血管。若无出血情况，鼓励病人早期床上活动，加强巡视，防止坠床导致吻合口出血。

8. 并发症观察护理

（1）出血：如切口敷料渗血、渗液，立即通知医师，协助更换敷料；床旁备三腔二囊管，如出现呕血、便血等上消化道出血表现，立即卧床休息，建立 2 条以上静脉通道，遵医嘱输液、输血及安置三腔二囊管止血。

（2）心功能衰竭病人：监测心率、心律、血压、脉搏、血氧饱和度、中心静脉压。根据中心静脉压、血压、尿量控制输液总量和速度。若出现呼吸困难、心率加快、出汗、尿少、四肢末梢湿冷，立即通知医师，遵医嘱吸氧及使用正性肌力药物、利尿剂等，监测血钾变化。

（3）肝功能衰竭病人：密切监测病人生命体征及意识状态，观察有无肝臭、厌食等肝功能衰竭和肝性脑病表现。定时监测肝功能、血氨浓度，限制蛋白摄入。

四、健康指导

（一）住院期

1. 告知病人进食低脂、低盐软食，戒烟酒，避免刺激性食物，保持大便通畅。

2. 注意休息，避免过度活动加重身体负担。

3. 保持心情舒畅，避免情绪波动引起血管压力增高，诱发出血。

4. 指导深呼吸及有效咳嗽，降低胸腹腔压力，减少诱发消化道出血的机会。

（二）居家期

1. 告知病人避免重体力活动，术后 3 个月内避免增加腹压，6 个月内禁止胸腹部剧烈运动，防止跌倒，避免扭曲人工血管，以免导致吻合口出血。

2. 继续保肝治疗，避免服用对肝肾功能有损害的药物和食物。

3. 使用抗凝药物期间，发现皮肤出血点、黏膜出血，如鼻、牙龈，血尿血便、痰中带血等及时就诊。

4. 每月复查凝血时间；半年、1 年后来院复查 B 超、CT。

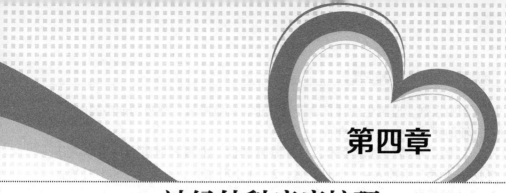

第四章

神经外科疾病护理

第一节　神经外科疾病一般护理

一、病情观察与评估

（一）生命体征

监测生命体征，观察有无高热或体温不升，有无脉搏、呼吸、血压异常等。

（二）症状体征

1. 观察病人意识，有无意识障碍的发生或加重。
2. 观察病人瞳孔，有无大小、形状及对光反射的变化。
3. 观察病人有无头痛、呕吐等颅内压增高的表现。
4. 了解病人有无肌力下降，肌张力改变。
5. 观察病人有无进行性意识障碍、头痛、呕吐等脑疝征象。
6. 观察病人有无烦躁、四肢厥冷、尿量减少等休克表现。

（三）安全评估

1. 评估病人有无因清理呼吸道低效 / 无效、误吸导致窒息的危险。
2. 评估病人有无因移动能力受限导致压疮的危险。
3. 评估病人有无因意识障碍、下肢乏力引起跌倒 / 坠床的危险。
4. 评估病人有无因烦躁引起非计划拔管的危险。
5. 了解病人的社会支持状况，评估病人有无焦虑、恐惧、自卑等心理问题。

二、护理措施

（一）术前护理

1. 急救处理　病人出现进行性意识障碍、瞳孔散大、对光反射消失、脉搏减慢、呼吸减慢、血压升高等脑疝征象，建立 2 条以上静脉通道，遵医嘱给予脱水剂，监测生命体征，开放气道，持续吸氧。呼吸功能障碍时，行人工辅助呼吸。做好手术准备。

2. 肠道准备　急诊手术，立即禁食禁饮，饱腹者遵医嘱行胃肠减压。择期手术者，术前 6 ~ 8 小时禁食，2 ~ 4 小时禁饮，小儿 4 ~ 8 小时禁食，2 ~ 3 小时禁水。

3. 饮食护理　协助病人进食高蛋白、高热量、高维生素、低脂易消化饮食。遵医嘱行肠内营养。

4. 皮肤准备　开颅手术者剃头。经口鼻手术者剪鼻毛。

5. 呼吸道准备　戒烟、戒酒，预防感冒。

6. 排便护理　意识障碍病人，及时清洁会阴部及肛周皮肤。

7. 心理护理　向病人和家属介绍疾病及手术治疗的相关知识，介绍成功病例，增强战胜疾病的信心。

8. 完善相关检查　协助完善神经系统检查、X 线、CT/MRI、PET、凝血功能、输血全套、心电图等。

9. 访视与评估　查看病人手术部位标识，了解术前准备完善情况，评估病人全身皮肤状况，高风险病人申报难免压疮。

10. 术晨准备　测量并记录生命体征，取下活动性义齿、饰品、手表等交家属保管。女性病人月经来潮，通知医师。与手术室工作人员核对病人信息、手术部位标识、药品及病人相关资料，完成交接记录。

11. 手术交接　与手术室工作人员核对病人信息、手术部位标识、药品及病人相关资料，完成交接记录。

（二）术中护理

1. 物品准备　神经外科手术基本器械，动力系统，电外科基本设备，显微镜，特殊药品。

2. 风险评估　了解术前特殊检查结果，如输血全套、出凝血时间等。评估病人全身皮肤状况，预计手术时间超过 2 小时者，重点评估骶尾部、腘窝以及足跟等部位皮肤状况。

3. 麻醉前核查　麻醉医师主持与手术医师、手术护士三方共同核查病人信息、手术信息、知情同意、设备、物品准备等情况，确认术前备血、抗菌药物皮试结果以及影像学检查结果。

4. 体位安置　根据手术需要安置体位，保护骨突部位及受压皮肤。

5. 物品清点　在术前、关闭颅腔前以及关闭颅腔后、缝合皮肤后清点手术物品，包括类别、数目，特别关注脑棉的清点，检查完整性并记录。

6. 切皮前核查　手术医师主持三方核查，共同确认病人信息、手术信息、物品准备就绪、抗菌药物输注等情况。

7. 术中观察 观察生命体征、术中出血量、静脉输液是否通畅及有无渗漏、仪器设备运行情况。手术持续时间超过 2 小时者监测体温，低于36℃时，采取加温措施，观察受压部位皮肤情况并记录。

8. 记录各类手术记录单，如手术安全核查表、手术风险评估表、临床护理记录单、临时医嘱单、手术护理记录清点单、病人交接记录单等。

9. 出室前核查 手术护士主持三方核查，共同确认实际手术方式、清点用物结果、送检标本、皮肤状况及病人去向。

10. 出室交接 手术护士与麻醉医师共同护送病人出手术间，与麻醉复苏室、重症监护室或病房责任护士交接生命体征、意识、出入量、管路、全身皮肤情况及物品等。

11. 标本送检 巡回护士、洗手护士、手术医师共同核对标本无误后，由洗手护士送检标本。

（三）术后护理

1. 病人交接 核对病人信息，了解手术方式及术中情况，交接生命体征、管路、皮肤情况及物品等并记录。

2. 体位护理 全麻清醒的病人若病情允许抬高床头 15° ~ 30°。脊柱手术后卧硬板床，保持头颈及脊柱轴线一致。小脑、脑干及颈椎的手术病人，行颈部制动，保持头、颈、肩轴线一致。脑脊液漏者行头高足低患侧卧位。

3. 呼吸道护理 指导病人咳痰，定时翻身、叩背，痰液黏稠者遵医嘱行雾化吸入，排痰困难者给予吸痰。气管切开的病人，加强气道湿化。

4. 引流管护理 妥善固定，标识清楚，定时挤捏引流管，准确记录引流量。搬动病人前，夹闭引流管。烦躁及不配合的病人，遵医嘱使用保护性约束，防止非计划拔管。

5. 用药护理 遵医嘱使用脱水剂。使用 20% 甘露醇前，注意观察有无结晶，选择粗大血管及大号针头输入，在 20 ~ 30 分钟内输完，并观察局部皮肤，有无药液外渗。

6. 饮食护理 意识障碍、吞咽困难者，遵医嘱留置胃管，行肠内营养。

7. 体温异常的护理 体温高于 38.5℃，遵医嘱行物理降温或药物降温。物理及药物降温无效且持续高热者，配合医师行亚低温治疗。体温不升者，加盖棉被，增高室温。

8. 并发症护理

（1）出血护理：术后 24 ~ 48 小时内，引流管内引流出大量血性液，手术区域敷料持续渗血。通知医师，遵医嘱行脱水、止血治疗，做好手术准备。

（2）脑疝护理：病人出现头痛、呕吐，进行性意识障碍等脑疝征象，开放气道，吸氧，遵医嘱使用脱水剂，做好手术准备。呼吸功能障碍者行人工辅助呼吸。

（3）继发性癫痫护理：病人出现牙关紧闭、颜面部及四肢抽动等癫痫症状，使用开口器、舌钳等，并避免关节脱位、骨折和跌倒／坠床。遵医嘱抗癫痫治疗。

（4）脑脊液漏护理：病人出现外耳道、鼻腔内流出清亮液体或切口敷料渗液明显，协助病人行头高足低患侧卧位，遵医嘱使用抗生素，预防颅内感染。脑脊液漏严重的病人，配合医师行局部缝合或腰大池引流。

9. 康复锻炼　协助病人早期行关节、肌肉被动活动。指导病人通过坐位平衡、站立平衡、行走平衡锻炼进行康复活动。肢体功能障碍者，指导病人使用助行器。吞咽困难者，教会病人分次吞咽进食。语言功能障碍者，早期介入语言功能康复。

10. 压疮预防　着棉质柔软衣物，保持床单位平整、清洁、干燥，避免摩擦力和剪切力，每2～3小时协助翻身，骨突部位做好保护，必要时使用减压工具（如减压贴、气垫床等）。

11. 跌倒／坠床预防　卧床时使用床栏。评估病人活动能力，协助病人活动。

12. 心理护理　鼓励病人及家属正视疾病可能留下的后遗症，树立战胜疾病的信心。焦虑、抑郁的病人，行团体治疗、药物辅助治疗或转介心身医学科。

三、健康指导

（一）住院期

1. 指导病人有效咳嗽、咳痰，练习床上大小便及正确使用便器。

2. 告知病人检查前后注意事项、手术目的、方式、术中配合要点。

3. 告知安置脑部引流管者，不得随意坐起。告知病人不得抓挠伤口，勿自行在伤口处涂抹药膏。

4. 告知病人根据自身情况早期、循序渐进地进行康复锻炼。

（二）居家期

1. 遵医嘱用药，激素类药物停用后，出现乏力、倦怠、精神萎靡、食欲缺乏等表现，及时就医。长期服用抗癫痫药物者，定时复查肝肾功能。

2. 戒烟限酒，劳逸结合，避免过度劳累或过度用脑。

3. 头痛、呕吐、抽搐或原有症状出现／加重，手术切口红、肿、热、痛或有脓性分泌物，及时就诊。

4. 遵医嘱定期复查、随访。

第二节 颅 脑 损 伤

一、概述

颅脑损伤（craniocerebral trauma；head injury）是指暴力直接或间接作用于头部引起颅骨及脑组织的损伤。目前主要采取保守治疗或手术治疗。

二、病情观察与评估

（一）生命体征

监测生命体征，观察病人有无体温、脉搏、呼吸、血压异常。

（二）症状体征

1. 观察病人有无头痛、呕吐、意识障碍、瞳孔散大及对光反射消失，脑脊液耳漏、鼻漏等。

2. 了解病人受伤的时间、原因、部位。

（三）安全评估

1. 评估病人有无因清理呼吸道低效/无效、误吸导致窒息的危险。

2. 评估病人有无因视神经受损、肢体活动障碍或烦躁导致跌倒/坠床的危险。

3. 评估病人有无因意识障碍或肢体活动障碍导致压疮的危险。

4. 评估病人有无因疼痛、外伤导致焦虑、恐惧等心理问题。

三、护理措施

（一）术前护理

1. 疼痛护理　抬高床头 15°～30°，保持病室安静，绝对卧床，遵医嘱使用脱水剂和镇痛剂。

2. 颅骨骨折护理　病人出现外耳道、鼻腔内流出血性液体等脑脊液鼻漏、耳漏征象，协助病人行头高足低位患侧卧位，注意鼻、耳部清洁。不得填塞鼻腔和外耳道，不得行鼻道、耳道冲洗，禁止鼻饲、鼻内滴液和经鼻腔吸痰等操作，遵医嘱使用抗生素，预防颅内感染。

3. 脑神经损伤护理　病人出现视物模糊、眼睑闭合不全、角膜炎、口角歪斜等视神经、面神经损伤的征象，眼罩保护，遵医嘱使用眼药水或眼膏，行口腔护理，嘱健侧进食。病人出现听力障碍等听神经损伤征象时，护理人员应尽量靠近健侧交流，必要时重复说话内容或使用纸笔。

4. 头皮外伤及开放性颅脑损伤护理　头皮外伤者，遵医嘱止血、镇痛治疗，配合医师行清创缝合或加压包扎。休克病人，平卧位，吸氧，遵医嘱补液、使用血管活性药物。开放性颅脑损伤，保持伤口周围皮肤清洁，保护外露脑组织，避免感染，遵医嘱使用抗生素。

5. 心理护理　告知病人及家属，外伤后有留下后遗症的可能，介绍恢复期病例，减轻焦虑、恐惧。

6. 访视与评估　查看病人手术部位标识，了解术前准备完善情况，评估病人全身皮肤状况，查看有无外伤性皮肤缺损，高风险病人申报难免压疮。

7. 手术交接　与手术室工作人员核对病人信息、手术部位标识、药品及病人相关资料，完成交接记录。

（二）术中护理

1. 物品准备　开颅手术基本器械、开颅动力系统、双极电凝。

2. 建立静脉通道　在下肢建立静脉通道。

3. 安置体位　根据损伤位置确定体位方式。

（1）平卧位：枕下垫凝胶头圈，双上肢置于体侧，约束带固定，保护肩胛部、骶尾部、足跟部皮肤。

（2）侧卧位：头下垫凝胶头圈，支架分别固定于双乳间、耻骨联合、肩胛、骶骨处，并衬以软垫，健侧腋下垫软枕，悬空腋窝，避开髂嵴；健侧上肢外展放于托手板上，患侧肩部取肩带向下牵引以暴露手术野，手臂置于体侧，约束带固定；双下肢交叉呈跨步式，健侧下肢垫软枕。

（3）俯卧位：将病人由推床轴线翻身至手术床俯卧位凝胶垫上，避免双乳、男性生殖器受压，头部用头架（或头托）固定，双上肢置于体侧，约束带固定；使用头托时应妥善保护面部皮肤，并确认眼部未受压；下肢置于软枕上，膝关节、足尖悬空。

4. 术中观察　观察生命体征、术中出血量、仪器设备运行情况。每2小时监测体温并记录，体温低于36℃时，采取加温措施。

（三）术后护理

1. 病人交接　核对病人信息，了解手术方式及术中情况，交接生命体征、管路、皮肤情况及物品等并记录。

2. 心电监护　测量生命体征，观察病人意识、瞳孔大小及对光反射。

3. 引流管护理　妥善固定硬膜外/硬膜下引流管，标识清楚，保持通畅，观察引流液的颜色、性质及量。烦躁及不配合的病人，遵医嘱使用保护性约束。病人出现头痛时，检查有无引流不畅或过度引流，定时挤捏引流管，协助医师调整引流袋高度。

4. 呼吸道护理　协助病人有效咳嗽排痰，定时翻身、叩背。痰液黏稠者遵医嘱雾化吸入。气管切开者，加强气道湿化。

5. 并发症护理

（1）脑疝护理：病人出现头痛、呕吐，进行性意识障碍等脑疝征象，开放气道，吸氧，遵医嘱使用脱水剂，做好手术准备。呼吸功能障碍者行人工辅助呼吸。

（2）继发性癫痫护理：病人出现牙关紧闭、颜面部及四肢抽动等癫痫症状，使用开口器、舌钳等，并避免关节脱位、骨折和跌倒／坠床。遵医嘱抗癫痫治疗。

6. 压疮预防　着棉质柔软衣物，保持床单位平整、清洁、干燥，避免摩擦力和剪切力，每2～3小时协助翻身，骨突部位做好保护，必要时使用减压工具（如减压贴、气垫床等）。

7. 康复锻炼　语言功能障碍者，通过唇、舌运动，发音，字词句训练等进行语言康复锻炼。肢体运动功能障碍者，摆放良肢位，行床上训练、坐位训练、站立训练、步行训练、平衡共济训练等。

四、健康指导

（一）住院期

1. 告知视神经／面神经损伤者，勿用力揉眼、按压眼球，保护眼睛。

2. 告知脑脊液漏的病人，切勿屏气、咳嗽、擤鼻、用力排便等。

3. 指导病人早期进行康复训练。

（二）居家期

1. 有癫痫发作者，告知病人，坚持服用抗癫痫药物，直至症状控制后1～2年，不可自行停药，外出时携带病情卡，注意安全。

2. 颅骨缺损者应健侧卧位，外出戴帽子保护头部。

3. 告知病人，出现头痛、呕吐、抽搐、肢体乏力等，及时就诊。

4. 去骨瓣者，术后无感染者3～6个月可行颅骨修补术，感染者控制感染后1年行颅骨修补术。

第三节　高血压脑出血

一、概述

高血压脑出血（hypertensive intracerebral hemorrhage，HICH）是发生在原发性高血压病人颅内基底核、脑桥、小脑或其他部位的自发性出血。

二、病情观察与评估

（一）生命体征

监测生命体征，观察血压情况。

（二）症状体征

1. 观察病人有无头痛、呕吐、意识障碍、瞳孔散大及对光反射消失等。

2. 观察病人有无偏盲、感觉障碍、瘫痪等。

（三）安全评估

1. 评估病人有无因清理呼吸道低效 / 无效、误吸导致窒息的危险。

2. 评估病人有无因意识障碍或肢体活动障碍导致压疮的危险。

3. 评估病人有无因肢体活动障碍或烦躁导致跌倒 / 坠床的危险。

4. 评估病人及家属有无因自理能力缺损导致焦虑、恐惧等心理问题。

三、护理措施

（一）术前护理

1. 遵医嘱使用降压药并观察病人血压波动情况，控制降压幅度在基础血压的 15% ~ 20% 以内。

2. 体位护理　绝对卧床休息，抬高床头，避免病人因情绪激动、烦躁等不良刺激诱发再次出血。将偏瘫肢体置于良肢位。

3. 呼吸道护理　保持呼吸道通畅，低流量吸氧。

4. 访视与评估　查看病人手术部位标识，了解术前准备完善情况，评估病人全身皮肤状况，高风险病人申报难免压疮。

5. 手术交接　与手术室工作人员核对病人信息、手术部位标识、药品及病人相关资料，完成交接记录。

（二）术中护理

1. 物品准备　开颅手术基本器械、显微镜、开颅动力系统、显微器械等。

2. 建立静脉通道　于下肢建立静脉通道。

3. 安置体位　根据损伤位置确定体位方式。

（1）平卧位：枕下垫凝胶头圈，双上肢置于体侧，约束带固定，保护肩胛部、骶尾部、足跟部皮肤。

（2）侧卧位：头下垫凝胶头圈，支架分别固定于双乳间、耻骨联合、肩胛、骶骨处，并衬以软垫，健侧腋下垫软枕，悬空腋窝，避开髂嵴；健侧上肢外展放于托手板上，患侧肩部取肩带向下牵引以暴露手术野，手臂置于体侧，约束带固定；双下肢交叉呈跨步式，健侧下肢垫软枕。

（3）俯卧位：将病人由推床轴线翻身至手术床俯卧位凝胶垫上，避免双

乳、男性生殖器受压，头部用头架（或头托）固定，双上肢置于体侧，约束带固定；使用头托时应妥善保护面部皮肤，并确认眼部未受压；下肢置于软枕上，膝关节、足尖悬空。

4. 术中观察　观察生命体征、术中出血量、仪器设备运行情况，每2小时监测体温并记录，体温低于36℃时，采取加温措施。

（三）术后护理

1. 病人交接　核对病人信息，了解手术方式及术中情况，交接生命体征、管路、皮肤情况及物品等并记录。

2. 心电监护　测量生命体征，观察病人意识、瞳孔大小及对光反射。

3. 引流管护理　妥善固定硬膜外/硬膜下引流管，标识清楚，保持通畅，观察引流液的颜色、性质及量。烦躁及不配合的病人，遵医嘱使用保护性约束。病人出现头痛时，检查有无引流不畅或过度引流，定时挤捏引流管，协助医师调整引流袋高度。

4. 呼吸道护理　协助病人有效咳嗽排痰，定时翻身、叩背。痰液黏稠者遵医嘱雾化吸入。气管切开者，加强气道湿化。

5. 用药护理　遵医嘱行降压、脱水、抗癫痫、营养神经等治疗。

（1）使用20%甘露醇前，注意观察有无结晶，选择粗大血管及大号针头输入，在20~30分钟内输完，并观察局部皮肤，有无药液外渗。

（2）遵医嘱按时按量服用抗癫痫药物，观察有无嗜睡、头晕、震颤等不良反应，做好安全保护。

（3）使用降压药物时，通过输液泵或注射泵控制输注速度，防止药物外渗。根据血压，调整降压药物输注速度，避免血压过低或波动过大。因硝普钠遇光易分解，使用避光输液器泵入。

6. 再出血护理　病人出现意识加深、瞳孔及生命体征改变等再出血症状，配合医师行止血治疗，做好手术准备。

7. 饮食护理　指导病人进食低盐、低脂、低胆固醇饮食，补充适量蛋白质，多吃新鲜果蔬。

8. 压疮预防　着棉质柔软衣物，保持床单位平整、清洁、干燥，避免摩擦力和剪切力，每2~3小时协助翻身，骨突部位做好保护，必要时使用减压工具（如减压贴、气垫床等）。

9. 康复锻炼　保持瘫痪肢体的良肢位，早期被动运动。

四、健康指导

（一）住院期

1. 告知病人避免情绪激动、紧张疲劳、饥饿、饱腹、用力大便、寒冷等诱发血压增高的因素。

2. 指导病人早期行肢体功能锻炼。教会病人正确使用拐杖、轮椅等助行器。

（二）居家期

1. 指导病人遵医嘱按时按量服用降压药，尽量避免睡前服药。血压控制不理想者，及时心内科随访。

2. 教会病人监测血压，遵循"定时间、定体位、定部位、定血压计"的"四定"原则，24 小时血压波动不宜过大。

3. 控制体重，宜选择慢跑、快走、瑜伽等有氧运动，避免剧烈运动。

4. 出现头痛、呕吐、抽搐等，及时就诊。

5. 3～6 个月复查头颅 CT。定期监测血压、肝肾功能。

第四节　垂 体 腺 瘤

一、概述

垂体腺瘤（pituitary adenoma）是发生于腺垂体的良性肿瘤，好发于育龄妇女。目前主要采取手术治疗、放射治疗和药物治疗等。手术治疗为首选。

二、病情观察与评估

（一）生命体征

监测生命体征，观察有无心率慢、呼吸慢、血压高及体温异常等。

（二）症状体征

1. 观察病人有无头痛、呕吐、视力下降、视野缺损、多尿等。

2. 了解病人有无溢乳、月经紊乱、体格发育异常、向心性肥胖、少语、倦怠等。

（三）安全评估

1. 评估病人有无因头痛、视力视野障碍或烦躁导致跌倒／坠床的危险。

2. 评估病人有无因自身形象紊乱、担忧生育导致的焦虑、自卑等心理问题，了解病人有无良好的社会家庭支持系统。

3. 评估病人有无因意识障碍导致压疮的危险。

三、护理措施

（一）术前护理

1. 头痛护理　头痛、呕吐者，头偏向一侧或行侧卧位，抬高床头 15°～

30°，遵医嘱使用脱水剂或镇痛剂并观察药物使用效果，使用床栏防止坠床。

2. 视力下降、视野缺损者，保持室内物品固定，勿单独外出。

3. 心理护理　讲解治疗效果，肥胖、视力视野障碍、生育异常经治疗后可逐渐恢复。

4. 经口鼻手术前特殊准备　了解病人有无口鼻疾病，修剪鼻毛，使用氯霉素滴鼻，口泰漱口。

5. 完善相关检查　神经外科常规检查、视力视野检查、内分泌功能检查等。

6. 访视与评估　开颅手术应查看病人手术部位标识，了解术前准备完善情况，评估病人全身皮肤状况，高风险病人申报难免压疮。

7. 手术交接　与手术室工作人员核对病人信息、手术部位标识、药品及病人相关资料，完成交接记录。

（二）术中护理

1. 物品准备：①经鼻蝶窦手术：经蝶手术基本器械、显微镜、显微磨钻、双极电凝、抗菌药物、止血材料；②开颅手术：开颅基本器械、显微器械、显微镜、动力系统、头架牵开器、抗菌药物、人工脑膜、止血材料。建立静脉通道，输液器连接延长三通管，采用18G静脉留置针于下肢建立静脉通道。

2. 安置体位　平卧位双手置于体侧，约束带固定；经鼻蝶窦手术肩下垫软枕，头部后仰；开颅手术枕下垫头圈或安置头架；保护耳廓、肩胛、骶尾、足跟部位受压皮肤。

3. 术中观察　观察术中出血量、动脉和静脉通道是否通畅。每2小时监测体温1次，做好保暖。观察病人尿量，如短时间内尿量显著增多应及时告知手术医师，观察受压部位皮肤。

4. 引流管护理　开颅手术安置硬膜外／硬膜下引流管，标识清楚，避免脱落。

5. 标本送检　清点标本数量，确认标本无误后由洗手护士及时送检，避免遗失。

（三）术后护理

1. 病人交接　核对病人信息，了解手术方式及术中情况，交接生命体征、管路、皮肤情况及物品等并记录。

2. 心电监护，测量体温。观察病人意识、瞳孔大小及对光反射，监测每小时尿量及24小时尿量。根据病人情况，遵医嘱监测血糖。

3. 呼吸道护理　遵医嘱行低流量氧气吸入（经鼻手术者经口吸氧）。协助病人有效咳嗽排痰，定时翻身、叩背。痰液黏稠者遵医嘱雾化吸入。

4. 引流管护理　妥善固定，标识清楚，保持通畅，观察引流液的颜色、性质及量。硬膜外 / 硬膜下引流管，引流袋开口低于切口平面。烦躁以及不配合的病人，遵医嘱使用保护性约束。病人出现头痛时，检查有无引流不畅或过度引流，定时挤捏引流管，协助医师调整引流袋高度。

5. 用药护理　遵医嘱行激素补充、抗癫痫、营养神经、脱水等治疗。

（1）使用 20% 甘露醇前，注意观察有无结晶，选择粗大血管及大号针头输入，在 20 ~ 30 分钟内输完，并观察局部皮肤，有无药液外渗。

（2）遵医嘱按时按量服用激素药物，观察病人有无精神萎靡等垂体功能低下及多汗、两手颤动等甲亢表现，遵医嘱定期监测血清激素水平。

6. 饮食护理　血糖异常的病人三餐规律进食，避免摄入糖、淀粉含量高的食物。尿多的病人，鼓励摄入菠菜、香蕉、坚果及豆制品等含钠、钾丰富的食物，避免摄入高糖类食物。

7. 并发症护理

（1）尿崩症护理：病人术后出现口干、乏力、尿量 >300ml/h 连续 2 小时或 24 小时尿量 >5000ml、尿比重 <1.005 等尿崩症表现。监测病人每小时尿量及 24 小时尿总量，遵医嘱使用抗利尿剂、补充电解质，观察用药效果。

（2）脑脊液鼻漏护理：经鼻手术的病人出现鼻部敷料渗液明显，鼻腔内有清亮液体流出等，协助病人行头高足低卧位，禁止填塞鼻腔及鼻道冲洗、滴药、经鼻插胃管等。遵医嘱使用抗生素，限制探视人员。

（3）垂体功能低下护理：病人出现乏力、倦怠、精神萎靡、恶心、呕吐等垂体功能低下的症状，严重时甚至出现昏迷、血压下降、脉搏细速、低血糖等垂体危象表现，遵医嘱监测血清激素、血糖，补充激素，循环衰竭的病人按休克原则进行抢救。

（4）中枢性体温调节异常护理：病人出现肢体远端皮肤厥冷、躯体体表灼热、呼吸、脉搏增快，实验室检查示白细胞不升高等中枢性体温高热表现，遵医嘱行物理及药物降温，持续体温高热者配合医师行亚低温治疗。体温不升者采用加盖棉被，增加室温等方式维持病人正常体温。

8. 压疮预防　着棉质柔软衣物，保持床单位平整、清洁、干燥，避免摩擦力和剪切力，每 2 ~ 3 小时协助翻身，骨突部位做好保护，必要时使用减压工具（如减压贴、气垫床等）。

四、健康指导

（一）住院期

1. 告知病人将常用物品放于视野范围内。

2. 术前教会病人行张口呼吸。

3. 告知脑脊液鼻漏者，避免屏气、擤鼻、用力咳嗽、排便。

（二）居家期

1. 告知病人遵医嘱定时定量服用激素类药物，不得擅自停药。

2. 教会病人测量血糖的方法，口服降糖药服用方法，胰岛素笔的使用方法。

3. 视力视野障碍者，保持家中物品固定，避免意外伤害。

4. 告知病人出现多饮多尿、剧烈头痛、呕吐、抽搐、鼻腔内流出清亮带咸味液体，及时就诊。

5. 术后 1 个月、3 个月、6 个月来院复查磁共振以及视力、视野，监测垂体激素水平。

第五节　颅内动脉瘤

一、概述

颅内动脉瘤（intracranial aneurysm）是颅内动脉壁的囊性膨出，多因动脉壁局部薄弱和血流冲击而形成，极易破裂出血，是蛛网膜下腔出血最常见的原因。

二、病情观察与评估

（一）生命体征

监测生命体征，观察病人有无体温、呼吸异常。

（二）症状体征

1. 观察病人有无头痛、呕吐、意识障碍、脑膜刺激征及癫痫发作等。

2. 评估病人有无偏瘫、动眼神经麻痹及梗阻性脑积水等。

（三）安全评估

1. 评估病人有无因头痛、烦躁导致跌倒 / 坠床的危险。

2. 评估病人有无因偏瘫或意识障碍导致压疮的危险。

3. 评估病人及家属有无因头痛、担心预后导致焦虑、恐惧等心理问题。

三、护理措施

（一）术前护理

1. 头痛护理　绝对卧床休息，少搬动病人。头痛、呕吐者，头偏向一侧或行侧卧位，抬高床头 15°～30°，遵医嘱使用药物并观察药物使用效果，使用床栏防止坠床。

2. 遵医嘱控制血压，降压幅度宜控制在基础血压的 15%～20% 以内，血压不宜过低或波动过大。

3. 全脑数字减影血管造影（DSA）护理　检查前一天行碘过敏试验，6 小时禁食禁饮，双侧股动脉周围 30cm 以上备皮，左上肢留置静脉通道。检查后观察双足背动脉搏动、肢端皮温、颜色及腹股沟穿刺处皮肤情况，按时松解动脉压迫止血器。术侧下肢制动 8 小时，卧床 12～24 小时。

4. 颈动脉压迫试验　采用夹闭术的巨大动脉瘤（最大外径 >25mm）者，术前协助医师行颈动脉压迫试验。过程中，观察病人有无出现头晕、眼黑、对侧肢体无力和发麻等。

5. 访视与评估　查看病人手术部位标识，了解术前准备完善情况，评估病人全身皮肤状况，高风险病人申报难免压疮。

6. 手术交接　与手术室工作人员核对病人信息、手术部位标识、药品及病人相关资料，完成交接记录。

（二）术中护理

1. 物品准备　开颅手术基本器械、动脉瘤夹、双极电凝、显微器械、显微镜、开颅动力系统等。

2. 建立静脉双通道　输液器连接延长三通管，采用 16G 静脉留置针于下肢建立静脉通道，术中如动脉瘤破裂，协助麻醉师、医师抢救，遵医嘱加压输液、输血。

3. 安置体位　根据病灶位置确定体位方式。

（1）平卧位：枕下垫凝胶头圈，双上肢置于体侧，约束带固定，保护肩胛部、骶尾部、足跟部皮肤。

（2）侧卧位：头下垫凝胶头圈，支架分别固定于双乳间、耻骨联合、肩胛、骶骨处，并衬以宽厚软垫；健侧腋下垫软枕，悬空腋窝，避开髂嵴；健侧上肢外展放于托手板上；患侧肩部取肩带向下牵引以暴露手术野，手臂置于体侧，约束带固定；双下肢交叉呈跨步式，健侧下肢垫软枕。

（3）俯卧位：将病人由推床轴线翻身至手术床俯卧位凝胶垫上，避免双乳、男性生殖器受压；头部于头架（或头托）固定，双上肢内收，手心向内，约束带固定；使用头托时保护面部皮肤，并确认眼部未受压；下肢置于软枕上，膝关节、足尖悬空。

4. 术中观察　观察病人生命体征、术中出血量、仪器设备运行情况，每 2 小时监测体温 1 次，及时记录，体温低于 36℃时，采取加温措施。

（三）术后护理

1. 病人交接 核对病人信息，了解手术方式及术中情况，交接生命体征、管路、皮肤情况及物品等并记录。

2. 心电监护，测量生命体征，观察病人意识、瞳孔大小及对光反射。

3. 引流管护理 协助医师调整引流袋高度，妥善固定引流管，标识清楚，防止引流不畅或过度引流。硬膜外/硬膜下引流管，引流袋开口低于切口平面。观察引流液的颜色、性质及量。烦躁及不配合的病人，遵医嘱使用保护性约束。

4. 呼吸道护理 协助病人有效咳嗽排痰，定时翻身、叩背。痰液黏稠者遵医嘱雾化吸入。气管切开者，加强气道湿化。

5. 用药护理 遵医嘱使用尼莫地平等预防脑血管痉挛的药物。使用尼莫地平时，避光，控制速度为 5 ~ 10ml/h。用药期间，观察有无胸闷、面色潮红、血压下降、心率减慢等。

6. 并发症护理

（1）颅内出血护理：病人突然出现烦躁、头痛加剧、喷射性呕吐、进行性意识障碍等，立即通知医师，遵医嘱使用脱水剂及止血药物，做好急诊手术准备。

（2）脑血管痉挛护理：病人出现头痛、短暂的意识障碍、肢体瘫痪和麻木、失语症等一过性神经功能障碍，遵医嘱静脉滴注尼莫地平并观察药物不良反应。

（3）脑梗死护理：病人出现一侧肢体无力、偏瘫、失语甚至意识障碍等症状，绝对平卧，遵医嘱行扩血管、扩容、溶栓治疗。若病人处于高凝状态，遵医嘱使用肝素钠。

（4）穿刺点局部血肿护理：病人常在介入栓塞治疗术后 6 小时内出现穿刺点局部青紫、肿胀等症状，术后使用动脉压迫止血器压迫穿刺点 8 小时，术后 2 小时逆时针松动一圈，绝对卧床 12 ~ 24 小时。

（5）癫痫护理：病人出现牙关紧闭、颜面部及四肢抽动等癫痫症状，使用开口器、舌钳等，并避免关节脱位、骨折和跌倒/坠床。遵医嘱抗癫痫治疗。

7. 压疮预防 着棉质柔软衣物，保持床单位平整、清洁、干燥，避免摩擦力和剪切力，每 2 ~ 3 小时协助翻身，骨突部位做好保护，必要时使用减压工具（如减压贴、气垫床等）。

8. 康复锻炼 指导功能障碍者用健侧肢体带动患侧被动运动，行早期康复训练。失语者，指导病人发音肌肉锻炼及发声训练。

四、健康指导

（一）住院期

1. 告知病人 DSA 检查后，多饮水，加速排出造影剂。

2. 告知病人，避免情绪激动、过度劳累、用力大便等诱发出血的因素。

（二）居家期

1. 有癫痫发作者，告知病人，坚持服用抗癫痫药物，直至症状控制后 1~2 年，不可自行停药，外出时携带病情卡，注意安全。告知服用抗凝药物者，观察有无皮肤黏膜、口腔牙龈出血等表现。

2. 避免过度劳累和过度用脑。预防感冒，保持大便通畅。

3. 出现头痛、呕吐、抽搐或原有症状加重，及时就诊。

4. 1~3 个月复诊。口服抗凝药者定期监测出、凝血时间。

第六节 颅咽管瘤

一、概述

颅咽管瘤（craniopharyngioma，CP）是一种沿颅咽管路径生长的颅内上皮来源肿瘤，是颅内常见的先天性肿瘤之一。目前主要采取手术治疗、放射治疗及肿瘤囊内治疗。

二、病情观察与评估

（一）生命体征

监测生命体征，观察有无心率慢、呼吸慢、血压高及体温异常等。

（二）症状体征

1. 观察病人有无意识障碍、癫痫发作、头痛、呕吐、视力视野障碍、多尿等。

2. 观察病人有无月经失调、生长发育迟缓、向心性肥胖等。

3. 观察病人有无少语、倦怠、性格改变等。

4. 评估病人有无记忆力下降，周期性精神错乱。

（三）安全评估

1. 评估病人有无因头痛或视力视野缺损、癫痫发作导致跌倒/坠床的危险。

2. 评估病人有无因意识障碍无法自行更换体位导致压疮的危险。

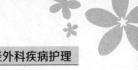

3. 评估病人有无因自身形象紊乱导致的焦虑、自卑等心理问题，了解病人有无良好的社会家庭支持系统。

三、护理措施

（一）术前护理

1. 头痛护理　头痛、呕吐者，头偏向一侧或行侧卧位，抬高床头 15°~30°，遵医嘱使用脱水剂或镇痛剂并观察药物使用效果，使用床栏防止坠床。

2. 安全管理

（1）视力下降、视野缺损者，保持室内物品固定，勿单独外出。

（2）记忆力下降、周期性精神错乱的病人，遵医嘱使用抗精神症状药物，防自杀、走失。

3. 心理护理　讲解治疗效果，肥胖、视力视野障碍、生长发育异常经治疗后可逐渐恢复。

4. 完善相关检查　神经外科常规检查、视力视野检查、内分泌功能检查等。

5. 访视与评估　查看病人手术部位标识，了解术前准备完善情况，评估病人全身皮肤状况，高风险病人申报难免压疮。

6. 手术交接　与手术室工作人员核对病人信息、手术部位标识、药品及病人相关资料，完成交接记录。

（二）术中护理

1. 物品准备　开颅手术基本器械、双极电凝、显微器械、显微镜、动力系统、头架牵开器、抗菌药物、止血材料、人工脑膜。

2. 建立静脉通道　输液器连接延长三通管，采用 16G 静脉留置针于下肢建立静脉通道，如遇术中大出血，协助麻醉师、医师抢救，遵医嘱加压输液、输血。

3. 安置体位　平卧位，双手置于体侧，约束带固定，枕下垫头圈或安置头架，保护耳廓、肩胛、骶尾、足跟部位受压皮肤。

4. 术中观察　观察病人生命体征、术中出血量、尿量、仪器设备运行情况，每 2 小时监测体温并记录，体温低于 36℃时，采取加温措施。

5. 引流管护理　安置硬膜外/硬膜下引流管，标识清楚，避免脱落。

6. 标本送检　清点标本数量，确认标本无误后由洗手护士及时送检，避免遗失。

（三）术后护理

1. 病人交接　核对病人信息，了解手术方式及术中情况，交接生命体征、管路、皮肤情况及物品等并记录。

2. 心电监护，测量体温，观察病人意识、瞳孔大小及对光反射，监测每小时尿量及 24 小时尿量。

3. 呼吸道护理　遵医嘱行低流量氧气吸入。协助病人有效咳嗽排痰，定时翻身、叩背。痰液黏稠者遵医嘱雾化吸入。气管切开者，加强气道湿化。

4. 引流管护理　协助医师调整引流袋高度，妥善固定，标识清楚，防止引流不畅或过度引流。观察引流液的颜色、性质及量。硬膜外 / 硬膜下引流管，引流袋开口低于切口平面。烦躁以及不配合的病人，遵医嘱使用保护性约束。

5. 用药护理　遵医嘱行激素补充、抗癫痫、营养神经、脱水等治疗。

（1）静脉滴注 20% 甘露醇前，注意观察有无结晶，选择粗大血管及大号针头输入，在 20 ~ 30 分钟内输完，并观察局部皮肤，有无药液外渗。

（2）遵医嘱按时按量服用激素药物，观察病人有无精神萎靡等垂体功能低下及多汗、两手颤动等甲亢表现，遵医嘱定期监测血清激素水平。

6. 饮食护理　多尿病人，鼓励摄入菠菜、香蕉、坚果及豆制品等含钠、钾丰富的食物，避免摄入高糖类食物。

7. 并发症护理

（1）尿崩症护理：病人术后出现口干、乏力、尿量 >300ml/h、连续 2 小时或 24 小时尿量 >5000ml、尿比重 <1.005 等尿崩症表现。监测病人每小时尿量及 24 小时尿总量，遵医嘱使用抗利尿剂、补充电解质，观察用药效果。

（2）垂体功能低下的护理：病人出现乏力、倦怠、精神萎靡、恶心、呕吐等垂体功能低下的症状，严重时甚至出现昏迷、血压下降、脉搏细速、低血糖等垂体危象表现，遵医嘱监测血清激素、血糖，补充激素，循环衰竭的病人按休克原则进行抢救。

（3）中枢性体温调节异常的护理：病人出现肢体远端皮肤厥冷、躯体表灼热、呼吸、脉搏增快，实验室检查示白细胞不升高等中枢性体温高热表现，遵医嘱行物理及药物降温，持续体温高热者配合医师行亚低温治疗。体温不升者采用加盖棉被，增加室温等方式维持病人正常体温。

8. 压疮预防　着棉质柔软衣物，保持床单位平整、清洁、干燥，避免摩擦力和剪切力，每 2 ~ 3 小时协助翻身，骨突部位做好保护，必要时使用减压工具（如减压贴、气垫床等）。

四、健康指导

（一）住院期

1. 告知病人将常用物品放于视野范围内。

2. 有脑部引流管者，不得随意坐起，不得抓挠伤口，勿自行在伤口处涂抹药膏。

（二）居家期

1. 告知病人遵医嘱定时定量服用激素类药物，不得擅自停药。

2. 视力视野障碍者，保持家中物品固定。有精神错乱及癫痫发作史者，告知家属随时陪伴。

3. 告知病人出现多饮多尿，剧烈头痛、呕吐、抽搐，精神食欲差或原有症状再次出现，及时就诊。

4. 术后 3～6 个月到门诊复查头颅 CT 或 MRI。

第七节　听神经鞘瘤

一、概述

听神经鞘瘤（acoustic neurilemoma）是一类生长缓慢、颅内轴外系统的良性肿瘤，是最常见的桥小脑角区（CPA）肿瘤。目前主要采取显微手术切除肿瘤、立体定向放射治疗和随访观察。

二、病情观察与评估

（一）生命体征

监测生命体征，观察病人有无心率慢、呼吸慢、血压高等异常。

（二）症状体征

1. 观察病人有无动作失调，走路不稳等小脑共济失调的表现。

2. 观察病人有无头痛、呕吐、耳鸣、听力、角膜反应减退或消失等。

3. 评估病人有无面肌瘫痪、眼睑闭合不全、声音嘶哑、吞咽困难、咳嗽反射减弱或消失等。

（三）安全评估

1. 评估病人有无因头痛或平衡障碍导致跌倒/坠床的危险。

2. 评估病人有无因吞咽困难、咳嗽反射消失或减退导致误吸的危险。

3. 评估病人有无因意识障碍导致压疮的危险。

4. 评估病人有无因听力障碍、声音嘶哑、面瘫、眼睑闭合不全等导致的焦虑、自卑等心理问题，了解病人有无良好的社会家庭支持系统。

三、护理措施

（一）术前护理

1. 头痛护理　头痛、呕吐者，头偏向一侧或行侧卧位，抬高床头15°～30°，遵医嘱使用脱水剂或镇痛剂并观察药物使用效果，使用床栏防止坠床。

2. 听力障碍护理　保持病室安静，与耳鸣、听力下降的病人耐心交流，尽量靠近病人，站于健侧，必要时重复谈话内容或使用纸笔。

3. 跌倒/坠床预防　头昏、眩晕、平衡障碍的病人，尽量卧床休息，卧床时使用床栏。

4. 心理护理　介绍恢复期病例，减轻病人焦虑、恐惧。

5. 完善相关检查　神经外科常规检查、听力学检查、前庭功能试验。

6. 访视与评估　查看病人手术部位标识，了解术前准备完善情况，评估病人全身皮肤状况，高风险病人申报难免压疮。

7. 手术交接　与手术室工作人员核对病人信息、手术部位标识、药品及病人相关资料，完成交接记录。

（二）术中护理

1. 物品准备　开颅手术基本器械、后颅凹手术器械。

2. 建立静脉双通道　输液器连接延长三通管，采用16G静脉留置针于下肢建立静脉通道。

3. 安置体位　侧俯卧位，安置头架；侧卧位支架分别固定于双乳间、耻骨联合、肩胛、骶骨处，并衬以宽厚软垫；健侧腋下垫软枕，悬空腋窝，避开髂嵴；健侧上肢悬垂放置妥善固定；患侧肩部取肩带向下牵引以暴露手术野，手臂置于体侧，约束带固定；双下肢交叉呈跨步式，健侧下肢垫软枕。

4. 术中观察　观察生命体征、术中出血量、尿量、仪器设备运行情况，每2小时监测体温1次并记录，体温低于36℃时，采取加温措施。

5. 标本送检　手术医师、麻醉医师和手术护士共同核对标本无误后由手术护士送检。

（三）术后护理

1. 病人交接　核对病人信息，了解手术方式及术中情况，交接生命体征、管路、皮肤情况及物品等并记录。

2. 心电监护，测量体温，观察病人意识、瞳孔大小及对光反射。

3. 体位护理　抬高床头约15°～30°，颈部制动，避免颈部过伸过屈。卧床时协助病人行轴线翻身，嘱病人双手放于胸前，第一操作者于病人床头

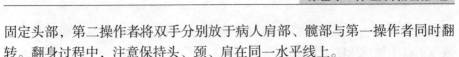

固定头部，第二操作者将双手分别放于病人肩部、髋部与第一操作者同时翻转。翻身过程中，注意保持头、颈、肩在同一水平线上。

4. 呼吸道护理 遵医嘱行低流量氧气吸入。协助病人有效咳嗽排痰，定时翻身、叩背。痰液黏稠者遵医嘱雾化吸入。咳嗽反射减弱或消失的病人，配合医师行气管插管或气管切开，加强气道湿化。

5. 引流管护理 协助医师根据病人情况调整引流袋高度，妥善固定，标识清楚，定时挤捏，防止引流不畅或过度引流。硬膜外/硬膜下引流管，引流袋开口低于切口平面。脑室外引流管，引流袋开口高于侧脑室平面10～15cm。观察引流液的颜色、性质、量以及引流液面有无随病人呼吸运动而波动。烦躁以及不配合的病人，遵医嘱使用保护性约束。

6. 用药护理 遵医嘱行止血、抗癫痫、营养神经、脱水等治疗。

（1）使用20%甘露醇前，注意观察有无结晶，选择粗大血管及大号针头输入，在20～30分钟内输完，并观察局部皮肤，有无药液外渗。

（2）遵医嘱按时按量服用抗癫痫药物，观察有无嗜睡、头晕、震颤等不良反应，做好安全保护。

7. 饮食护理 清醒病人，行洼田饮水试验。吞咽困难、呛咳明显的病人遵医嘱鼻饲饮食。无吞咽困难、饮水呛咳，可分次少量缓慢进食流质饮食，再逐渐过渡到普食。轻微呛咳者，协助病人取坐位或半坐卧位，健侧进食糊状食物，进食过程中吞咽与空吞咽交互进行。避免食用过硬的食物，不得使用吸管饮水。

8. 并发症护理

（1）角膜炎、角膜溃疡护理：病人出现畏光、流泪、疼痛、眼睑痉挛等眼部刺激症状或出现眼结膜水肿、角膜充血等，遵医嘱使用滴眼液或眼膏。眼睑闭合不全者用眼罩保护患侧眼睛，或用胶布将上下眼睑黏合在一起。

（2）后组脑神经受损护理：病人出现吞咽困难、呛咳等遵医嘱行鼻饲饮食。咳嗽反射减弱或消失病人的床旁备吸引装置，配合医师行气管插管或气管切开。

（3）脑脊液漏护理：病人出现切口敷料渗液明显，外耳道或鼻腔有清亮液体流出。枕上垫无菌巾，保持清洁、干燥。抬高床头15°～30°患侧卧位。监测体温，遵医嘱使用抗生素。脑脊液耳鼻漏者严禁耳鼻道填塞、冲洗、滴药，经鼻插胃管等操作。

9. 颈托佩戴 坐起前，正确佩戴颈托。先使用颈托的后份固定枕颈部，再放置颈托前份，中间凹陷部分与下颌紧密衔接。固定颈托后，检查口鼻、气管是否居中，是否在躯干的中轴线上。

10. 压疮预防 着棉质柔软衣物，保持床单位平整、清洁、干燥，避免摩擦力和剪切力，每2～3小时协助翻身，骨突部位做好保护，必要时使用减压工具（如减压贴、气垫床等）。

11. 康复锻炼　指导病人颈部按摩、面部及唇周叩击、吹吸管、头部运动等进行面神经及吞咽功能康复。教会病人早期进行坐位平衡训练、站立平衡训练、平衡共济训练等。

四、健康指导

（一）住院期
1. 告知头痛、平衡障碍的病人，避免头部大幅度摆动。
2. 告知脑脊液漏的病人，切勿屏气、咳嗽、擤鼻、用力排便等。

（二）居家期
1. 教会病人正确佩戴颈托。
2. 教会病人及家属处理呛咳、误吸的方法。出现呛咳时，身体前倾，下颌抵向前胸。窒息时，立即弯腰低头，指导家属在病人肩胛骨之间快速连续拍击，或使用"海默立克"手法进行急救。
3. 告知面瘫病人勿用冷水洗脸，避免直对风口吹风。保持口腔清洁。眼睑闭合不全者，佩戴墨镜或眼罩保护，夜间睡觉时用干净湿毛巾覆盖或涂眼膏。听力障碍病人尽量不单独外出，与人交谈时健侧靠近他人，随身携带纸笔。
4. 告知病人剧烈头痛、呕吐、抽搐等症状或原有症状再次出现，及时就诊。
5. 术后3～6个月复查头颅CT或MRI。

第八节　椎管内肿瘤

一、概述

椎管内肿瘤（intraspinal tumor）又称脊髓肿瘤（spinal tumors），是指发生于脊髓本身及椎管内与脊髓邻近组织的原发性肿瘤或转移性肿瘤的总称，多发生于胸段。目前多采用手术治疗。

二、病情观察与评估

（一）生命体征
监测生命体征，观察病人有无呼吸异常。

（二）症状体征
1. 观察病人疼痛、运动或感觉障碍的部位及伴随症状。

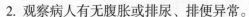

2. 观察病人有无腹胀或排尿、排便异常。

（三）安全评估

1. 评估病人有无因疼痛、运动或感觉障碍导致跌倒/坠床的危险。
2. 评估病人有无因运动或感觉障碍导致压疮的危险。
3. 评估病人有无因感觉障碍导致烫伤、冻伤的危险。
4. 评估病人有无因功能障碍导致焦虑、自卑等心理问题。

三、护理措施

（一）术前护理

1. **疼痛护理**　协助疼痛病人取舒适体位。遵医嘱使用镇痛剂并观察病人疼痛有无缓解，有无恶心、呕吐、头晕等不适。

2. **排便护理**　排尿困难者，通过听流水声、热敷下腹或温水清洗会阴等方式诱导自主排尿。无效者，遵医嘱留置尿管。排便困难者，遵医嘱使用开塞露塞肛或肥皂水灌肠。

3. **肠道准备**　术前 1～2 日进流质或少渣饮食，术前 6～8 小时禁食，2～4 小时禁饮。

4. **心理护理**　告知功能障碍者康复的各种可能，介绍成功病例，增强信心。

5. **完善相关检查**　神经外科常规检查、脊髓造影等。

6. **访视与评估**　查看病人手术部位标识，了解术前准备完善情况，评估病人全身皮肤状况，高风险病人申报难免压疮。

7. **手术交接**　与手术室工作人员核对病人信息、手术部位标识、药品及病人相关资料，完成交接记录。

（二）术中护理

1. **物品准备**　脊柱手术基本器械、双极电凝、显微器械、显微镜、磨钻、C 臂、暖风机、抗菌药物、止血材料。

2. **建立静脉双通道**　输液器连接延长三通管，采用 18G 静脉留置针，胸 4 节段以下于上肢建立静脉通道，胸 4 节段以上于下肢建立静脉通道，如遇术中大出血，协助麻醉师、医师抢救，遵医嘱加压输液、输血。

3. **安置体位**　俯卧位，将病人由推床轴线翻身至手术床俯卧位凝胶垫上，避免双乳、男性生殖器受压；下肢置于软枕上，膝关节、足尖悬空。

（1）颈椎手术头部于头架或头托固定，双上肢置于体侧，约束带固定，使用头托时应妥善保护面部皮肤，并确认眼部未受压。

（2）胸腰椎手术头部置于凝胶头垫上，避免眼部受压；胸 4 节段以上双上肢内收，手心向内，约束带固定；胸 4 节段以下双上肢前伸自然屈曲置于头侧托手板上。

4. 术中观察　观察生命体征、术中出血量、动脉和静脉通道是否通畅；使用凝胶头垫时应定时抬高头面部以缓解压力，着重检查眼部是否受压；每2小时监测体温1次，做好保暖。内固定材料植入前，应洗手护士、巡回护士、手术医师三方依照验货单确认内固定物型号后方可植入。

5. 引流管护理　安置引流管，标识清楚，避免脱落。

6. 标本送检　清点标本数量，确认标本无误后由洗手护士及时送检，避免遗失。

（三）术后护理

1. 病人交接　核对病人信息，了解手术方式及术中情况，交接生命体征、管路、皮肤情况及物品等并记录。

2. 心电监护，测量体温。高颈段手术病人，严密观察病人呼吸型态、节律及血氧饱和度的变化。

3. 体位护理　卧硬板床，轴线翻身，保持良肢位。高颈段手术的病人，颈部制动。

4. 呼吸道护理　遵医嘱行低流量氧气吸入。协助病人有效咳嗽排痰，定时翻身、叩背。痰液黏稠者遵医嘱雾化吸入。严重呼吸困难者，协助医师行气管插管或气管切开，使用呼吸机辅助呼吸。

5. 引流管护理　妥善固定硬膜外/硬膜下引流管，标识清楚，定时挤捏，防止引流不畅或过度引流。引流袋开口低于切口平面，观察引流液的颜色、性质及量。

6. 并发症护理

（1）腹胀护理：协助病人进食高蛋白、高维生素饮食，避免摄入产气的食物，如奶油、豆制品，加重腹胀。腹胀明显，肛门未排气的病人遵医嘱用药或行灌肠、肛管排气、胃肠减压。

（2）脑脊液漏护理：病人切口敷料反复有清亮液体渗出，引流液为澄清透明或淡血性液体，协助病人平卧，防止脑脊液漏造成颅低压，配合医师酌情拔除引流管，缝合伤口。

（3）椎管内血肿护理：病人出现疼痛进行性加重，感觉障碍平面上升，双下肢瘫痪加重。遵医嘱使用止血药物，做好急诊手术准备。

（4）深静脉血栓护理：病人出现下肢皮肤发红、肿胀、疼痛等症状，早期协助病人行下肢被动运动，评估病人下肢皮肤，测量大腿、小腿、踝部腿围，选择合适弹力绷带。减少下肢静脉导管留置时间，警惕小腿部疼痛等早期深静脉血栓表现，制动、抬高患肢。

7. 跌倒/坠床预防　卧床时床栏保护。根据病人肢体障碍情况，协助使用合适的助行器。

8. 压疮预防　着棉质柔软衣物，保持床单位平整、清洁、干燥，避免摩擦力和剪切力，每 2～3 小时协助翻身，骨突部位做好保护，必要时使用减压工具（如减压贴、气垫床等）。

9. 烫伤 / 冻伤预防　遵医嘱合理使用热疗 / 冷疗，避免使用热水袋。

10. 康复锻炼　坐起之前使用辅助用具（颈托、腰围），保持瘫痪肢体的良肢位，早期被动运动。

（1）颈托的佩戴：先使用颈托的后份固定枕颈部，再放置颈托前份，中间凹陷部分与下颌紧密衔接。固定颈托后，检查口鼻、气管是否居中，是否在躯干的中轴线上。

（2）腰围的佩戴：仰卧位，双膝屈曲，用双肘及足部支撑抬臀及腰部，然后将腰围伸入，系好腰围，腰围松紧度以侧边能伸进 1～2 指为宜。

四、健康指导

（一）住院期

1. 排尿障碍者，指导行间歇导尿。

2. 指导功能障碍者用健侧肢体带动患侧被动运动，行早期康复训练。

3. 指导病人正确佩戴颈托、腰围等护具，正确使用轮椅或其他助行器。

（二）居家期

1. 告知病人遵医嘱坚持服用神经营养药物半年以上，术后佩戴保护用具 1～3 个月，避免关节的剧烈活动。

2. 劳逸结合，注意保暖，避免感冒及便秘。卧硬板床，轴线翻身。

3. 告知病人切口渗液或呼吸困难，肢体运动、感觉功能、大小便功能障碍加重，及时就诊。

4. 术后 1 月、3 月复查，此后每半年复查，一年后视情况而定。

第九节　脑　积　水

一、概述

脑积水（hydrocephalus）是由于脑脊液的形成、流动和吸收障碍，使脑脊液大量聚积于脑室系统或蛛网膜下腔，导致脑室系统和（或）蛛网膜下腔扩大，从而引起头颅扩大、颅内压增高和脑功能障碍。目前临床上首选脑室腹腔分流术。

二、病情观察与评估

（一）生命体征

监测生命体征，观察病人有无呼吸、心率减慢、血压升高及高热等。

（二）症状体征

1. 观察病人有无头痛、呕吐等。
2. 评估病人有无视力下降、智力发育障碍、运动发育迟缓、瘫痪等。

（三）安全评估

1. 评估病人有无因年幼、头痛、运动障碍或视力下降导致跌倒/坠床的危险。
2. 评估病人有无因不能自主活动导致压疮的危险。
3. 评估病人有无因智力发育障碍导致走失、自伤的危险。
4. 评估病人及家属有无因担心疾病预后导致的焦虑、恐惧等心理问题。

三、护理措施

（一）术前护理

1. 脑疝观察护理　保暖，防止感冒，保持大便通畅，避免脑疝诱因。若突发脑疝，配合医师使用 20% 甘露醇快速静滴或者脑室外引流。

2. 心理护理　告知病人及家属脑积水的治疗效果，介绍恢复期病例，减轻焦虑恐惧。

3. 完善相关检查　神经外科常规检查、放射性核素检查，配合医师行脑脊液检查及颅内压测定。

4. 访视与评估　查看病人手术部位标识，了解术前准备完善情况，评估病人全身皮肤状况，高风险病人申报难免压疮。

5. 手术交接　与手术室工作人员核对病人信息、手术部位标识、药品及病人相关资料，完成交接记录。

（二）术中护理

1. 物品准备　神经外科钻孔手术器械，脑脊液分流器械，开颅动力系统等。

2. 建立静脉通道　输液器连接延长三通管，采用 18G 静脉留置针，于下肢建立静脉通道。

3. 安置体位

（1）脑室腹腔分流取平卧位，双上肢内收，手心向内，约束带固定；枕下垫头圈；手术侧肩下垫软枕；保护耳廓、肩胛部、骶尾部、足跟部

皮肤。

（2）腰池腹腔分流取侧卧位，头下垫软枕，支架分别固定于双乳间、肩胛处，并衬以宽厚软垫；头向前胸部屈曲，双下肢蜷曲上收，两手抱膝使躯干呈弓形，使脊柱尽量后凸以增宽椎间隙，便于进针。

4. 术中观察 观察术中出血量、仪器设备运行情况，每 2 小时监测体温 1 次，及时记录，体温低于 36℃时，采取加温措施。

（三）术后护理

1. 病人交接 核对病人信息，了解手术方式及术中情况，交接生命体征、管路、皮肤情况及物品等并记录。

2. 心电监护，测量体温，观察病人意识、瞳孔大小及对光反射，监测 24 小时出入量。

3. 病人出现腹胀、腹痛、呕吐和食欲下降等症状，遵医嘱密切观察，一般无需特殊处理，一周左右可自行缓解。

4. 呼吸道护理 遵医嘱行低流量氧气吸入。协助病人有效咳嗽排痰，定时翻身、叩背。痰液黏稠者遵医嘱雾化吸入。气管切开者，加强气道湿化。

5. 饮食护理 脑室腹腔分流术后病人，若无呕吐待肛门排气后方可进食。

6. 并发症护理

（1）颅内血肿、脑室内/脑内出血护理：出血量小者症状不明显，遵医嘱使用止血药物。若因血块堵塞管腔致头痛、呕吐等脑积水症状不缓解，配合医师先行脑室外引流，再做分流管调整术或更换分流管。

（2）腹腔脏器损伤护理：病人出现腹膜刺激征等腹腔管周周围炎性水肿甚至腹腔脏器损伤等体征，密切观察病人腹部体征，包括肠鸣音，配合医师对症处理，勿盲目镇痛。

（3）颅内感染护理：病人术后出现持续高热超过 7 天并伴剧烈头痛等征象，遵医嘱使用抗生素，严重者配合医师鞘内或分流泵储液囊内注射抗生素，若无效，做好术前准备，拔除分流装置。

（4）分流管阻塞护理：脑积水症状不缓解并出现头痛、呕吐等分流管阻塞表现，协助病人常更换体位，间断按压减压阀或配合医师经皮向储液囊内缓慢注液冲洗。严重者，做好手术准备。

（5）腹腔导管脱出护理：分流管从病人腹部切口脱出，配合医师行消毒缝合，观察腹部敷料情况，全身感染征象明显者，配合医师拔除引流管，做好再次置管准备。

（6）低颅压综合征护理：病人出现头痛、头晕、恶心，直立时症状加重，多由过度分流造成。嘱病人平卧，严重者遵医嘱静脉补液。

7. 安全管理 幼儿、头痛剧烈者使用床栏。运动障碍及视力下降者,保持室内物品固定,勿单独外出。智力障碍者,禁止外出,加强巡视。

8. 压疮预防 着棉质柔软衣物,保持床单位平整、清洁、干燥,避免摩擦力和剪切力,每2~3小时协助翻身,骨突部位做好保护,必要时使用减压工具(如减压贴、气垫床等)。

四、健康指导

(一)住院期

1. 告知病人勿剧烈活动,避免撞击头部,不得猛烈转换体位。

2. 指导病人或家属正确按压分流泵,建立复查登记本,记录分流管型号、厂家、每次测压的压力。

(二)居家期

1. 加强安全宣教,增强家长及患儿的自我保护意识。

2. 出现头痛、呕吐等,及时就诊。

3. 定期门诊随访,术后前半年,每月复查1次,半年后2~3个月复查1次,1年后可每半年复查1次。

第十节 三叉神经痛

一、概述

三叉神经痛(trigeminal neuralgia,TN)又称痛性抽搐或痛性痉挛,是累及第五对脑神经的疾病。目前主要采取药物治疗、手术治疗。

二、病情观察与评估

(一)生命体征

监测生命体征,观察病人有无发热。

(二)症状体征

观察病人疼痛的性质、部位、持续时间、发作频率及伴随症状,有无疼痛触发点及诱发因素。

(三)安全评估

1. 评估病人有无因剧烈疼痛导致坠床的危险。

2. 评估病人有无因疼痛导致焦虑等心理问题。

三、护理措施

（一）术前护理

1. 疼痛护理　安慰并分散病人注意力，必要时遵医嘱使用药物并观察病人疼痛有无缓解，有无恶心、呕吐、头晕等不适。

2. 心理护理　向病人介绍成功病例，告知手术多可治愈三叉神经痛。

3. 皮肤准备　微血管减压术者，行耳廓到上颈部皮肤备皮。

4. 访视与评估　查看病人手术部位标识，了解术前准备完善情况，评估病人全身皮肤状况，高风险病人申报难免压疮。

5. 手术交接　与手术室工作人员核对病人信息、手术部位标识、药品及病人相关资料，完成交接记录。

（二）术中护理

1. 物品准备　开颅基本器械、显微器械、显微镜、动力系统、抗菌药物、止血材料、微血管减压材料。

2. 建立静脉通道　输液器连接延长三通管，采用18G静脉留置针于下肢建立静脉通道。

3. 安置体位　侧俯卧位，安置头架；侧卧位支架分别固定于双乳间、耻骨联合、肩胛、骶骨处，并衬以宽厚软垫；健侧腋下垫软枕，悬空腋窝；健侧上肢悬垂放置妥善固定；取肩带向下牵引患侧肩部以暴露手术野，手臂置于体侧，掌心向内，约束带固定；双下肢交叉呈跨步式，健侧下肢垫软枕。保护胸骨、肩胛、健侧髂嵴、足部受压皮肤。

4. 术中观察　观察术中出血量、仪器设备运行情况，每2小时监测体温1次，及时记录，体温低于36℃时，采取加温措施。

5. 引流管护理　安置引流管，标识清楚，避免脱落。

（三）术后护理

1. 病人交接　核对病人信息，了解手术方式及术中情况，交接生命体征、管路、皮肤情况及物品等并记录。

2. 心电监护，测量生命体征，观察病人意识、瞳孔大小及对光反射。

3. 呼吸道护理　遵医嘱行低流量氧气吸入。协助病人有效咳嗽排痰，定时翻身、叩背。痰液黏稠者遵医嘱雾化吸入。

4. 疼痛护理　观察疼痛有无减轻或消失。病人出现头痛，遵医嘱使用镇痛药物，镇痛效果不好者，配合医师行腰椎穿刺。

5. 体位护理　术后头晕，协助病人去枕平卧位或头低脚高位，卧床休息2~3天，翻身时动作轻缓。

6. 饮食护理　呕吐频繁者暂禁食，遵医嘱使用止吐药物及静脉营养。

7. 并发症护理

（1）带状疱疹护理：病人口角、唇边、鼻部等部位出现红疹伴疼痛，保持病人局部皮肤清洁，遵医嘱使用抗病毒药物，如阿昔洛韦软膏涂抹患处，做好消毒隔离。

（2）面、听神经损伤护理：病人出现眼睑闭合不全，角膜炎等面神经损伤症状，协助病人使用眼罩，遵医嘱使用滴眼液或眼膏；病人出现一侧面部麻木、口角歪斜、咀嚼食物无力等面神经损伤症状，饭后行口腔护理，遵医嘱使用营养神经药物；病人出现听力下降、耳鸣等听神经损伤症状，耐心与病人沟通，交谈时尽量靠近病人健侧或使用纸笔。

四、健康指导

（一）住院期

1. 告知健侧进食，避免食用生冷硬及刺激性食物，避免面部物理刺激。

2. 指导面瘫病人行皱眉、鼓腮、露齿等面部肌肉锻炼。

（二）居家期

1. 防止感冒，讲究卫生，避免过度劳累和情绪波动，避免猛烈咀嚼和大声说话，避免风口直吹患侧面部。

2. 术后一周行伤口拆线。若发现伤口流液、流脓、药物控制疼痛不理想等，及时就诊。

3. 术后每3个月复查一次，半年后每半年复查一次，至少复查2年。

第十一节　癫　痫

一、概述

癫痫（epilepsy）是由多种病因引起的大脑神经元突发性过度异常放电，导致短暂大脑功能障碍的一种综合病征。癫痫发作（epileptic seizure，ES）是指脑神经元异常和多度超同步化放电所造成的临床现象。目前主要采取药物治疗及外科手术治疗。

二、病情观察与评估

（一）生命体征

监测生命体征，观察病人有无呼吸异常。

（二）症状体征

评估病人癫痫发作的类型、频率、持续时间、伴随症状及诱发因素。

（三）安全评估

1. 评估病人有无因气道分泌物增多导致窒息的危险。

2. 评估病人有无因癫痫突然发作导致跌倒／坠床的危险。

3. 评估病人有无因癫痫反复发作导致的恐惧、焦虑等心理问题。

三、护理措施

（一）非手术治疗护理

1. 发作前护理　遵医嘱使用抗癫痫药物，避免声光刺激，床旁备压舌板、开口器、吸引装置等抢救物品及药品。

2. 发作时护理

（1）吸氧，去枕平卧，摘下眼镜、义齿，解开领扣和裤带。将头转向一侧，清理呼吸道分泌物。

（2）监测生命体征，建立静脉通路，遵医嘱使用抗癫痫药物。牙关紧闭、舌根后坠者使用开口器及舌钳。面部抽动厉害者，托住病人下颌，肢体抽搐时保护大关节。

（3）记录发作的表现，持续时间、部位以及伴随症状。

3. 发作后护理　卧床休息，避免刺激，保持病人皮肤、衣被清洁干燥。

4. 癫痫持续状态护理　遵医嘱抗癫痫治疗，保持呼吸道通畅，吸氧、吸痰。换气不足时，遵医嘱使用呼吸机辅助呼吸。

（二）术前护理

1. 跌倒／坠床预防　使用床栏。若病人站立或行走时，突然癫痫发作，迅速扶其躺下，防止跌倒。烦躁及不配合的病人，遵医嘱使用保护性约束。

2. 完善相关检查　神经外科常规检查、电生理检查。

3. 访视与评估　了解病人手术部位标识，术前准备完善情况，评估病人全身皮肤状况，高风险病人申报难免压疮。

4. 手术交接　与手术室工作人员核对病人信息、手术部位标识、药品及病人相关资料，完成交接记录。

（三）术中护理

1. 物品准备　开颅基本器械、显微器械、显微镜、动力系统、头架牵开器、超吸刀、暖风机、抗菌药物、止血材料。

2. 建立静脉通道　输液器连接延长三通管，采用18G静脉留置针于下肢建立静脉通道。

3. 安置体位　根据癫痫病灶位置确定体位方式。

（1）平卧位：双手置于体侧，约束带固定；枕下垫头圈或安置头架；保护耳廓、肩胛、骶尾、足跟部位受压皮肤。

（2）侧卧位：头下垫头圈或安置头架；支架分别固定于双乳间、耻骨联合、肩胛、骶骨处，并衬以宽厚软垫；健侧腋下垫软枕，悬空腋窝；健侧上肢悬垂放置妥善固定；取肩带向下牵引患侧肩部以暴露手术野，手臂置于体侧，掌心向内，约束带固定；双下肢交叉呈跨步式，健侧下肢垫软枕；保护胸骨、肩胛、健侧髂嵴、足部受压皮肤。

4. 术中观察 观察术中出血量、动脉和静脉通道是否通畅，每2小时监测体温1次，做好保暖。

5. 引流管护理 安置引流管，标识清楚，避免脱落。

（四）术后护理

1. 病人交接 核对病人信息，了解手术方式及术中情况，交接生命体征、管路、皮肤情况及物品等并记录。

2. 心电监护，测量生命体征。观察病人意识、瞳孔大小及对光反射。

3. 呼吸道护理 遵医嘱行低流量氧气吸入。协助病人有效咳嗽排痰，定时翻身、叩背。床旁备开口器、吸引装置，及时清除口鼻分泌物。

4. 引流管护理 妥善固定，标识清楚，定时挤捏引流管，配合医师根据病人情况调整引流袋高度，防止引流不畅或过度引流。观察引流液的颜色、性质及量。硬膜外/硬膜下引流管，引流袋开口低于切口平面。

四、健康指导

（一）住院期

1. 指导病人控制诱因，避免情绪激动、饥饿、饱腹、用力大便等。

2. 告知病人病情稳定，早期进行康复锻炼，活动时注意循序渐进。

3. 心理护理 开导病人，树立坚持治疗的心理准备及信心。

（二）居家期

1. 指导病人遵医嘱长期规律服药，定时复查肝肾功能，必要时服用保肝药物。

2. 急救指导

（1）告知病人出现心慌、错觉等癫痫发作先兆时，就近躺下，避免跌倒。

（2）指导病人家属，在病人癫痫发作时将其就近平卧，头偏向一侧，解开衣领裤带，用长条状硬物置于上、下磨牙之间，勿强压肢体，勿喂水、药、食物等。

3. 避免重体力劳动和用脑过度，避免高空作业和驾驶车辆，规律合理饮食。随身携带病情卡片（写明疾病、姓名、地址、联系电话等）。

4. 出现癫痫发作频繁或癫痫持续状态，手术部位流液、流脓等，及时就诊。

5. 术后 3 ~ 6 个月门诊复查脑电图、血常规、肝肾功能及抗癫痫药物血药浓度等，监测肝功能。

第十二节 脊髓空洞症

一、概述

脊髓空洞症（syringomyelia）是一种慢性、进展性的脊髓退行性病变，可能与颅颈交界处蛛网膜下隙梗阻，引起的颅内与脊髓蛛网膜下隙，脑脊液循环障碍有关。

二、病情观察与评估

（一）生命体征
监测生命体征，观察病人有无呼吸异常。

（二）症状体征
1. 评估病人有无分离性感觉障碍、运动障碍、皮肤 / 骨营养障碍等。
2. 观察病人有无枕部疼痛、视物模糊、听力下降等合并小脑扁桃体下疝的表现。

（三）安全评估
1. 评估病人有无因运动障碍或皮肤营养障碍导致压疮的危险。
2. 评估病人有无因感觉障碍导致烫伤、冻伤的危险。
3. 评估病人有无因枕部疼痛、视物模糊导致跌倒 / 坠床的危险。
4. 评估病人对脊髓空洞症预后的心理承受力，有无焦虑、恐惧等心理问题。

三、护理措施

（一）术前护理
1. 疼痛护理　枕部疼痛者，卧床休息，协助取舒适体位，勿用力突然改变姿势，遵医嘱使用镇痛剂并观察病人疼痛有无缓解，有无恶心、呕吐、头晕等不适。
2. 视物模糊者，保持室内物品固定，勿单独外出。
3. 听力障碍护理　听力下降者，站于病人健侧，耐心交流，必要时重复谈话内容或使用纸笔。
4. 皮肤准备　枕颈部备皮。

5. 完善相关检查　神经外科常规检查、脑脊液检查。

6. 心理护理　介绍恢复期病例，减轻病人及家属焦虑、恐惧。

7. 访视与评估　查看病人手术部位标识，了解术前准备完善情况，评估病人全身皮肤状况，高风险病人申报难免压疮。

8. 手术交接　与手术室工作人员核对病人信息、手术部位标识、药品及病人相关资料，完成交接记录。

（二）术中护理

1. 物品准备　后颅凹开颅手术基本器械、基本显微器械、显微镜等。

2. 建立静脉通道　输液器连接延长三通管，采用 18G 静脉留置针于下肢建立静脉通道。

3. 安置体位　俯卧位，避免双乳、男性生殖器受压；头部于头架固定，双上肢置于体侧，约束带固定；下肢于软枕上，膝关节、足尖悬空。

4. 术中观察　观察术中出血量、仪器设备运行情况，每 2 小时监测体温 1 次，及时记录，体温低于 36℃时，采取加温措施。

5. 出室交接　与复苏室护士交接生命体征、管路、皮肤情况及物品等。

（三）术后护理

1. 病人交接　核对病人信息，了解手术方式及术中情况，交接生命体征、管路、皮肤情况及物品等并记录。

2. 心电监护，测量生命体征，观察病人意识、瞳孔大小及对光反射，高颈段手术的病人观察呼吸的型态、节律。

3. 颈部制动　避免颈部过伸过屈。

（1）卧床时协助病人行轴线翻身，嘱病人双手放于胸前，第一操作者于病人床头固定头部，第二操作者将双手分别放于病人肩部、髋部与第一操作者同时翻转。翻身过程中，注意保持头、颈、肩在同一水平线上。

（2）坐起前，协助病人佩戴颈托。先使用颈托的后份固定枕颈部，再放置颈托前份，中间凹陷部分与下颌紧密衔接。固定颈托后，检查口鼻、气管是否居中，是否在躯干的中轴线上。

4. 呼吸道护理　遵医嘱行低流量氧气吸入。协助病人有效咳嗽排痰，鼓励深呼吸，定时翻身、叩背。痰液黏稠者遵医嘱雾化吸入。

5. 饮食护理　手术清醒后试饮水，无吞咽困难、饮水呛咳，逐渐过渡到正常饮食。吞咽困难、呛咳明显的病人遵医行鼻饲饮食。

6. 并发症护理

（1）延髓功能障碍护理：病人出现呼吸困难，血氧饱和度下降等症状，保持呼吸道通畅，指导并鼓励病人有意识地深呼吸，遵医嘱使用呼吸兴奋剂，配合医师行气管插管或气管切开，呼吸机辅助呼吸。

（2）出血护理：病人出现感觉障碍平面上升，术区敷料持续渗出新鲜血液，遵医嘱使用止血药，安抚病人，做好急诊手术准备。

（3）瘫痪护理：病人出现损伤平面以下感觉、运动障碍等症状，卧位时保持病人头、颈、肩、躯干水平位。保持瘫痪肢体的良肢位，定时按摩，早期被动运动。

7. 压疮预防　着棉质柔软衣物，保持床单位平整、清洁、干燥，避免摩擦力和剪切力，每2～3小时协助翻身，骨突部位做好保护，必要时使用减压工具（如减压贴、气垫床等）。已发生无痛性溃疡的病人，配合医师处理，避免感染。

8. 康复锻炼　在无痛情况下为病人行关节被动运动，运动范围不超过关节的正常活动范围，运动时间和强度以不引起病人不适为宜。鼓励病人主动运动，保持残余肢体功能。指导病人日常生活动作训练（如穿衣、进食、抓物等），提高自理能力。

四、健康指导

（一）住院期

1. 告知病人轴线翻身的重要性。指导病人正确佩戴颈托。

2. 告知病人康复锻炼应以主动锻炼为主，被动练习为辅，持之以恒，循序渐进。

（二）居家期

1. 告知病人避免剧烈活动颈部关节。卧床时，双手抱住头部，慢慢翻转身体行轴线翻身。术后仍需佩戴颈托1～3个月。

2. 指导病人进食牛奶、海带等高钙食物。

3. 告知病人出现呼吸困难或原有症状加重等，及时就诊。

4. 术后3个月复查 CT 或磁共振。

第十三节　伽玛刀治疗颅内动静脉畸形

一、概述

颅内动静脉畸形（arteriovenous malformations，AVM）是一团发育异常的病态脑血管，由一支或几支弯曲扩张的动脉供血和静脉引流而形成的一个血管团。目前主要的治疗方式有立体定向放射治疗、显微手术切除术和血管内介入栓塞术。伽玛刀（γ刀）全称为伽玛射线立体定向系统，指利用伽玛射线立体定向聚焦原理，将经过剂量计算的若干束伽玛射线聚集于靶点，损毁肿瘤组织。

二、病情观察与评估

（一）生命体征

监测生命体征，观察有无体温、呼吸、脉搏、血压异常。

（二）症状体征

1. 观察病人有无头痛、呕吐、进行性意识障碍，语言、运动功能障碍等。

2. 观察病人有无结膜充血等眼部症状。

3. 观察病人有无癫痫发作。

（三）安全评估

1. 评估病人有无因头痛、烦躁、癫痫突然发作导致跌倒 / 坠床的危险。

2. 评估病人有无因不了解治疗效果导致焦虑、恐惧等心理问题。

三、护理措施

（一）术前护理

1. 头痛护理　卧床休息，少搬动病人。头痛、呕吐者，头偏向一侧或行侧卧位，抬高床头 15°～30°。

2. 遵医嘱控制血压，血压不宜过低或波动过大。

3. 出血观察　病人出现头痛、呕吐、进行性意识障碍等出血表现，做好急诊开颅手术准备。

4. 癫痫观察护理　病人出现牙关紧闭、颜面部及四肢抽动等癫痫症状，使用开口器、舌钳等，并避免关节脱位、骨折和跌倒 / 坠床。遵医嘱抗癫痫治疗。

5. 跌倒预防　头痛的病人使用床栏。烦躁者，遵医嘱使用保护性约束。

6. 眼部护理　遵医嘱使用抗生素眼膏或滴眼液。眼睑闭合不全者，用胶带封眼睑，或以生理盐水纱布覆盖。

7. 全脑数字减影血管造影（DSA）护理　检查前一天行碘过敏试验，4～6 小时禁食禁饮，双侧股动脉周围 30cm 以上备皮，左上肢留置静脉通道。检查后观察双足背动脉搏动，肢端皮温、颜色及腹股沟穿刺处皮肤情况，按时松解动脉压迫止血器。术侧下肢制动 8 小时，卧床 12～24 小时。

8. 皮肤准备　术前一晚洗头，男性病人可剪短发。

9. 肠道准备　手术晨少量进食。

10. 访视与评估　了解病人疾病情况，术前准备完善情况，评估病人全身皮肤状况，高风险病人申报难免压疮。

11. 手术交接　与伽玛刀室工作人员核对病人信息、手术部位标识、药品及病人相关资料，完成交接记录。

（二）术中护理

1. 物品准备　麻醉药品、急救药品及器材，术前术中用药；立体定位框架及所需头钉、头钉帽；MRI/CT 头框和适配器；计算机等治疗计划系统。

2. 手术中核查　护士、技师、物理师、医师在病人安装头架前、伽玛刀治疗前、病人离开伽玛刀室前共同核查病人信息、伽玛刀治疗信息。

3. 安置体位　置病人平卧位，协助技师将病人头部固定于伽玛刀主机的头盔上，并根据治疗计划调整三维坐标。

4. 术中监测　监测生命体征，观察病人情况、仪器设备运行情况，行心理护理减轻病人术中焦虑，与技师、医师共同核对伽玛刀治疗参数。

5. 头部包扎　治疗结束协助医师解除头架、包扎头部。

6. 出室交接　护送病人回病房，与病房护士交接生命体征、皮肤情况、物品等。

（三）术后护理

1. 病人交接　核对病人信息，了解术中情况，交接生命体征、皮肤情况及物品等并记录。

2. 术后监测　测量生命体征。观察病人意识、瞳孔大小及对光反射。

3. 体位护理　抬高床头 15°～30°。

4. 并发症护理

（1）脑缺血护理：术后病人出现意识改变、头晕等症状，遵医嘱吸氧，使用脱水剂降低颅内压。

（2）脑损伤护理：术后病人出现轻度运动失调、局部麻木等症状，遵医嘱使用神经营养药物，观察用药效果，做好安全保护措施。

四、健康指导

（一）住院期

1. 讲解伽玛刀的治疗过程及疾病转归，树立病人战胜疾病的信心，取得病人配合。

2. 告知病人 DSA 检查后，多饮水，加速排出造影剂。

（二）居家期

1. 告知有癫痫发作史的病人，坚持服用抗癫痫药物，直至症状控制后 1～2 年，不可自行停药，外出时携带病情卡，注意安全。

2. 告知病人避免情绪激动、紧张疲劳、饥饿、用力大便、寒冷等诱发出血因素。

3. 告知病人出现头痛、呕吐、抽搐等，及时就诊。

4. 复查血常规及免疫功能，半年内每月 1 次，半年后每 3 个月 1 次。伽玛刀治疗前 3 年，每间隔 6 个月进行临床检查和磁共振（MRI）检查，直到颅内动静脉畸形（AVM）完全闭塞。如果三年内 MRI 检查提示 AVM 完全闭塞，需行 DSA 检查明确。

第十四节　亚低温治疗

一、概述

亚低温治疗（mile hypothermia）又称冬眠疗法（frozen sleep），是指利用药物和物理的方法，降低病人体温，以降低脑耗氧量和脑代谢率，减少脑血流量，改善细胞膜通透性，增加脑对缺血缺氧的耐受力。

二、护理措施

（一）治疗前护理

1. 生命体征　监测病人生命体征，特别是体温。

2. 症状体征

（1）评估病人有无皮肤破损、肢体循环障碍等。

（2）观察病人有无脉搏细速、血压下降等循环衰竭、休克症状。

3. 安全评估

（1）评估病人有无因意识障碍造成坠床的危险。

（2）评估病人有无因不能自主更换体位造成压疮的危险。

（3）了解病人原发疾病，外伤者了解受伤时间。

（4）评估家属有无因病人入住监护室，担心疾病预后导致的焦虑、恐惧等心理问题，了解有无良好的社会家庭支持系统。

（二）治疗中护理

1. 环境准备：尽量将病人安置于单间，室温维持在 18～20℃，室内光线宜暗。

2. 病情观察与监测

（1）监测肛温，降温时维持在 32～35℃，3～5 天后自然复温，24 小时回升 2℃。

（2）观察病人呼吸、血氧饱和度，遵医嘱行血气分析。呼吸抑制时，配合医师行人工辅助呼吸。按需吸痰，痰液黏稠者遵医嘱行雾化吸入。

（3）低温过程中，维持心率 60 次 / 分，舒张压 50～60mmHg、平均动脉压 80mmHg 以上。低温治疗期间，若脉搏 >100 次 / 分，收缩压 <100mmHg，

呼吸减慢或不规则等，及时通知医师，更换冬眠药物或停止冬眠治疗。

（4）观察病人有无意识、瞳孔大小及对光反射的改变。

（5）监测颈静脉血氧饱和度（$SjvO_2$）与脑组织氧分压（$PbtiO_2$），遵医嘱吸氧，维持 $PbtiO_2$ 在 15mmHg 以上。

（6）监测颅内压（ICP）及脑灌注压（CPP），遵医嘱调整药物用量，维持 ICP≤20mmHg，CPP≥60mmHg。ICP 正常后 24 小时，遵医嘱逐渐停止治疗。

（7）复温护理　缓慢复温。停止冬眠治疗时应先停用物理降温，再逐步减少药物剂量或延长相同剂量药物的维持时间直至停药；为病人加盖被毯，让体温自然回升。复温不可过快，以 24 小时回升 2℃为宜，避免出现颅内压"反跳"、体温过高或酸中毒等。

3. 用药护理　遵医嘱控制给药速度为 20～40ml/h。

4. 饮食护理　低温治疗期间，机体代谢率降低，对能量及水分需求量减少，每日应控制液体入量不超过 1500ml，根据病人意识状态、胃肠功能选择适当的饮食种类，鼻饲液温度为 30～32℃或不超过病人体温。观察有无胃潴留、腹胀、消化道出血等，防止误吸和反流。

5. 加强基础护理，每 2～3 小时翻身、叩背，预防肺部感染。观察病人皮肤和肢端血供情况，每 30 分钟更换冰袋放置位置，防止发生冻伤或压疮。

（三）治疗后护理

1. 观察病人有无意识、瞳孔大小及对光反射的改变。有无头痛、呕吐等。

2. 配合医师，治疗原发疾病。颅内感染引起高热的病人，遵医嘱抗炎对症治疗。

三、健康指导

1. 告知家属，亚低温治疗仅能保护中枢性神经系统，原发疾病仍需积极治疗。

2. 告知家属，亚低温治疗时，病人需入住监护室严密监护。

第五章

甲状腺疾病外科护理

第一节　甲状腺疾病一般护理

一、病情观察与评估

（一）生命体征

监测生命体征，了解有无呼吸困难、脉率增快、脉压增大等。

（二）症状体征

1. 评估有无局部压迫症状，如呼吸困难、声音嘶哑、吞咽困难、气管移位、Hornor 综合征等。

2. 评估颈部肿块的大小、数量、形状、质地、活动度及有无颈部淋巴结肿大。

3. 观察有无突眼，评估有无高代谢表现。

4. 评估有无疼痛，疼痛的部位、性质及程度。

5. 观察有无全身表现，如腹泻、颜面潮红、乏力、疲劳、肌肉萎缩等。

（三）安全评估

了解病人的心理状态、对疾病的认知程度，评估有无焦虑、抑郁或预感性悲哀等心理问题。

二、护理措施

（一）术前护理

1. 急救护理　如因巨大肿块压迫气管导致呼吸困难，应立即配合医师进行气管切开或环甲膜穿刺。

2. 病室环境　保持病室安静、舒适，限制探视人员的数量。

3. 体位训练　指导病人练习头颈过伸体位，以暴露手术野，利于术中操作并防止术后头疼。要求：双肩下垫以 20cm 高的软枕，双上肢贴身，头充分后仰 >90°（即门齿与枕外隆凸的连线和气管轴线的夹角 >90°），尽量使颌、颈、胸处于一条直线水平上。

4. 呼吸道准备　戒烟，预防呼吸道感染，训练深呼吸及有效咳嗽。

5. 完善检查　协助完善相关检查，如甲状腺全套、心电图、X 线、喉镜检查等。

6. 心理护理　动态评估病人的心理反应，及时给予有效心理支持。

7. 术前准备　术前禁食 6 ~ 8 小时，禁饮 2 ~ 4 小时。协助病人取下活动性义齿、饰品等，贵重物品交家属保管。测量生命体征，发现体温、血压异常，女性病人月经来潮等情况通知医师。

8. 访视与评估　查看病人手术部位标识，了解术前准备完善情况，评估病人全身皮肤状况。评估病人是否有术后发生甲状腺手术体位综合征的危险。

9. 手术交接　与手术室工作人员核对病人信息、手术部位标识、药品、病人病历及相关资料，完成交接记录。

（二）术中护理

1. 物品准备　甲状腺手术基本器械，电外科基本设备。

2. 风险评估　了解术前特殊检查结果，如输血全套、出凝血时间等。评估病人全身皮肤状况，预计手术时间超过 2 小时者，重点评估骶尾部、腘窝以及足跟等部位皮肤状况。

3. 麻醉前核查　麻醉医师主持与手术医师、手术护士三方共同核查病人信息、手术信息、知情同意、设备、物品准备等情况，确认抗菌药物皮试结果以及影像学检查结果。

4. 体位安置　置垂头仰卧位。肩背部垫软枕、颈部两侧垫支撑垫、枕下垫头圈，保持头、颈、胸部在同一直线上。双上肢置于，约束带固定。腘窝处垫软枕，足跟保持悬空。保护受压皮肤，保护眼角膜。

5. 物品清点　在术前、关闭切口前以及关闭切口后、缝合皮肤后清点手术物品，包括类别、数目，检查完整性并记录。

6. 切皮前核查　手术医师主持三方核查，共同确认病人信息、手术信息、物品准备就绪、抗菌药物输注等情况。

7. 术中观察　观察生命体征、术中出血量、静脉输液是否通畅及有无渗漏、仪器设备运行情况。手术持续时间超过 2 小时者监测体温，低于 36℃时，采取加温措施，观察受压部位皮肤情况并记录。

8. 记录各类手术记录单，如手术安全核查表、手术风险评估表、临床护理记录单、临时医嘱单、手术护理记录清点单、病人交接记录单等。

9. 出室前核查　手术护士主持三方核查，共同确认实际手术方式、清点用物结果、送检标本、皮肤状况及病人去向。

10. 出室交接 手术护士与麻醉医师共同护送病人出手术间，与麻醉复苏室、病房责任护士交接生命体征、出入量、管路、全身皮肤情况及物品等。

11. 标本送检 巡回护士、洗手护士、手术医师共同核对标本无误后，由洗手护士送检标本。

（三）术后护理

1. 病人交接 核对病人身份，安全搬移病人至病床，测量生命体征，查看皮肤、伤口、管道、输液、病历资料等，完成交接记录。

2. 予以心电监护、吸氧 全麻清醒后取高坡卧位，以利于呼吸和引流；保持血浆管引流通畅，避免血肿压迫气管；遵医嘱做雾化吸入；气管切开包置于床旁，以备急用。

3. 引流管护理 妥善固定，标识清楚，防止扭曲、打折和脱落，保持引流通畅；记录引流液的颜色、量及性状。留置尿管病人，每日会阴清洗2次；留置胃管病人，每日口腔护理2次。

4. 饮食护理 麻醉完全清醒后，即可给予少量温凉水，若无呛咳、误咽等不适，可逐步给予温凉流质饮食，以后逐渐过渡到半流质、软食。若因喉返神经内支损伤而出现呛咳、误咽者，应鼓励其进食固体或半固体类食物并取坐位进食。

5. 疼痛护理 采用疼痛评分对病人疼痛进行评估。疼痛评分≤4分者，采取分散注意力、放松措施缓解疼痛；>4分者应遵医嘱运用止痛药物，观察用药效果及不良反应。

6. 体位与活动 指导病人术后变更体位、起身、咳嗽咳痰时用手固定颈部，避免剧烈咳嗽咳痰，以减少震动，避免加重切口疼痛和引起出血。

7. 基础护理 加强口腔、尿道、皮肤护理，防止并发症。

8. 并发症护理

（1）呼吸困难、窒息病人护理：常发生在术后48小时内，常见原因及处理方式如下：

1）切口内出血压迫气管：予以心电监护，定时测量生命体征，如病人出现颈部肿大、敷料浸湿、血浆管引流出大量鲜红色液、心率加快、血压下降等表现立即通知医师，建立静脉双通道，快速补液，遵医嘱给予止血药物，配合医师床旁清除血肿并彻底止血，或做好急诊手术准备。

2）喉头水肿：系手术创伤及气管插管引起，应立即遵医嘱给予激素治疗，无效时予以气管切开或环甲膜穿刺。

3）气管塌陷或双侧喉返神经损伤：应立即给予气管切开。

（2）喉返和喉上神经损伤病人护理：单侧喉返神经损伤可引起声音嘶

哑，双侧喉返神经损伤可引起失声、呼吸困难或窒息。喉上神经外支损伤可引起音调变低，内支损伤可引起误咽、呛咳。若非切断、缝扎引起的永久性神经损伤，经理疗后多可恢复。

（3）手足抽搐病人护理：为甲状旁腺损伤或其血液供应受累引起。轻者表现为手足、唇、面部麻木、针刺、强直感；重者因神经、肌肉应激性增高而出现手足抽搐、呼吸困难或窒息。术后应动态监测血钙浓度变化，遵医嘱给予口服或静脉补钙，同时适当限制肉类、乳品、蛋类等含磷高的食品摄入，以免影响钙的吸收。抽搐发作时立即给予10%葡萄糖酸钙静滴或静推。静脉使用钙剂时注意速度适宜并保持静脉通道通畅，防止药物渗入皮下致组织坏死。

三、健康指导

（一）住院期

1. 术后避免饮食过热致手术部位血管扩张，加重切口渗血；鼓励多饮水，以利于痰液排出。

2. 指导病情平稳者早期下床活动，下床活动时动作缓慢并妥善固定引流管，防止体位性低血压及意外拔管。

3. 告知术后病人如有面部麻木、手足抽搐、气紧等不适及时告知医务人员。

（二）居家期

1. 指导病人切口愈合后逐步进行颈部上、下、左、右转动，直至出院后三个月，以防止切口粘连与瘢痕挛缩，促进颈部功能恢复。

2. 指导病人按时按量正确服药并遵医嘱复查，若出现心悸、手足震颤、抽搐等症状及时就诊。

3. 教会病人颈部自检的方法，若发现结节、肿块或异常及时就诊。

4. 指导病人劳逸结合，适当休息和活动；保持精神愉快、心境平和。

第二节 甲状腺功能亢进

一、概述

甲状腺功能亢进（hyperthyroidism）：简称甲亢，系各种原因引起的循环中甲状腺素异常增多，出现以全身代谢亢进为主要特征的疾病总称。按引起甲亢的原因可分为原发性、继发性和高功能腺瘤。临床表现轻重不一，以高代谢症候群、甲状腺肿、突眼征为主要症状。其中，继发性甲亢不伴眼球突出，但易并发心肌损害。

二、病情观察与评估

（一）生命体征

监测生命体征，评估脉搏增快（>100 次 / 分）、脉压增大的程度。

（二）症状体征

1. 观察病人有无甲状腺肿大，评估甲状腺肿大的程度及性质。

2. 观察病人有无性情急躁、失眠、怕热、多汗、无力、食欲亢进、腹泻、体重减轻等高代谢表现。

3. 观察病人有无突眼及眼睑不能闭合。

4. 评估病人有无气管受压或移位。

（三）安全评估

评估病人有无因视力低下、失明导致跌倒 / 受伤的危险。

三、护理措施

（一）术前护理

1. 高代谢症候群的护理

（1）病室环境　保持病室环境安静，限制探视人员数量，避免精神刺激或过度兴奋。

（2）饮食护理　进食高热量、高蛋白（以优质蛋白为主）、高维生素、低纤维饮食。多饮水（每日 2000～3000ml），但有心脏疾病者例外。禁用烟酒、浓茶、咖啡及其他刺激性饮料。

（3）每日测定基础代谢率　基础代谢率 %=［（脉搏 + 脉压）–111］%，正常范围为 –10%～+10%，增高至 20%～30% 为轻度甲亢，30%～60% 为中度甲亢，60% 以上为重度甲亢。测定基础代谢率必须在清晨、空腹、静卧状态下进行。

（4）用药护理　术前应用碘剂（或合并硫氧嘧啶类药物）可控制甲亢症状，降低甲状腺危象发生的风险；应用碘剂还可减少甲状腺充血，使腺体缩小变硬，减少术中出血。常用复方碘化钾溶液，每日 3 次，第 1 日每次 3 滴，第 2 日每次 4 滴，以后逐日递增至每次 16 滴后维持此量。可将碘剂与食物或水同服，以减轻胃肠道刺激。待 2～3 周后甲亢症状得到基本控制（病人情绪稳定，睡眠好转，体重增加，脉搏 <90 次 / 分，基础代谢率 <（±20%）后方可进行手术。

2. 突眼的护理　常点眼药水，外出戴墨镜或眼罩，必要时涂抗生素眼膏，并用纱布覆盖，防止干燥、外伤和感染。睡眠时头部抬高，以减轻眼部

肿胀。

3. 跌倒 / 坠床预防　失明或视力低下者，应专人陪护，使用床栏，移开病室障碍物，指导病人使用呼叫器，协助生活护理及床上使用便器，加强巡视。

4. 体位训练　指导病人练习头颈过伸位，以暴露手术部位，利于术中操作并防止术后头痛。

5. 呼吸道准备　戒烟，预防呼吸道感染，训练深呼吸及有效咳嗽。

6. 心理护理　甲亢病人常伴不同程度的情绪改变，应做好心理安慰，讲解疾病相关知识，鼓励其树立战胜疾病的信心，使之积极配合治疗。

7. 术前准备　术前禁食 6 ~ 8 小时，禁饮 2 ~ 4 小时。协助病人取下活动性义齿、饰品等，贵重物品交家属保管。测量生命体征，发现体温、血压异常，女性病人月经来潮等情况通知医师。术晨遵医嘱留置尿管。

8. 访视与评估　查看病人手术部位标识，了解术前准备完善情况，评估病人全身皮肤状况。评估病人是否有术后发生甲状腺手术体位综合征的危险。

9. 手术交接　与手术室工作人员核对病人信息、手术部位标识、药品及病人相关资料，完成交接记录。

（二）术中护理

1. 准备物品　甲状腺基本器械。

2. 建立静脉通道　输液器连接延长三通管，采用 20G 静脉留置针于下肢建立静脉通道。

3. 安置体位　置垂头仰卧位。肩背部垫软枕、颈部两侧垫支撑垫、枕下垫头圈，保持头、颈、胸部在同一直线上。双上肢置于，约束带固定。腘窝处垫软枕，足跟保持悬空。保护受压皮肤，保护眼角膜。

4. 术中观察　观察病人生命体征、术中出血量、静脉通道是否通畅。

5. 引流管护理　安置引流管，标识清楚、妥善固定并保持通畅。

6. 标本送检　巡回护士、洗手护士、手术医师共同核对标本无误后，由洗手护士送检标本。

（三）术后护理

1. 病人交接　核对病人身份，安全搬移病人至病床，测量生命体征，查看皮肤、伤口、管道、输液、病历资料等，完成交接记录。

2. 呼吸道管理　予以吸氧；全麻清醒后取高坡卧位，以利于呼吸和引流；保持血浆管引流通畅，避免血肿压迫气管；遵医嘱做雾化吸入。气管切开包置于床旁，以备急用。

3. 引流管护理　妥善固定并标识引流管，保持有效引流。留置尿管病人，每日会阴清洗 2 次。记录引流液的颜色及量。

4. 饮食护理　麻醉完全清醒后，即可给予少量温凉水，若无呛咳、误咽等不适，可逐步给予温凉流质饮食，逐渐过渡到软食。呛咳、误咽者，鼓励其进食固体或半固体类食物并取坐位进食。

5. 疼痛护理　疼痛评分 >4 分者遵医嘱运用止痛药物并观察用药效果。

6. 用药护理　术后继续使用碘剂（甲状腺全切者除外），每日 3 次，首次 16 滴起，逐日减少 1 滴，直至病情平稳；静脉使用钙剂时注意滴速适宜并防止药物外渗。

7. 体位与活动　半卧位，忌剧烈摇头、点头，指导病人术后变更体位、起身、咳嗽、咳痰时用手固定颈部。

8. 甲状腺危象病人护理　是甲亢的严重并发症，多与术前甲亢症状未能很好控制及手术应激有关。主要表现为脉率加快（>120 次 / 分）、高热（>39℃）、大汗、意识改变等。一旦危象发生，应立即予以处理：

1）对因治疗：即降低循环血中的甲状腺素水平。常用复方碘化钾 3～5ml 口服，紧急时将 10% 碘化钠 5～10ml 加入 10% 葡萄糖液 500ml 中静脉滴注。

2）对症治疗：根据具体病情给予镇静、降温（尽量控制体温在 37℃左右）、拮抗应激反应、吸氧、补液等治疗，对心衰病人遵医嘱加用洋地黄制剂，并观察有无心律失常、恶心、呕吐、黄视、绿视等洋地黄中毒表现。

四、健康指导

（一）住院期

1. 告知病人每日测定基础代谢率、使用药物控制甲亢症状的重要性，以取得病人理解和配合。引导病人做好心理调适、保证良好休息与睡眠、合理营养。

2. 术后避免饮食过热致手术部位血管扩张，加重切口渗血；鼓励多饮水，以利于痰液排出。

3. 指导术后病情平稳者早期下床活动。下床活动时动作缓慢并妥善固定引流管，防止体位性低血压及意外拔管。

4. 告知病人术后如有面部麻木、手足抽搐、气紧等不适及时告知医务人员。

（二）居家期

1. 指导病人合理控制情绪，保持精神愉快、心境平和。

2. 指导病人选择高热量、高蛋白质、富含维生素的软食；劳逸结合，适当休息和活动。

3. 指导病人术后 3 个月坚持颈部功能锻炼，促进颈部功能恢复。

4. 指导病人按时按量正确服药并遵医嘱复查，若出现心悸、手足震颤、抽搐等症状及时就诊。

第三节　甲状腺腺瘤

一、概述

甲状腺腺瘤（thyroid adenoma）是最常见的甲状腺良性肿瘤，腺瘤周围有完整包膜。按形态学可分为：滤泡状和乳头状囊性腺瘤。临床表现为颈部出现圆形或椭圆形结节，多为单发，边界清楚、包膜完整、无压痛，随吞咽上下移动。以 40 岁以下女性多见。

二、病情观察与评估

（一）生命体征

监测生命体征，观察有无呼吸困难。

（二）症状体征

1. 观察颈部有无肿块，评估肿块的大小、数量、形状、质地、活动度。

2. 评估肿块局部有无胀痛。

3. 观察有无性情急躁、失眠、怕热、多汗、无力、甲状腺肿大等甲亢表现。

三、护理措施

（一）术前护理

1. 体位训练　指导病人练习头颈过伸位，以暴露手术部位，利于术中操作并防止术后头痛。

2. 呼吸道准备　戒烟，预防呼吸道感染，训练深呼吸及有效咳嗽。

3. 心理护理　了解病人对疾病的认知程度，为病人讲解手术的目的、方式及术后注意事项，减轻其紧张、恐惧心理，使之积极配合治疗，以良好的心态应对手术。

4. 术前准备　术前禁食 6 ~ 8 小时，禁饮 2 ~ 4 小时。协助病人取下活动义齿、饰品等，贵重物品交家属保管。发现体温、血压异常，女性病人月经来潮等情况及时告知医师。术晨遵医嘱留置尿管。

5. 访视与评估　查看病人手术部位标识，了解术前准备完善情况，评估病人全身皮肤状况。评估病人是否有术后发生甲状腺手术体位综合征的危险。

6. 手术交接　与手术室工作人员核对病人信息、手术部位标识、药品及病人相关资料，完成交接记录。

（二）术中护理

1. 准备物品　甲状腺基本器械。

2. 建立静脉通道　输液器连接延长三通管，采用 20G 静脉留置针于下肢建立静脉通道。

3. 安置体位　置垂头仰卧位。肩背部垫软枕、颈部两侧垫支撑垫、枕下垫头圈，保持头、颈、胸部在同一直线上。双上肢内收，约束带固定。腘窝处垫软枕，足跟保持悬空。保护受压皮肤，保护眼角膜。

4. 术中观察　观察病人生命体征、术中出血量、静脉通道是否通畅。

5. 引流管护理　安置引流管，标识清楚、妥善固定并保持通畅。

6. 标本送检　巡回护士、洗手护士、手术医师共同核对标本无误后，由洗手护士送检标本。

（三）术后护理

1. 病人交接　核对病人身份，安全搬移病人至病床，测量生命体征，查看皮肤、伤口、管道、输液、病历资料等，完成交接记录。

2. 呼吸道管理　予以吸氧；全麻清醒后取高坡卧位，以利于呼吸和引流；保持血浆管引流通畅，避免血肿压迫气管；遵医嘱做雾化吸入。气管切开包置于床旁，以备急用。

3. 引流管护理　妥善固定，标识清楚，保持有效引流。记录引流液的颜色、量及性状。

4. 饮食护理　麻醉完全清醒后，即可给予少量温凉水，若无呛咳、误咽等不适，可逐步给予温凉流质饮食，逐渐过渡到半流质、软食；呛咳、误咽者，鼓励其进食固体或半固体类食物并取坐位进食。

5. 疼痛护理　疼痛评分 >4 分者遵医嘱运用止痛药物并观察用药效果。

6. 体位与活动　半卧位，忌剧烈摇头、点头，指导病人术后变更体位、起身、咳嗽、咳痰时用手固定颈部。

四、健康指导

（一）住院期

1. 术后避免饮食过热致手术部位血管扩张，加重切口渗血；鼓励多饮水，以利于痰液排出。

2. 指导术后病情平稳者早期下床活动。下床活动时动作缓慢并妥善固定引流管，防止体位性低血压及意外拔管。

3. 告知病人术后如有面部麻木、手足抽搐、气紧等不适及时告知医务人员。

（二）居家期

1. 指导病人术后 3 个月坚持颈部功能锻炼，促进颈部功能恢复。

2. 指导病人遵医嘱服药及复查，若出现心悸、手足震颤、抽搐等症状及时就诊。

3. 教会病人颈部自检的方法，发现结节、肿块等异常及时就诊。

第四节　甲 状 腺 癌

一、概述

甲状腺癌（thyroid carcinoma）是最常见的甲状腺恶性肿瘤，约占全身恶性肿瘤的 1%。按病理类型可分为乳头状癌、滤泡状癌、髓样癌及未分化癌。其中，乳头状癌恶性程度最低，未分化癌恶性程度最高。

二、病情观察与评估

（一）生命体征

监测生命体征，观察有无呼吸困难。

（二）症状体征

1. 了解肿块的大小、形状、质地、活动度及有无颈部淋巴结肿大。

2. 观察有无疼痛，评估疼痛的部位、性质及程度。

3. 观察有无局部压迫症状，如呼吸困难、吞咽困难、声音嘶哑、Horner 综合征等。

4. 观察有无全身症状，如腹泻、颜面潮红、低钙血症等。

（三）安全评估

评估病人对疾病的认知程度及有无因疾病所致的焦虑、抑郁、预感性悲哀等心理问题。

三、护理措施

（一）术前护理

1. 体位训练　指导病人练习头颈过伸体位，以暴露手术部位，利于术中操作并防止术后头痛。

2. 呼吸道准备　戒烟，预防呼吸道感染，训练深呼吸及有效咳嗽。

3. 疼痛护理　采用数字等级评分量表（NRS）进行疼痛评估，疼痛评分

≤4分时，采取分散注意力、放松措施缓解疼痛，疼痛评分 >4分时，通知医师，遵医嘱使用止痛药物并观察用药效果。

4. 心理护理　了解病人的心理状态、对疾病的认知程度及社会支持情况。多与病人交谈，鼓励病人表达自身的感受。告知病人乳头状癌和滤泡状癌（约占甲状腺癌的80%）经手术治疗后，预后水平明显好于其他恶性肿瘤，以减轻其恐惧、紧张心理，使之积极配合治疗。

5. 术前准备　术前禁食6~8小时，禁饮2~4小时。协助病人取下活动义齿、饰品等，贵重物品交家属保管。测量生命体征，发现体温、血压异常，女性病人月经来潮等情况及时告知医师。术晨遵医嘱留置尿管。

6. 访视与评估　查看病人手术部位标识，了解术前准备完善情况，评估病人全身皮肤状况。评估病人是否有术后发生甲状腺手术体位综合征的危险。

7. 手术交接　与手术室工作人员核对病人信息、手术部位标识、药品及病人相关资料，完成交接记录。

（二）术中护理

1. 准备物品　甲状腺基本器械、精细小直角钳。

2. 建立静脉通道　输液器连接延长三通管，采用20G静脉留置针于下肢建立静脉通道。

3. 安置体位　置垂头仰卧位。肩背部垫软枕、颈部两侧垫支撑垫、枕下垫头圈，保持头、颈、胸部在同一直线上。双上肢内收，约束带固定。腘窝处垫软枕，足跟保持悬空。保护受压皮肤，保护眼角膜。

4. 术中观察　观察病人生命体征、术中出血量、静脉通道是否通畅。

5. 引流管护理　安置引流管，标识清楚、妥善固定并保持通畅。

6. 标本送检　巡回护士、洗手护士、手术医师共同核对标本无误后，由洗手护士送检标本。

（三）术后护理

1. 病人交接　核对病人身份，安全搬移病人至病床，测量生命体征，查看皮肤、伤口、管道、输液、病历资料等，完成交接记录。

2. 呼吸道管理　予以吸氧；全麻清醒后取高坡卧位，以利于呼吸和引流；保持血浆管引流通畅，避免血肿压迫气管；遵医嘱做雾化吸入。气管切开包置于床旁，以备急用。

3. 引流管护理　妥善固定，标识清楚，保持有效引流；留置尿管病人，每日会阴清洗2次；留置胃管病人，每日口腔护理2次。记录引流液的颜色、量及性状。

4. 饮食护理　麻醉完全清醒后，即可给予少量温凉水，若无呛咳、误

咽等不适，可逐步给予温凉流质饮食，逐渐过渡到半流质、软食；呛咳、误咽者，鼓励其进食固体或半固体类食物并取坐位进食。

5. 体位与活动　半卧位，忌剧烈摇头、点头，指导病人术后变更体位、起身、咳嗽、咳痰时用手固定颈部。

6. 并发症护理　乳糜漏多发生于颈淋巴结清扫术后，表现为引流液量突然增多，开始为淡黄色或淡红色血清样，继而为乳白色。应予以持续负压吸引，保持引流通畅，准确记录引流液的颜色及量；指导病人进食高热量、高蛋白、低脂肪饮食。当引流乳糜液量大于 1000ml/d 时，遵医嘱予以禁食，给予静脉营养治疗。

四、健康指导

（一）住院期

1. 术后避免饮食过热致手术部位血管扩张，加重切口渗血；鼓励多饮水，以利于痰液排出。

2. 指导术后病情平稳者早期下床活动。下床活动时动作缓慢并妥善固定引流管，防止体位性低血压及意外拔管。

3. 告知病人术后如有面部麻木、手足抽搐、气紧等不适及时告知医务人员。

（二）居家期

1. 指导病人术后 3 月坚持颈部功能锻炼，促进颈部功能恢复。行颈淋巴结清扫者，加做肩关节功能锻炼，并随时保持患侧上肢高于健侧，以防肩下垂。

2. 告知放射性核素治疗病人 ^{131}I 治疗前遵医嘱停用甲状腺素制剂 2～3 周，进食低碘饮食 1～2 周。妊娠期、哺乳期、计划 6 个月内妊娠者和无法依从辐射防护指导者，禁忌进行 ^{131}I 清甲治疗。

3. 指导需服用甲状腺素制剂者清晨空腹顿服。在间隔足够时间后服用某些特殊药物或食物：与维生素、滋补品间隔 1 小时，与含铁、钙食物或药物间隔 2 小时，与奶、豆类食品间隔 4 小时，与考来烯胺（消胆胺）或降脂树脂间隔 12 小时。服用甲状腺素制剂病人，服药期间定期监测血浆 T_4 和 TSH。

4. 指导病人遵医嘱正确服药及复查，若出现心悸、手足震颤、抽搐等症状及时就诊。

5. 教会病人颈部自检的方法，发现结节、肿块等异常及时就诊。

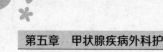

第五节 继发性甲状旁腺功能亢进

一、概述

继发性甲状旁腺功能亢进（secondary hyperparathyroidism，SHPT）多数是由于慢性肾功衰病人经长期透析后血钙丢失，低钙血症长期反馈性刺激甲状旁腺组织使其代偿性增生，从而产生过多的 PTH（parathyroid hormone，甲状旁腺激素）所致的临床综合征。血清学检查可出现 PTH、血钙、血磷、ALP（alkaline phosphatase，碱性磷酸酶）增高。轻者仅表现为行走无力、步伐迟缓，重者可表现为全身骨痛、行走困难甚至卧床不起。

二、病情观察与评估

（一）生命体征

监测生命体征，了解有无发热，评估血压是否控制在合理范围内。

（二）症状体征

1. 观察病人有无骨痛，评估骨痛的部位、程度，有无病理性骨折及骨骼畸形。

2. 观察病人皮肤情况，了解有无水肿、皮肤瘙痒及溃疡。

3. 评估病人贫血程度。

（三）安全评估

1. 评估病人有无因步态不稳、乏力所致跌倒 / 坠床危险。

2. 评估病人有无因骨质疏松导致病理性骨折的危险。

三、护理措施

（一）术前护理

1. 规律透析，监测血钾、血钙、血磷，必要时遵医嘱用药或予以紧急透析。

2. 贫血的护理　增加含铁食物的摄入，遵医嘱使用促红素或输血；头晕者卧床休息。

3. 皮肤护理　指导皮肤瘙痒者勿抓挠皮肤，避免感染；遵医嘱给予抗组胺药物或止痒剂。

4. 饮食护理　给予高钙血症者含钙低的食物，如鸡、鸭、萝卜、马铃薯等。高磷血症者，限制磷的每日摄取量在 800mg 以下：选用低蛋白、低磷食物（如蛋黄、全麦面包、猪肝、绿豆、花生、开心果等），并对食物进行

焯水加工。

5. 跌倒 / 坠床预防　熟悉住院环境，移开有潜在危险的障碍物，使用床栏，呼叫器放在病人易取的位置，协助生活护理，下床活动动作宜缓慢并须有专人陪护。

6. 体位训练　指导病人练习头颈过伸位，以暴露手术部位，利于术中操作并防止术后头痛。但严重骨质疏松者应请示医师后再决定是否行颈部过伸位训练。

7. 呼吸道准备　戒烟，预防呼吸道感染，训练深呼吸及有效咳嗽。

8. 心理护理　掌握病人心理动向，为病人讲解疾病相关知识及手术方式，及时给予心理疏导。

9. 术前准备　术前禁食 6 ~ 8 小时，禁饮 2 ~ 4 小时。协助病人取下活动义齿、饰品等，贵重物品交家属保管。发现体温、血压异常，女性病人月经来潮等情况告知医师。术晨服用降压药。

10. 访视与评估　查看病人手术部位标识，了解术前准备完善情况，评估病人全身皮肤状况。

11. 手术交接　与手术室工作人员核对病人信息、手术部位标识、药品及病人相关资料，完成交接记录。

（二）术中护理

1. 准备物品　甲状腺基本器械、血管直角钳。

2. 建立静脉通道　输液器连接延长三通管，采用 20G 静脉留置针于下肢建立静脉通道。

3. 安置体位　置垂头仰卧位。肩背部垫软枕、颈部两侧垫支撑垫、枕下垫头圈，保持头、颈、胸部在同一直线上。双上肢内收，约束带固定。腘窝处垫软枕，足跟保持悬空。保护受压皮肤，保护眼角膜。

4. 术中观察　观察病人生命体征、术中出血量、静脉通道是否通畅。

5. 引流管护理　安置引流管，标识清楚、妥善固定并保持通畅。

6. 标本送检　巡回护士、洗手护士、手术医师共同核对标本无误后，由洗手护士送检标本。

（三）术后护理

1. 病人交接　核对病人身份，安全搬移病人至病床，测量生命体征，查看皮肤、伤口、管道、输液、病历资料等，完成交接记录。

2. 予以吸氧；全麻清醒后取高坡卧位，以利于呼吸和引流；保持血浆管引流通畅，避免血肿压迫气管；遵医嘱做雾化吸入。气管切开包放置于床旁。

3. 引流管护理　妥善固定并清楚标识引流管，保持有效引流。记录引流液的颜色及量。

4. 饮食护理　麻醉完全清醒后，即可给予少量温凉水，若无呛咳、误咽，可逐步给予温凉流质饮食，逐渐过渡到半流质、软食。呛咳、误咽者，鼓励其进食固体或半固体类食物并取坐位进食。

5. 疼痛护理　告知病人骨痛为骨质疏松引起，短期内不能好转。疼痛时指导病人卧床休息，使用分散注意力、放松措施缓解疼痛。疼痛评分 >4 分者遵医嘱运用止痛药物并观察用药效果。

6. 体位与活动　指导病人术后变更体位、咳嗽、咳痰时用手固定颈部，勿剧烈咳嗽、咳痰，以免加重疼痛和引起切口出血。

7. 移植部位护理　观察甲状旁腺移植部位敷料是否清洁，短期内禁止在移植侧肢体采血复查 PTH。

8. 低钙血症护理　动态监测血钙浓度，观察病人骨痛及皮肤瘙痒有无缓解，有无手足麻木、抽搐及呼吸困难，指导病人进食高钙低磷饮食，并遵医嘱补钙，维持血钙浓度 >1.8mmol/L。经静脉使用钙剂时注意滴速适宜并防止药物外渗致组织坏死。

四、健康指导

（一）住院期

1. 术后避免饮食过热致手术部位血管扩张，加重切口渗血；鼓励多饮水，以利于痰液排出。

2. 指导术后病情平稳者早期下床活动。下床活动时动作缓慢并妥善固定引流管，防止体位性低血压及意外拔管。

3. 告知病人术后如有面部麻木、手足抽搐、气紧等不适及时告知医务人员。

（二）居家期

1. 指导病人合理控制情绪，保持精神愉快、心境平和。

2. 禁食刺激性食物，如含咖啡因、酒精较高的食物；坚持适当锻炼，使骨骼复原，肌肉功能恢复。

3. 指导病人遵医嘱正确服药和复查，若出现心悸、手足震颤、抽搐等症状应及时就诊。

4. 继续肾透析治疗。维持血糖在正常水平，控制血压在 150/90mmHg 以下。

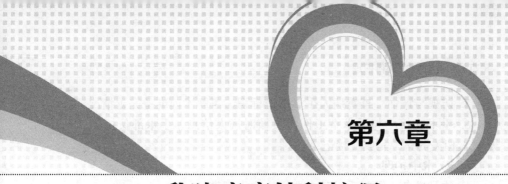

第六章

乳腺疾病外科护理

第一节 乳腺纤维瘤

一、概述

纤维腺瘤（breast fibroadenoma）是上皮和间质组织增生的边界清楚的肿瘤，是乳房肿瘤中最常见的良性肿瘤。好发于 18~25 岁的女性。

二、病情观察与评估

（一）生命体征

监测病人生命体征，注意体温变化。

（二）症状体征

评估乳房包块的大小、位置，肿块边界是否清楚、表面是否光滑、活动是否良好、腋窝淋巴结是否肿大。

（三）安全评估

评估病人有无焦虑、自身形象紊乱的心理问题；了解病人对手术及治疗方式的接受程度。

三、护理措施

（一）术前护理

1. 心理护理 告知病人良性肿瘤知识、手术方式以及对自身形象的影响。

2. 协助完善术前检查 凝血全套、彩超（乳腺、腹部、盆腔）等。

3. 皮肤护理 手术区域皮肤清洁，清洁范围：患乳同侧的上臂，上至锁骨下，下至平脐，同侧背部 1/4，对侧至腋中线。剃除腋毛。

4. 术前准备 术前禁食禁饮 6 小时；测量生命体征，发现血压、体温异常或月经来潮告知医师。

5. 访视与评估　查看病人手术部位标识，了解术前准备完善情况。

6. 手术交接　与手术室工作人员核对病人信息、手术部位标识、药品及病人相关资料，完成交接记录。

（二）术中护理

1. 物品准备　乳腺手术基本器械、弹力绷带。

2. 建立静脉通道　输液器连接延长三通管，采用 20G 静脉留置针于下肢建立静脉通道。

3. 安置体位　平卧位，双手置于体侧。

4. 术中观察　观察生命体征、术中出血量、静脉通道是否通畅。

5. 标本送检　巡回护士、洗手护士、手术医师共同核对标本无误后，由洗手护士送检标本。

（三）术后护理

1. 病人交接　核对病人信息，交接生命体征、皮肤、切口、术中情况、病历资料。

2. 监测生命体征　观察呼吸状态，出现胸闷、呼吸困难等，及时告知医师协助处理。

3. 体位护理　麻醉清醒后取平卧位或半卧位。

4. 切口护理　检查绷带包扎的松紧度，如切口敷料出现渗血、渗液，周围皮肤瘀青，给予加压包扎。

5. 疼痛护理　采用数字等级评分量表（NRS）进行疼痛评估，疼痛评分>4 分，遵医嘱用药，观察用药效果并记录。

四、健康指导

（一）住院期

1. 告知病人上肢活动轻度受限，两周内勿剧烈运动、提取重物，避免切口裂开、出血。

2. 告知病人活动及咳嗽时，用手按压切口部位以保护切口减轻疼痛。

（二）居家期

1. 告知病人定时来院复查。

2. 告知病人乳腺自查时间是每月月经来潮后第 9 天到 11 天。方法：

（1）视诊：面对镜子，两臂下垂，观察两侧乳房大小和轮廓是否对称；有无局限性隆起，凹陷；皮肤有无橘皮样改变；乳头有无回缩或抬高，乳晕区有无糜烂。两臂高举过头，观察乳房外形有无改变。

（2）触诊：仰卧，肩下垫一薄枕，左前臂枕于头下，放松肌肉使左乳平铺在胸壁。右手三指并拢，指腹触摸对侧乳房。从乳房内上象限开始，顺时针检查乳房。轻挤压乳头有无溢液。左臂放下，右手触摸左侧腋窝有无淋巴结肿大。用同样的方法检查对侧。

3. 告知病人忌食蜂蜜、蜂王浆等含雌激素高的食物，忌食高脂肪饮食。适量进食豆类、大蒜、菌菇类等食物。

4. 告知病人避免饮酒、吸烟等不良生活方式；加强锻炼，控制体重。

第二节 乳 腺 癌

一、概述

乳腺癌（breast cancer）是乳腺上皮细胞在多种致癌因子作用下，发生基因突变，使细胞增生失控，出现无序、无限制的恶性增生。是女性最常见的恶性肿瘤之一，好发年龄在 40～60 岁之间，绝经期前后的妇女发病率较高。约 1%～2% 的乳腺癌病人是男性。

二、病情观察与评估

（一）生命体征
监测病人生命体征，注意呼吸、血压、脉搏变化。
（二）症状体征
1. 观察病人乳房皮肤有无红肿及橘皮样改变，乳头有无内陷、糜烂、溢液、溢血。

2. 评估乳房包块的大小、位置，肿块边界是否清楚、表面是否光滑、活动是否良好、腋窝淋巴结是否肿大。
（三）安全评估
1. 评估病人有无因下肢乏力、药物导致跌倒/坠床的危险。

2. 评估病人有无焦虑、抑郁、自身形象紊乱、对夫妻关系担忧的心理问题；了解病人对手术及治疗方式的接受程度；了解病人有无良好的社会家庭支持系统。

三、护理措施

（一）术前护理
1. 心理护理 介绍成功案例，搭建病友交流平台减轻焦虑；讲解假体植入和使用义乳维护自身形象；告知病人及家属手术对病人的必要性、重要性及影响；指导病人及家属正确应对，克服心理障碍，配合病人治疗。

2. 协助完善术前检查 凝血全套、彩超（乳腺、腹部、盆腔）、乳腺

X 线摄片等。

3. 皮肤护理 乳头溢液及时清洁，乳头溃烂及时换药；手术区域皮肤清洁，清洁范围：患乳同侧的上臂，上至锁骨下，下至平脐，同侧背部 1/4，对侧至腋中线。剃除腋毛。

4. 术前准备 术前禁食禁饮 6～8 小时；取下活动性义齿；测量生命体征，发现血压、体温异常或月经来潮告知医师；术晨安置保留尿管。

5. 访视与评估 查看病人手术部位标识，了解术前准备完善情况，评估病人全身皮肤状况，高风险病人申报难免压疮。

6. 手术交接 与手术室工作人员核对病人信息、手术部位标识、药品及病人相关资料，完成交接记录。

（二）术中护理

1. 物品准备 乳腺手术基本器械、弹力绷带、灭菌注射用水。

2. 建立静脉通道 输液器连接延长三通管，采用 18G 静脉留置针于下肢建立静脉通道。

3. 安置体位 平卧位，健侧上肢置于体侧，患侧上肢外展 <90°，重点保护骶尾部、足跟悬空。

4. 术中观察 观察生命体征，重点观察受压皮肤颜色及温度、术中出血量、液体通道是否通畅。每 2 小时监测体温并记录，体温低于 36℃时，采取加温措施。

5. 执行手术隔离技术 遵循肿瘤手术隔离原则，严格执行隔离技术。

6. 引流管护理 安置引流管，标识清楚，妥善固定并保持通畅。

7. 标本送检 重点关注多个淋巴结清扫标本，确认标本无误后由洗手护士及时送检，避免遗失。

（三）术后护理

1. 病人交接 交接生命体征、皮肤、切口、管道、术中情况、病历资料。

2. 监测生命体征 观察呼吸状态，出现胸闷、呼吸困难等，及时告知医师协助处理。

3. 体位护理 麻醉清醒后取平卧位或半卧位，患侧上肢抬高 15°～30°。

4. 切口护理 检查绷带包扎的松紧度，如切口敷料出现渗血、渗液，周围皮肤瘀青，给予加压包扎。

5. 血浆引流管护理 妥善固定，标识清楚，挤压血浆引流管，保持引流通畅，观察引流液颜色、性质和量。持续低负压吸引，负压值0.02～0.04kPa。负压引流瓶放置不能高于切口。一次性负压吸引器每周更换1～2次。

6. 患侧肢体护理

（1）患侧肢体出现手指发麻、皮肤发绀、皮温下降、动脉搏动不能扪及，提示包扎过紧，告知医师及时处理。

（2）患侧肢体功能锻炼时间及方法：术后 1～2 天，保持肩关节制动，手部做伸指、屈腕动作；术后 3～4 天，手臂做屈肘动作，前臂上下、左右、前后摆动；术后 5～6 天，肩部间断进行前屈、后伸、外展运动，患侧手掌触摸对侧耳廓，做握球运动；术后 7～8 天，肩部扩展运动；术后 9～12 天，患侧上肢行抬高锻炼，手指爬墙运动，逐渐增加爬行高度；术后 13～14 天取低头位，患侧手掌放置颈后，然后练习手臂越过头顶触摸对侧耳，逐渐达到抬头挺胸、上举等活动。

（3）避免患肢抽血、输液、测血压。

7. 术后并发症观察及护理

（1）切口出血护理：病人出现伤口敷料渗血，血浆引流量每小时超过 300ml，立即通知医师协助处理。

（2）患肢淋巴水肿护理：患肢出现肿胀佩戴弹力手臂套，重度水肿遵医嘱用药。

四、健康指导

（一）住院期

1. 告知病人患侧上肢功能锻炼的重要性。

2. 告知病人患肢功能锻炼以自主锻炼为主，以肩部活动强度不产生明显疼痛为限。指导病人循序渐进进行功能锻炼。

（二）居家期

1. 告知病人患肢避免穿紧袖衣、佩戴首饰；避免外伤及蚊虫叮咬，一旦受伤，尽快到医院处理。患肢负重 <5kg。

2. 教会病人 6 个月内行患肢手功能锻炼操，每天 2 次，每次 15 分钟。

3. 告知病人术后 5 年内避免妊娠。

4. 告知病人忌食蜂蜜、蜂王浆等含雌激素高的食物，忌食高脂肪饮食，忌饮酒。适度进食豆类、大蒜、菌菇类等食物。

5. 告知病人定期门诊复查、随访　术后每 3 个月 1 次，连续 2～3 年；3 年以后每 6 个月 1 次，连续 2～3 年；6 年以后每年 1 次。

第七章

胸外科疾病护理

第一节　胸外科疾病一般护理

一、病情观察与评估

（一）生命体征

监测生命体征，观察病人体温，脉搏，血压有无异常；呼吸频率、节律、幅度有无改变。

（二）症状体征

1. 观察病人有无咳嗽、咳痰、咯血、胸痛、呼吸困难。

2. 观察病人有无气促、发绀等缺氧征象。

3. 观察病人有无进行性加重的吞咽困难。

4. 观察病人意识状态，评估有无意识障碍。

（三）安全评估

1. 评估病人有无因排痰困难、咯血、食物反流导致窒息的危险。

2. 评估病人有无因营养不良、活动无耐力、衰竭导致跌倒 / 坠床的危险。

3. 评估病人及家属对疾病及预后的认知和心理反应，有无焦虑、恐惧等心理问题。

二、护理措施

（一）术前护理

1. 病室环境　室温维持在 18 ~ 22℃，湿度维持在 50% ~ 60%，每日通风 30 分钟，每周空气消毒。

2. 急救护理　病人因外伤出血、肋骨骨折、气胸、血胸等原因出现脉率增快、血压降低、烦躁不安、四肢冰冷等休克征象时，立即吸氧、心电监护、监测生命体征，建立 2 条以上静脉通道，遵医嘱补充血容量、纠正酸中毒。呼吸困难、发绀时保持呼吸道通畅，加大吸氧流量 3 ~ 5L/min，监测动脉血氧饱和度，必要时做好急诊手术准备。

3. 呼吸道护理

（1）戒烟，指导病人行呼吸功能锻炼

1）缩唇腹式呼吸：指导病人用鼻深吸气后憋气2秒，然后以口缩唇，作口哨样，缓慢将气体呼出，吸气时腹部鼓起，呼气时腹部缩回，呼气时间是吸气时间的2倍。

2）呼吸功能训练器：使用应安排在餐后1~2小时，每日3~4次，每次约20分钟，循序渐进，避免病人过度疲劳。

3）物理疗法：通过拍背叩击来协助病人排痰，方法：五指并拢，手掌成空心，沿脊柱两侧自下而上，由外到内。病人坐位或站立，身体向前倾斜采用缩唇式呼吸方法做几次呼吸，深吸气后，屏气声带关闭，然后声门突然开放，猛咳一声将气道分泌物咳出。

（2）有效咳嗽、咳痰，痰液黏稠和排痰困难者行雾化治疗。

（3）久病体弱、长期卧床、排痰无力者采用胸部叩击，意识不清或排痰困难者，及时吸痰。

（4）肺脓肿、支气管扩张等有大量痰液排出不畅时，可采用体位引流排痰，在餐前进行，每次15~20分钟，每日1~3次。抬高患肺位置，病变位于上叶者，取坐位或健侧卧位；病变位于中叶，取仰卧位稍向左侧，床尾抬高30~50cm；病变位于舌叶，仰卧位稍向右侧，床尾抬高30~50cm；病变位于下叶尖端，取俯卧位床尾抬高30~50cm。

4. 饮食护理

（1）吞咽困难能进食者尽量经口进食高蛋白、高维生素饮食，避免较大、较硬的食物。

（2）营养状况较差或不能进食者，遵医嘱肠内、肠外营养。

（3）术前6~8小时禁食，2~4小时禁饮。

5. 胸痛护理　采用数字等级评分量表（NRS）进行疼痛评估，疼痛评分>4分时，通知医师，遵医嘱使用止痛药物，观察用药反应及镇痛效果。

6. 皮肤护理　清洁手术部位皮肤；手术部位毛发密集者剔除毛发。

7. 完善检查　X线、CT、输血全套、出凝血时间、心电图、胃镜、纤维支气管镜、痰细胞学、肺功能等检查。

8. 心理护理　加强与病人及家属的沟通，了解病人及家属对疾病的认知程度，实施心理疏导。

9. 术前准备　术前告知病人取下活动性义齿，术晨测量生命体征，体温>38℃，女性病人月经来潮通知医师。

10. 访视与评估　查看病人手术部位标识，了解术前准备完善情况，评

估病人全身皮肤状况，肢体有无感觉及运动障碍。

11. 手术交接 与手术室工作人员核对病人信息、手术部位标识、药品及病人相关资料，完成交接记录。

（二）术中护理

1. 物品准备 胸腔手术基本器械，电外科基本设备，特殊药品。

2. 风险评估 了解术前特殊检查结果，如输血全套、出凝血时间等。评估病人全身皮肤状况，预计手术时间超过 2 小时者，重点评估体位支架受力皮肤以及髋部、膝部、踝部以及脚趾等受力部位皮肤状况，高风险病人申报难免压疮。

3. 麻醉前核查 麻醉医师主持与手术医师、手术护士三方共同核查病人信息、手术信息、知情同意、设备、物品准备等情况，确认术前备血、抗菌药物皮试结果以及影像学检查结果。

4. 体位安置 根据手术需要安置体位，保护骨突部位及受压皮肤。

5. 物品清点 在术前、关闭胸腔前以及关闭胸腔后、缝合皮肤后清点手术物品，包括类别、数目，检查完整性并记录。

6. 切皮前核查 手术医师主持三方核查，共同确认病人信息、手术信息、物品准备就绪、抗菌药物输注等情况。

7. 术中观察 观察生命体征、术中出血量、静脉输液是否通畅及有无渗漏、仪器设备运行情况。手术持续时间超过 2 小时者监测体温，低于 36℃时，采取加温措施，观察受压部位皮肤情况并记录。

8. 记录各类手术记录单，如手术安全核查表、手术风险评估表、临床护理记录单、临时医嘱单、手术护理记录清点单、病人交接记录单等。

9. 出室前核查 手术护士主持三方核查，共同确认实际手术方式、清点用物结果、送检标本、皮肤状况及病人去向。

10. 出室交接 手术护士与麻醉医师共同护送病人出手术间，与麻醉复苏室、重症监护室或病房责任护士交接生命体征、出入量、管路、全身皮肤情况及物品等。

11. 标本送检 巡回护士、洗手护士、手术医师共同核对标本无误后，由洗手护士送检标本。

（三）术后护理

1. 病人交接 核对病人信息，了解手术方式及术中情况，交接生命体征、管路、皮肤情况及物品等并记录。

2. 出血护理 观察病人有无烦躁、心率增快、血压下降等失血性休克表现；观察切口敷料有无渗血、引流液的性状、量和颜色变化。发现大出血及时报告医师，遵医嘱加快输液并做好再次手术准备。

3. 呼吸道护理 监测动脉血氧饱和度，给予吸氧 3L/min；病人麻醉清醒后在能耐受的情况下尽早协助其翻身、叩背、有效咳嗽、咳痰；继续行呼吸功能锻炼。

4. 体位护理 全麻未清醒去枕平卧，头偏向一侧，清醒后半卧位，床头抬高 30°~50°，以利于呼吸和引流。

5. 疼痛护理 自控镇痛泵持续镇痛，疼痛不能缓解或行肺康复锻炼时追加药物剂量。无自控镇痛泵时及时评估，遵医嘱止痛。

6. 饮食护理 全麻清醒后无恶心、呕吐者可先少量饮水，无恶心、腹胀后进清淡易消化、高蛋白、富含维生素饮食；食管手术病人术后遵医嘱进食。

7. 引流管护理 引流管妥善固定，标识清楚，保持通畅；胸腔闭式引流管保持密闭；留置尿管，每日会阴护理 2 次；留置胃管，每日口腔护理 2 次。

三、健康指导

（一）住院期

1. 讲解手术及各种治疗与护理的目的、方法、过程、配合与注意事项。

2. 术前 6~8 小时禁食，2~4 小时禁饮。全麻清醒后无恶心、呕吐者按需可少量饮水、进清淡、易消化饮食，逐渐恢复至普食；食管手术病人术后遵医嘱进食。

3. 告知留置胸腔闭式引流管、胃管、营养管、深静脉置管的目的及注意事项。

4. 指导病人进行缩唇、腹式深呼吸，练习有效咳嗽、咳痰，吹气球，教会正确使用呼吸功能训练器。

5. 指导病人床上进行臀部、躯干、四肢活动，鼓励早期下床活动。

（二）居家期

1. 休养环境安静、舒适，室内温湿度适宜，空气新鲜。

2. 坚持肺康复锻炼，戒烟，预防感冒，劳逸结合，加强营养。

3. 切口出现红、肿、热、痛；出现胸闷、呼吸困难、发热等情况及时就诊。

4. 定期门诊复查、随访。

第二节 胸腔闭式引流术

一、概述

胸腔闭式引流术（closed tube drainage）又称胸廓造口术，一般用于治疗各种胸腔积液和气胸等，是将引流管一端通过穿刺置入胸腔内，而另一端接入比其位置更低的水封瓶，以便排出气体或收集胸腔内的液体，使得肺组织重新张开而恢复功能。

二、病情观察与评估

（一）生命体征

监测生命体征，观察有无呼吸频率、节律及幅度异常；有无血压异常。

（二）症状体征

1. 观察病人有无气促、呼吸困难、面色苍白、出冷汗、烦躁不安、脉搏细速、血压降低等。

2. 观察病人有无开放性伤口，伤口大小，有无活动性出血。

3. 观察病人有无肋骨骨折、反常呼吸运动、呼吸时有无空气进出伤口的吸吮样音，气管位置是否偏移。

4. 观察病人有无颈静脉怒张或皮下气肿。

5. 观察病人有无胸痛，了解疼痛的部位、性质。

（三）安全评估

1. 评估病人有无因剧烈胸痛导致跌倒/坠床的危险。

2. 评估病人有无因疼痛、烦躁等导致非计划性拔管的危险。

3. 评估病人对疾病预后的认知和心理反应，有无焦虑、恐惧等心理问题。

三、护理措施

（一）术前护理

1. 急救护理 病人出现呼吸困难、血压下降、心率增快、脉搏细速等征象，立即通知医师并配合抢救。

2. 呼吸道护理 保持呼吸道通畅，协助病人有效咳嗽、排痰，呼吸困难和发绀者，及时吸氧，监测动脉血氧饱和度。

3. 胸痛护理 评估胸痛程度，遵医嘱给予镇痛药，及时观察止痛效果并记录。

4. 预防感染 对开放性损伤者，遵医嘱使用破伤风抗毒素及抗生素。

5. 心理护理 积极与病人沟通，讲解胸腔闭式引流术的目的、注意事项以消除其紧张恐惧，取得配合。

（二）术后护理

1. 监测生命体征，观察有无呼吸频率、节律及幅度的异常。

2. 呼吸道护理 监测动脉血氧饱和度，吸氧 3L/min；病人麻醉清醒后在能耐受的情况下尽早协助其翻身、叩背、有效咳嗽、咳痰；指导病人进行缩唇、腹式深呼吸，吹气球，使用呼吸功能训练器等进行肺功能锻炼。

3. 体位　血压稳定后取半卧位，床头抬高 30°～50°，以利呼吸和引流。

4. 胸腔闭式引流管的护理

（1）引流管周围油纱布严密包盖；更换引流瓶或搬动病人时，先用止血钳双向夹闭引流管，防止空气进入；引流管脱出，立即用凡士林纱布或无菌纱布封闭伤口，通知医师。

（2）保持引流装置无菌，定时更换引流瓶；引流口处敷料清洁干燥；引流瓶低于胸壁引流口平面 60～100cm，以防引流液逆流。

（3）观察水柱波动、胸腔引流瓶内有无气泡溢出、引流管周围有无皮下气肿。一般水柱上下波动范围约为 4～6cm。若水柱波动过大，提示可能存在肺不张，若水柱不波动，提示引流管不通畅或肺已完全扩张。如病人有胸闷、气紧，立即检查引流管有无扭曲、受压、有无血凝块堵塞，挤压引流管。记录 24 小时引流液的量、颜色和性状，发现异常及时通知医师并协助处理。

（4）拔管后病人出现胸闷、呼吸困难、皮下气肿、渗液、出血等，通知医师并协助处理。

5. 并发症护理

（1）皮下气肿护理：局限性皮下气肿可自行吸收；广泛性皮下气肿，病人出现疼痛、呼吸困难，立即通知医师并协助行粗针头穿刺排气。

（2）出血护理：观察病人有无烦躁、心率增快、血压下降等失血性休克表现；观察切口敷料有无渗血、引流液的性状、量和颜色变化。发现大出血及时报告医师，遵医嘱加快输液并做好再次手术准备。

四、健康指导

（一）住院期

1. 告知病人置管期间翻身、活动、下床时避免牵拉胸腔闭式引流管，防止滑脱。

2. 指导病人行肺功能锻炼。

（二）居家期

1. 告知病人出现胸痛、胸闷、呼吸困难、发热等情况及时就诊。

2. 戒烟，定期门诊复查、随访。

第三节　气　　胸

一、概述

胸膜腔内积气称为气胸（pneumothorax）。气胸的形成多由于肺组织、气管、支气管、食管破裂，空气逸入胸膜腔，或因胸壁伤口穿破胸膜，胸膜腔与外界沟通，外界空气进入所致。气胸可分为闭合性气胸（closed pneumothorax）、开放性气胸（open pneumothorax）和张力性气胸（tension pneumothorax）三类。

二、病情观察与评估

（一）生命体征

监测生命体征，观察呼吸频率、幅度、节律及血压有无异常。

（二）症状体征

1. 观察病人有无胸痛及疼痛的部位、性质。
2. 评估病人气胸发生原因、类型。

（三）安全评估

1. 评估病人有无因剧烈胸痛导致跌倒/坠床的危险。
2. 评估病人及家属有无对自发性气胸反复发生引起的焦虑、恐惧等心理问题。

三、护理措施

（一）术前护理

1. 急救护理　开放性气胸立即封闭胸壁伤口，张力性气胸迅速减压排气，呼吸困难病人立即吸氧，保持呼吸道通畅，血压降低病人迅速建立静脉通道，遵医嘱快速补充血容量，并做好急诊手术术前准备。

2. 胸痛护理　病人因疼痛不敢咳嗽、咳痰时，双手按压患侧胸壁，减轻伤口震动产生疼痛；动态进行疼痛评估，必要时遵医嘱给予镇痛药。

3. 自发性气胸病人应卧床休息，避免剧烈咳嗽，防止肺大泡破裂加重气胸。

4. 访视与评估　查看病人手术部位标识，了解术前准备完善情况，评估皮肤情况。

5. 手术交接　与手术室工作人员核对病人信息、手术部位标识、药品及病人相关资料，完成交接记录。

（二）术中护理

1. 物品准备　胸腔手术基本器械、30°内镜、腔镜显示系统、腔镜切割缝合器、穿刺器。

2. 建立静脉通道　输液器连接延长三通管，采用18G静脉留置针于健侧上肢建立静脉通道。

3. 安置体位　侧卧90°，双上肢均外展并保持功能位，保护受力部位及骨突部位皮肤。

4. 术中观察 观察生命体征，静脉通道是否固定妥当。

5. 引流管护理 安置胸腔引流管，标识清楚、妥善固定并保持通畅。

6. 标本送检 确认标本无误后由洗手护士及时送检，避免遗失。

（三）术后护理

1. 病人交接 核对病人信息，了解手术方式及术中情况，交接生命体征、管路、皮肤情况及物品等并记录。

2. 出血护理 观察切口敷料有无渗血、引流液的性状、量和颜色变化。病人出现烦躁、心率增快、血压下降等失血性休克表现，及时报告医师，遵医嘱加快输液速度并做好再次手术准备。

3. 呼吸道护理 观察呼吸及动脉血氧饱和度，病人出现烦躁不安、不能平卧、心动过速、发绀、呼吸困难等缺氧征象时立即吸氧，叩背，协助病人有效咳痰，痰液黏稠者予以雾化吸入，必要时吸痰以保持呼吸道通畅，协助病人进行肺功能锻炼。

4. 肺部感染护理 密切观察体温变化，病人出现畏寒、高热或咳脓痰等感染征象，通知医师协助处理。

5. 体位 全麻未醒者去枕平卧，头偏向一侧；清醒后，血压稳定者半卧位，床头抬高 30°～50°，以利呼吸和引流。

6. 胸腔闭式引流管护理 保持密闭，妥善固定，标识清楚，引流通畅；记录引流液的量、颜色及性状。

7. 切口护理 观察切口有无红、肿、热、痛等炎症表现，切口敷料脱落、渗湿及时更换。

四、健康指导

（一）住院期

1. 术前 6～8 小时禁食，2～4 小时禁饮；全麻清醒后无恶心、呕吐者进普食。

2. 指导病人深呼吸，有效咳嗽、咳痰，吹气球，正确使用呼吸功能训练器，早期下床活动。

（二）居家期

1. 戒烟，坚持肺功能锻炼。

2. 切口出现红、肿、热、痛；出现胸痛、胸闷、呼吸困难、发热等情况及时就诊。

3. 避免剧烈运动、剧烈咳嗽，保持大便通畅。

4. 遵医嘱门诊复查、随访。

第四节 肺 癌

一、概述

肺癌（lung cancer）又称原发性支气管肺癌（primary bronchopulmonary carcinoma），指的是源于支气管黏膜上皮的恶性肿瘤。在工业发达国家和我国大城市中，肺癌的发病率已居男性肿瘤发病的首位。在20世纪末，肺癌已成为恶性肿瘤死因中的首位。

二、病情观察与评估

（一）生命体征

监测生命体征，观察有无呼吸频率、幅度及节律异常；有无发热、气促、呼吸困难等症状。

（二）症状体征

1. 观察病人有无刺激性咳嗽；有无咳痰，痰量及性状；有无痰中带血或咯血及咯血的量。

2. 观察病人有无胸闷、胸痛，疼痛的部位和性质。

3. 观察病人有无发热、体重减轻、食欲减退、倦怠及乏力等全身症状。

（三）安全评估

1. 评估病人有无因排痰困难、咯血导致窒息的危险。

2. 评估病人及家属对肺癌预后的认知和心理反应，有无恐惧、预感性悲哀等心理问题。

三、护理措施

（一）术前护理

1. 呼吸道护理 戒烟，指导病人练习缩唇、腹式深呼吸、有效咳嗽咳痰，使用呼吸功能训练器、呼吸功能锻炼操、爬楼梯等改善肺功能。

2. 肺部感染护理 加强口腔卫生，发现病人有龋齿等口腔疾病时，及时治疗。病人合并有慢性支气管炎、肺内感染、肺气肿等，及时采集痰液及咽部分泌物做细菌培养，遵医嘱给予抗生素及雾化吸入。

3. 心理护理 积极与病人沟通，减轻其恐惧、预感性悲哀程度。

4. 饮食护理 进食高蛋白、高热量、高维生素易消化饮食。术前伴营养不良者，遵医嘱经肠内或肠外途径补充营养，术前6～8小时禁食，2～4小时禁饮。

5. 访视与评估　查看病人手术部位标识，了解术前准备完善情况，评估病人全身皮肤状况，肢体有无感觉及运动障碍，高风险病人申报难免压疮。

6. 手术交接　与手术室工作人员核对病人信息、手术部位标识、药品及病人相关资料，完成交接记录。

（二）术中护理

1. 物品准备　胸腔手术基本器械、钛夹钳、合成夹钳、超声刀、切割缝合器、抗菌药物。

2. 建立静脉通道　输液器连接延长三通管，采用 16G 静脉留置针于健侧上肢建立静脉通道，如遇术中大出血，协助麻醉师、医师抢救，遵医嘱加压输液、输血。

3. 安置体位　侧卧 90°，双上肢均外展并保持功能位，保护受力部位及骨突部位皮肤。

4. 术中观察　观察术中出血量、动脉血压、中心静脉压、血氧饱和度，静脉通道是否固定妥当。每 2 小时监测体温 1 次，做好保暖、观察受压部位皮肤情况。

5. 执行隔离技术　遵循呼吸道手术术中隔离原则，严格执行隔离技术。

6. 引流管护理　安置胸腔引流管及尿管，标识清楚、妥善固定并保持通畅。

7. 标本送检　重点关注淋巴结标本名称及数量，确认标本无误后由洗手护士及时送检，避免遗失。

（三）术后护理

1. 病人交接　核对病人信息，了解手术方式及术中情况，交接生命体征、管路、皮肤情况及物品等并记录。

2. 呼吸道护理　持续吸氧 3 ~ 5L/min，观察呼吸，监测动脉血氧饱和度，出现烦躁不安、不能平卧、心动过速、发绀、呼吸困难等缺氧征象，给予面罩吸氧，通知医师；协助病人有效咳嗽咳痰，痰液黏稠者雾化吸入，必要时吸痰；病人能耐受的情况下尽早协助其行呼吸功能锻炼。

3. 术后体位　全麻清醒，血压稳定病人取半卧位，床头抬高 30° ~ 50°。全肺切除病人避免过度侧卧。

4. 胸腔闭式引流管护理

（1）妥善固定，引流通畅。胸腔引流液量每小时 100 ~ 200ml、呈鲜红色、有血凝块，病人出现血压下降、脉搏增快、尿少等，通知医师，加快输液速度，做好剖胸探查的术前准备。

（2）全肺切除术病人遵医嘱夹闭胸腔闭式引流管，定时开放，每次放液量不超过 100ml，速度宜慢。

5. 并发症护理

（1）出血护理：观察切口敷料有无渗血、引流液的性状、量和颜色变化。病人出现烦躁、心率增快、血压下降等失血性休克表现，及时报告医师，遵医嘱加快输液速度并做好再次手术准备。

（2）肺部感染护理：病人出现畏寒、高热或咳脓痰等感染征象，报告医师，遵医嘱协助处理。

（3）肺炎及肺不张护理：鼓励病人咳嗽排痰，痰液黏稠者予以雾化治疗，必要时吸痰或气管切开。

（4）肺水肿护理：全肺切除、老年人及心功能不全病人，24 小时补液量控制在 2000ml 内，速度 20 ~ 30 滴 / 分。出现呼吸困难、发绀、心动过速、咳粉红色泡沫样痰等表现，立即减慢输液速度，控制液体入量；吸氧，氧气以 50% 乙醇湿化；遵医嘱予强心、利尿、镇静、激素治疗，安抚病人。

（5）支气管胸膜瘘护理：术后 3 ~ 14 日病人胸腔引流管持续引流出大量气体，有发热、刺激性咳嗽、痰中带血或咳血痰、呼吸困难、呼吸音减低等支气管胸膜瘘表现，患侧卧位，遵医嘱使用抗生素。

四、健康指导

（一）住院期

1. 告知病人翻身、活动、下床时避免牵拉、扭曲胸腔引流管，防止脱出。

2. 指导病人行肺康复锻炼。

（二）居家期

1. 保持环境安静、舒适，空气新鲜、预防感冒。

2. 戒烟，继续肺功能锻炼，出院后 6 个月避免重体力劳动。

3. 出现切口红、肿、热、痛，胸闷，呼吸困难，发热等情况及时就诊。

4. 门诊随访，定期复查。术后 2 年每 3 个月 1 次，2 ~ 5 年每 6 个月 1 次，5 年后每年 1 次。

第五节　食　管　癌

一、概述

食管癌（esophageal carcinoma）是指由食管鳞状上皮或腺上皮的异常增生所形成的恶性病变。其发展一般经过上皮不典型增生、原位癌、浸润癌等

阶段。是一种常见的上消化道恶性肿瘤。

二、病情观察与评估

（一）生命体征
监测生命体征，观察呼吸、血压变化。

（二）症状体征
1. 观察病人有无进行性吞咽困难、吞咽困难程度、有无呕吐等。
2. 观察病人有无疼痛，评估疼痛的部位和性质。
3. 观察病人有无消瘦、贫血、脱水、恶病质等表现。
4. 观察病人有无声嘶、胸腔积液、腹水、锁骨上淋巴结肿大等。

（三）安全评估
1. 评估病人有无因食物反流导致窒息的危险。
2. 评估病人有无因营养不良、活动无耐力、衰竭导致跌倒 / 坠床的危险。
3. 评估病人有无因消瘦、长期卧床导致压疮的危险。
4. 评估病人对食管癌的认知程度，有无焦虑、恐惧、自杀等心理问题。

三、护理措施

（一）术前护理
1. 营养支持　能进食者尽量经口进食高蛋白、高维生素饮食，避免较大、较硬的食物；营养状况较差或不能进食者，遵医嘱提供肠内、肠外营养。
2. 消化道护理
（1）出现梗阻或炎症者，术前每天生理盐水 500ml 加甲硝唑 0.5g 分次口服，连服 3～5 天。
（2）进食后有滞留或反流者，术前 1 日晚置鼻胃管，给予生理盐水 100ml 加抗生素冲洗食管及胃。
（3）拟行结肠代食管手术者，遵医嘱术前 3～5 日口服肠道抗生素。
（4）术晨置胃管，通过梗阻部位时不能强行插入，以免穿破食管。
3. 呼吸道护理　戒烟，指导病人练习缩唇、腹式深呼吸、有效咳嗽咳痰，使用呼吸功能训练器、呼吸功能锻炼操、爬楼梯等改善肺功能。
4. 访视与评估　查看病人手术部位标识，了解术前准备完善情况，评估病人全身皮肤状况，肢体有无感觉及运动障碍，高风险病人申报难免压疮。
5. 手术交接　与手术室工作人员核对病人信息、手术部位标识、药品及病人相关资料，完成交接记录。

（二）术中护理

1. 物品准备 胸腔手术基本器械、肋骨剪、荷包钳、超声刀、切割缝合器、吻合器、抗菌药物。

2. 建立静脉通道 输液器连接延长三通管，采用 18G 静脉留置针于右上肢建立静脉通道，如遇术中大出血，协助麻醉师、医师抢救，遵医嘱加压输液、输血。

3. 安置体位 侧卧 90°，双上肢均外展并保持功能位，保护受力部位及骨突部位皮肤。

4. 术中观察 观察术中出血量、动脉血压、中心静脉压、血氧饱和度，静脉通道是否固定妥当。每 2 小时监测体温 1 次，做好保暖、观察受压部位皮肤情况。

5. 执行隔离技术 遵循消化道手术术中隔离原则，严格执行隔离技术。

6. 引流管护理 安置胸腔引流管、尿管、胃管及鼻肠管，标识清楚、妥善固定并保持通畅。

7. 标本送检 重点关注多个淋巴结清扫标本，确认标本无误后由洗手护士及时送检，避免遗失。

（三）术后护理

1. 病人交接 核对病人信息，了解手术方式及术中情况，交接生命体征、管路、皮肤情况及物品等并记录。

2. 呼吸道护理 持续吸氧 3 ~ 5L/min，观察呼吸型态、频率和节律，监测动脉血氧饱和度，出现烦躁不安、不能平卧、心动过速、发绀、呼吸困难等缺氧征象，给予面罩吸氧，通知医师；协助病人有效咳嗽咳痰，痰液黏稠者雾化吸入，必要时吸痰，气管插管者，及时吸痰，保持气道通畅；术后第一日每 1 ~ 2 小时鼓励病人深呼吸、吹气球、使用呼吸训练器，促使肺膨胀。

3. 饮食护理

（1）术后 3 ~ 4 日内吻合口充血水肿，需禁饮禁食并持续胃肠减压。禁食期间遵医嘱肠内和（或）肠外营养支持，管饲营养液时温度 38 ~ 40℃，早期营养液浓度低、量少、速度慢，以后逐渐增加。

（2）胃管拔出后可少量饮水，如无异常，术后 5 ~ 6 日进全清流质，每次 100ml，每日 6 次。

（3）术后 10 日进流质饮食，术后 15 日进半流质饮食，逐渐过渡到普食，注意少食多餐，细嚼慢咽，进食不宜过多、过快、避免生、冷、硬食物，防止吻合口瘘。

4. 胃肠减压护理

（1）术后 3 ~ 6 日内持续胃肠减压，标识清楚，妥善固定，经常挤压，保持通畅，观察记录胃液的量、色、性状。

（2）引流出大量血性胃液，遵医嘱生理盐水加去甲肾上腺素胃管注入止血。

（3）出现胃管引流不畅，空针抽取少量生理盐水低压冲洗并及时回抽。

（4）胃管脱出后通知医师，禁止盲目再次插入。

（5）待肛门排气、胃肠减压引流量减少后，拔出胃管。

5. 卧位护理　全麻清醒，血压稳定后病人取半卧位，床头抬高30°～50°，利于呼吸和引流，病人进食2小时内勿平卧，睡眠时抬高床头，防止胃液反流引起反酸、呕吐。

6. 并发症护理

（1）出血护理：监测生命体征，病人出现烦躁不安、血压下降、脉搏增快、尿少等表现，立即通知医师，加快输血、补液速度，观察胃液及胸腔引流液的颜色、性状及量，遵医嘱给予止血药。

（2）吻合口瘘护理：术后5～10日，病人出现高热、寒战、呼吸困难、胸腔积液、全身中毒甚至休克等吻合口瘘的表现，立即通知医师，禁食，胸腔闭式引流，抗感染治疗及营养支持。

（3）乳糜胸护理：术后2～10日胸腔闭式引流量多，禁食期间出现淡血性或淡黄色液，进食后引流出大量乳糜液等乳糜胸表现，给予禁食、肠外营养支持、保持引流通畅。

四、健康指导

（一）住院期

1. 告知病人安置胃管、营养管期间及时吐出口腔内分泌物。

2. 指导病人行肺功能锻炼。

3. 告知病人术后禁饮禁食，待胃肠功能恢复后遵医嘱逐渐进食。

（二）居家期

1. 告知病人少食多餐，避免刺激性食物和碳酸饮料，避免进食过快、过量、带骨刺、硬质食物。饭后2小时内不宜平卧，睡眠时垫高枕头。

2. 保持良好心境和情绪，保证充足睡眠，劳逸结合，逐渐增加活动量，坚持进行肺康复锻炼。

3. 自我观察进食后的反应，出现梗阻、疼痛、呕吐、腹泻等不适，停止进食，及时就诊。

4. 门诊随访，定期复查。术后2年每4个月1次，2～4年每6个月1次，4年后每年1次。

第六节　纵隔肿瘤手术护理

一、概述

纵隔肿瘤（mediastinal mass）按来源分为神经纤维瘤、畸胎瘤、胸腺瘤。良性肿瘤早期无明显症状，恶性肿瘤可表现为消瘦、贫血、胸闷、疼痛、恶病质等。胸腺瘤常并发重症肌无力。

二、病情观察与评估

（一）生命体征

监测生命体征，观察有无体温升高、呼吸异常等。

（二）症状体征

1. 观察病人有无胸闷、气促、胸痛、咳嗽、呼吸困难等肿瘤压迫肺部或气管的症状。

2. 观察病人有无头痛、头昏或晕厥、面部、颈部、上肢和上胸部静脉怒张，皮下组织水肿等肿瘤压迫上腔静脉的症状。

3. 观察病人有无失声、呼吸困难等肿瘤压迫或侵犯喉返神经的症状。

4. 观察胸腺瘤病人有无并发上眼睑下垂、活动无耐力、呼吸困难等重症肌无力表现。

（三）安全评估

1. 评估病人有无因四肢乏力发生跌倒/坠床的危险。

2. 评估病人有无因吞咽困难导致呛咳、窒息的危险。

3. 评估病人及家属对纵隔肿瘤的认知程度、心理及家庭支持系统等。

三、护理措施

（一）术前护理

1. 用药护理

（1）抗胆碱酯酶药必须按时服用，咀嚼和吞咽无力者应在餐前30分钟口服。

（2）糖皮质激素大剂量冲击治疗期间应严密观察呼吸变化，长期服药者，注意观察有无消化道出血、骨质疏松、股骨头坏死等并发症。摄入高蛋白、低糖、高钙、含钾丰富的饮食，必要时服用制酸剂，保护胃黏膜。

（3）使用免疫抑制剂如硫唑嘌呤等，应定时检查血象，注意肝肾功能变化。

2. 呼吸道护理 戒烟，指导病人练习缩唇、腹式深呼吸、有效咳嗽咳痰，使用呼吸功能训练器、呼吸功能锻炼操、爬楼梯等进行肺功能锻炼。

3. 预防跌倒 四肢乏力，活动无耐力病人，动态进行跌倒评分，卧床时床栏保护，协助下床活动，防止跌倒。

4. 饮食护理 病人应在餐前充分休息，吞咽困难病人在服药后肌无力改善时，进半流食或软食，进食宜慢，进食时观察有无呛咳、窒息或呼吸骤停等。

5. 心理护理 讲解纵隔肿瘤相关知识，减轻病人焦虑及恐惧，争取病人家庭支持。

6. 访视与评估 查看病人手术部位标识，了解术前准备完善情况，评估病人全身皮肤状况，高风险病人申报难免压疮。

7. 手术交接 与手术室工作人员核对病人信息、手术部位标识、药品及病人相关资料，完成交接记录。

（二）术中护理

1. 准备物品 胸腔手术基本器械、胸骨电锯、超声刀、胸骨钢丝。

2. 建立静脉通道 输液器连接延长三通管，采用18G静脉留置针于健侧上肢建立静脉通道。

3. 安置体位 垫肩仰卧位，双上肢均外展并保持功能位，保护受压部位及骨突部位皮肤。

4. 术中观察 观察术中出血量、动脉血压、中心静脉压、血氧饱和度，静脉通道是否固定妥当。每2小时监测体温1次，做好保暖、观察受压部位皮肤情况。

5. 引流管护理 安置胸腔引流管及尿管，标识清楚，妥善固定并保持通畅。

6. 标本送检 确认标本无误后由洗手护士及时送检，避免遗失。

（三）术后护理

1. 病人交接 核对病人信息，了解手术方式及术中情况，交接生命体征、管路、皮肤情况及物品等并记录。

2. 呼吸道护理 持续吸氧3～5L/min，观察呼吸型态、频率和节律，监测动脉血氧饱和度；病人突然出现呼吸困难、躁动不安、心率加快、发绀等肌无力危象表现，清理呼吸道分泌物，加大氧流量，安抚病人，通知医师，必要时协助气管插管，呼吸机辅助呼吸；协助病人有效咳嗽咳痰，痰液黏稠者雾化吸入，必要时吸痰，气管插管者，及时吸痰，保持气道通畅；术后第1日每1～2小时鼓励病人深呼吸、吹气球、使用呼吸训练器，促使肺膨胀。

3. 纵隔引流管护理　妥善固定，标识清楚，保持引流通畅，记录引流液量、颜色、性状。

4. 并发症护理

上腔静脉综合征护理　病人出现上肢、颈部、颜面部水肿以及上半身表浅静脉曲张等上腔静脉综合征的表现，通知医师，取半卧位，记录 24 小时出入量，遵医嘱使用利尿剂。穿刺时避免选用上肢、颈内及锁骨下静脉。做好皮肤护理。

四、健康指导

（一）住院期

1. 指导病人进食宜慢，禁辛辣刺激食物。

2. 服用抗乙酰胆碱类药物病人遵医嘱准时、准量服用，避免漏服。

3. 戒烟、戒酒，指导行肺康复锻炼。

（二）居家期

1. 保持良好心境和情绪，充足睡眠，劳逸结合，逐渐增加活动量。

2. 指导病人严格遵医嘱定时、定量服药。

3. 告知病人进食后出现呛咳、行走困难、斜视、复视等不适，及时就诊。

4. 门诊随访，定期复查。

第七节　手 汗 症

一、概述

手汗症（hyperhidrosis）是指因交感神经兴奋异常升高导致手部极易出汗的综合征，常伴有腋窝及脚掌多汗。病人平时容易出汗，若遇到情绪紧张或气温略微升高则症状加重，有的甚至出现明显汗滴，呈洗手样，常常给病人的工作或学习带来极大困扰。

二、病情观察与评估

（一）生命体征

监测生命体征，了解有无异常。

（二）症状体征

观察病人出汗的部位、量。

（三）安全评估

评估病人对手汗症的认知程度，有无自卑、焦虑、抑郁、恐惧、自我封闭、悲观等。

三、护理措施

（一）术前护理

1. 皮肤护理　保持出汗部位皮肤清洁干燥。

2. 心理护理　积极与病人沟通，讲解疾病的预后、手术的目的、注意事项，消除其紧张恐惧。

3. 访视与评估　查看病人手术部位标识，了解术前准备完善情况，评估病人全身皮肤状况及营养情况。

4. 手术交接　与手术室工作人员核对病人信息、手术部位标识、药品及病人相关资料，完成交接记录。

（二）术中护理

1. 准备物品　胸腔镜手术基本器械、腔镜系统。

2. 建立静脉通道　输液器连接延长三通管，采用18G静脉留置针于左上肢建立静脉通道。

3. 安置体位　半坐卧位，双上肢均外展<90°，妥善固定。

4. 术中观察　观察头部及双上肢是否在功能位。

5. 引流管护理　安置胸腔引流管，标识清楚、妥善固定并保持通畅。

（三）术后护理

1. 病人交接　核对病人信息，了解手术方式及术中情况，交接生命体征、管路、皮肤情况及物品等并记录。

2. 并发症护理

（1）血气胸护理：病人出现胸痛、胸闷、气促、呼吸困难、烦躁不安等表现，协助医师行穿刺抽气或胸腔闭式引流。

（2）转移代偿性多汗护理：当病人出现双手以外其他部位多汗，根据出汗量指导并协助病人勤换衣裤，保持床单位清洁干燥，注意保暖，防止受凉。多饮水，出汗较多者，适当增加盐的摄入。

四、健康指导

1. 鼓励病人早期下床活动。

2. 告知病人术后一周内常出现一过性多汗，表现为手掌多汗症状较术前严重或相似，一周后多自愈。

3. 定期门诊复查、随访。

第八节　肺移植手术

一、概述

肺移植（lung transplantation）是把病人患有严重疾病的肺切除，将因其他原因死亡的人的健康肺移植于病人胸腔内，是目前国际上治疗终末期肺部疾病的最佳有效手段。

二、病情观察与评估

（一）生命体征

监测病人生命体征，了解有无体温升高、呼吸、血压异常等。

（二）症状体征

1. 观察病人有无呼吸困难，评估呼吸困难的程度。

2. 观察病人咳嗽、咳痰、咯血情况。

3. 观察病人有无口唇发绀、颈静脉充盈搏动、杵状指/趾、水肿等。

4. 观察并评估病人心、肺、肾、肝等重要脏器的功能状况。

5. 评估病人有无全身性潜在感染。

（三）安全评估

1. 评估病人有无因排痰困难、咯血导致窒息的危险。

2. 评估病人有无因肺动脉高压晕厥导致跌倒/坠床的危险。

3. 评估病人有无因缺氧、衰竭、水肿、长期卧床导致压疮的危险。

4. 评估病人对肺移植的认知程度，有无焦虑、抑郁、恐惧、悲观、自杀等心理问题。

三、护理措施

（一）术前护理

1. 呼吸道护理　戒烟；根据病人血气分析结果和病情给予氧气吸入，必要时呼吸机辅助呼吸；指导病人练习缩唇、腹式深呼吸、有效咳嗽咳痰，使用呼吸功能训练器等以改善肺功能。

2. 体能训练　根据病情，指导病人进行行走、下蹲训练，六分钟步行试验，登楼试验，全身放松训练等。

3. 完善术前检查　血型、血常规、出凝血时间、肝肾功能及X线、CT、心电图、纤维支气管镜、肺功能、血气分析、巨细胞病毒、疱疹病毒、EB病毒、肝炎病毒、艾滋病病毒、人类白细胞抗原（HLA）等。

4. **饮食护理** 能进食者尽量经口进食高蛋白、高维生素饮食；营养状况较差或不能进食者，遵医嘱提供肠内、肠外营养，使病人术前体重尽量达到理想体重的75%。术前12小时禁食，8小时禁水。

5. **心理护理** 与病人及家属沟通，了解病人及家属对疾病的认知程度，针对其心理问题实施心理疏导。

6. **用药护理** 术前遵医嘱使用抗生素，术前晚（20:00）和术日晨（8:00）分别口服环孢素 A 5mg/kg。

7. **访视与评估** 查看病人手术部位标识，了解术前准备完善情况，评估病人全身皮肤及营养状况，高危病人申报难免压疮。

8. **手术交接** 与手术室工作人员核对病人信息、手术部位标识、药品及病人相关资料，完成交接记录。

（二）术中护理

1. **准备物品** 胸腔手术基本器械、肺移植器械、肺保养液、温液仪、暖风机、超声刀、心脏除颤仪、切割缝合器、气管闭合器、血管缝线、特殊药品。

2. **建立静脉双通道** 输液器连接延长三通管，采用16G静脉留置针于上肢建立静脉通道，如遇术中大出血，协助麻醉师、医师抢救，遵医嘱加压输液、输血。

3. **安置体位** 侧卧90°，双上肢均外展并保持功能位，保护受压部位及骨突部位皮肤。

4. **术中观察** 观察术中出血量、动脉血压、中心静脉压、血氧饱和度，静脉通道及导尿管是否固定妥当。每2小时监测体温1次，做好保暖、观察受压部位皮肤情况。

5. **引流管护理** 安置胸腔引流管及导尿管，标识清楚、妥善固定并保持通畅。

6. **标本送检** 确认标本无误后由洗手护士及时送检，避免遗失。

（三）术后护理

1. **病人交接** 准备隔离病房，实施保护性隔离，核对病人信息，了解手术方式及术中情况，交接生命体征、管路、皮肤情况及物品等并记录。

2. 观察病人的意识、生命体征、有创动脉压、血氧饱和度、尿量、皮温等，维持病人呼吸及循环的稳定。

3. **呼吸道护理** 肺移植病人咳嗽反射弱，应定时予叩背、震动排痰机等协助病人咳痰，痰液黏稠者雾化吸入，必要时协助医师行纤维支气管镜吸痰。

4. 严格控制液体入量，保持负平衡，准确记录尿量、引流量、体液量、

24 小时入量等。

5. 饮食护理 术后肠功能恢复后开始进食清淡流食，逐渐改为半流食，后为普食，一般以优质蛋白、低糖类、高维生素、低脂肪为主，勿暴饮暴食，禁食补品。

6. 胸腔闭式引流管护理 妥善固定，保持通畅，观察胸腔闭式引流瓶水柱波动情况和引流液的颜色、性状及量，病人出现胸腔引流量每小时 100～200ml、呈鲜红色、有血凝块，通知医师并做好再次开胸手术的准备。

7. 用药护理 讲解术后使用免疫抑制剂、激素等药物的作用、副作用、剂量及使用方法，定时协助服药。FK506 或环孢素 A 需在饭前 1 小时或饭后 2 小时空腹口服；激素一般在饭后服用，减少胃肠道反应；服用 FK506 病人，每周监测 1 次药物浓度。

8. 保护性隔离 病室每日空气消毒 2 次，消毒液擦拭病床单元及物品表面 1～2 次，消毒液拖地 2～4 次，保持室内空气清新，温湿度适宜；各项操作严格手卫生、无菌技术，尽量减少出入病室的次数，感冒或其他感染者禁止进入病室工作；病人外出检查时戴帽子、口罩并注意保暖。

9. 心理护理 肺移植手术是一种特殊的经历，病人有着独特的心理历程与突出的心理问题，应鼓励其倾诉，加强沟通，建立良好的护患关系，针对病人的心理问题进行护理。

10. 并发症护理

（1）排斥反应护理：病人出现体温上升、胸痛、全身不适、疲乏、食欲减退、咳嗽、咳痰、呼吸困难等急性排异的表现时，遵医嘱大剂量激素冲击（甲强龙 500～100mg/d，连用三天）。用药 24～48 小时后症状常得到缓解；病人出现进行性加重的呼吸困难、咳嗽、有黏液脓痰或无痰，活动时气短加剧等慢性排异表现时，遵医嘱及早处理。

（2）感染预防：术后 2 周内每日监测体温 4～6 次，及早发现感染，加强消毒隔离；保持口腔、皮肤清洁；术后加强肺康复锻炼；遵医嘱使用抗生素；观察切口的渗液、渗血情况，保持切口敷料清洁干燥，病人出现移植肺胀痛及压痛，及时通知医师。

（3）吻合口狭窄观察：病人出现呼吸困难、喘鸣及一秒用力呼气容积（FEV1）下降等吻合口狭窄表现，协助行支气管镜检查，确诊后协助医师进行气管腔内支架、球囊扩张、电烧灼、激光等治疗。

四、健康指导

（一）住院期

1. 告知病人留置胸腔闭式引流管的目的及注意事项。

2. 指导病人行肺功能锻炼。

3. 告知病人严格遵医嘱定时、定量服药；控制饮水量。

（二）居家期

1. 告知病人术后需终身服用免疫抑制剂，严格遵医嘱服药，不得随意加减药量或停药。避免活疫苗预防注射。

2. 戒烟，坚持肺功能锻炼。

3. 保持规律生活，适当锻炼，控制体重，术后半年内避免剧烈运动。

4. 避免饲养宠物，半年内尽量减少出入公共场所，必要时戴口罩，预防感冒。

5. 注意饮食卫生，避免食用生冷食物；避免烟酒和浓茶，忌人参、蜂皇浆及灵芝，忌饮葡萄汁及柚汁。

6. 指导病人监测体重、尿量、体温、血压等，出现胸闷、呼吸困难等情况及时就诊。

7. 门诊随访，定期复查。肺移植术后1月，每周复查；术后2月，每2周复查；术后3月，每月复查；术后1年，每3个月复查。

8. 肺移植病人如需生育，必须在医师的指导下有计划地进行。

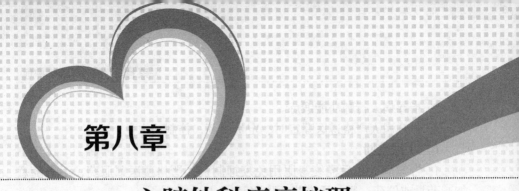

第八章

心脏外科疾病护理

第一节　心脏外科疾病一般护理

一、病情观察与评估

（一）生命体征

监测生命体征，观察病人有无体温、脉搏、血压异常，有无心律失常。

（二）症状体征

1. 观察病人有无气促心悸、乏力、下肢水肿等表现，评估病人心功能状况。

2. 观察病人有无发绀、呼吸困难，有无反复呼吸道感染，评估病人肺功能状况。

3. 观察病人有无胸闷、胸痛等，评估病人有无急性心梗征象。

4. 观察病人神志、面部表情、有无肢体活动障碍。

（三）安全评估

1. 评估病人有无因心功能下降导致卧床、活动受限、水肿引起压疮的危险。

2. 评估病人有无因乏力、肢体活动障碍引起跌倒/坠床的危险。

3. 评估病人心理情况，有无因体外循环术后精神症状导致的意外拔管、自伤的危险。

4. 评估患儿配合度及家庭支持状况，有无走失、自伤等危险。

二、护理措施

（一）术前护理

1. **急救处理**　病人出现意识丧失、心跳呼吸骤停者立即通知医师，行以下抢救措施：

（1）胸外心脏按压，心电监护，发生室颤时给予除颤。

（2）保持呼吸道通畅，球囊加压给氧，必要时气管插管，行呼吸机辅助呼吸。

（3）建立两个以上静脉通道，遵医嘱用药，观察用药效果；

（4）密切观察意识、生命体征并记录。

2. 监测生命体征，观察心率、心律、血压、尿量、血氧饱和度、末梢循环等指标；遵医嘱严格控制入量及输液速度，准确记录出入量。

3. 氧疗　呼吸困难，缺氧者遵医嘱吸氧，观察吸氧效果。

4. 呼吸功能锻炼

（1）缩唇腹式呼吸：指导病人用鼻深吸气后憋气 2 秒，然后以口缩唇，作口哨样，缓慢将气体呼出，吸气时腹部鼓起，呼气时腹部缩回，呼气时间是吸气时间的 2 倍。

（2）呼吸功能训练器：训练器使用应安排在用餐后 1～2 小时，每日 3～4 次，每次约 20 分钟，循序渐进，避免病人过度疲劳。

（3）物理疗法：通过拍背叩击来协助病人排痰，方法：五指并拢，手掌呈空心，沿脊柱两侧自下而上，由外到内。病人坐位或站立，身体向前倾斜采用缩唇式呼吸方法做几次呼吸，深吸气后，屏气声带关闭，然后声门突然开放，猛咳一声将气道分泌物咳出。

5. 疼痛护理　评估疼痛程度、性质、部位、持续时间、病因；采用数字等级评分量表（NRS）进行疼痛评估，疼痛评分 >4 分时遵医嘱用药，观察用药反应及镇痛效果。

6. 保持口腔、皮肤卫生，预防上呼吸道感染，必要时可使用抗生素。

7. 心理护理　部分心脏体外循环术后病人可出现谵妄等精神症状，术前评估病人心理状况，行心理护理，必要时可药物治疗。

8. 术前准备　术前告知病人取下活动性义齿。测量生命体征，发现体温、心率、血压异常，女性病人月经来潮通知医师。

9. 访视与评估　查看病人手术部位标识，了解术前准备完善情况，评估病人全身皮肤状况，高风险病人申报难免压疮。

10. 手术交接　入手术室前与手术室工作人员核对病人信息、手术部位标识、药品及病人相关资料，完成交接记录。

（二）术中护理

1. 物品准备　心脏手术基本器械，电外科基本设备，胸骨锯、钢丝、除颤仪、心脏手术专用缝线、抗菌药、血管活性药物、抗心律失常药物、凝血及止血药物等，血制品，体外循环物品等。

2. 风险评估　了解术前特殊检查结果，如输血全套、出凝血时间等。评估病人全身皮肤状况，预计手术时间超过 2 小时者，重点评估骶尾部、腘窝以及足跟等部位皮肤状况，高风险病人申报难免压疮。

3. 病人交接　与病房护士查对病人身份、手术信息，交接病人病情、皮肤及物品。

4. 麻醉前核查　麻醉医师主持与手术医师、手术护士三方共同核查病人信息、手术信息、知情同意、设备、物品准备等情况，确认术前备血、抗菌药物皮试结果以及影像学检查结果。

5. 体位安置　根据手术需要安置体位，常规采用平卧位，胸背部垫高，保护骨突部位及受压皮肤。

6. 物品清点　在术前、关闭胸腔前以及关闭胸腔后、缝合皮肤后清点手术物品，包括类别、数目，检查完整性并记录。

7. 切皮前核查　手术医师主持三方核查，共同确认病人信息、手术信息、物品准备就绪、抗菌药物输注等情况。

8. 术中观察　观察生命体征、术中出血量、尿量（转机前、转机中、停机后）并记录，观察静脉输液是否通畅及有无渗漏、仪器设备运行情况，观察肛温、鼻温的变化，体外循环并行期间体温应降至30℃，非并行期间体温低于36℃时采取加温措施。

9. 记录各类手术记录单，如手术安全核查表、手术风险评估表、临床护理记录单、临时医嘱单、手术护理记录清点单、病人交接记录单、体外循环记录单等。

10. 出室前核查　手术护士主持三方核查，共同确认实际手术方式、清点用物结果、送检标本、皮肤状况及病人去向。

11. 出室交接　手术护士与麻醉医师共同护送病人出手术间，重症监护室交接生命体征、出入量、管路、全身皮肤情况及物品等。

12. 标本送检　巡回护士、洗手护士、手术医师共同核对标本无误后，由洗手护士送检标本。

（三）术后护理

1. 病人交接　核对并交接病人生命体征、皮肤、伤口、管道、用药情况、病历资料并记录。

2. 病情观察

（1）监测意识、生命体征、尿量、中心静脉压、出入量、末梢循环、引流液量、颜色等，必要时行血气分析。

（2）观察心律及心电图变化，有无房颤、室颤等心律失常，及时报告医师并配合处理。

（3）观察血钾、血钠等生化指标，如有异常及时告知医师，避免术后心律失常发生。

3. 遵医嘱控制输液量及速度，严格记录出入量。

4. 呼吸道护理　术后呼吸机辅助呼吸期间，按机械通气护理常规护理。指导病人有效咳嗽、呼吸功能锻炼，定时拍背，排痰无力者给予吸痰，观察痰液颜色、性状及量。

5. 引流管护理　妥善固定，做好标识及导管评分，保持引流通畅，观察记录引流液的量、颜色及性状。

6. 皮肤护理　保持床单位平整、清洁、干燥，协助翻身，使用减压工具如气垫床等。

7. 用药护理

（1）使用血管活性药物，观察用药效果，遵医嘱调节速度，用药过程中避免药物外渗引起皮肤坏死。

（2）服用利尿剂病人记录尿量，定时监测电解质。

（3）口服降压药病人注意监测血压，发现血压异常及时告知医师并配合处理。

（4）使用地高辛、去乙酰毛花苷等强心类药物病人，监测心率，如心率<60 次 / 分，有黄绿视，恶心、呕吐，突发晕厥等洋地黄中毒表现，告知医师遵医嘱暂停服药。

（5）服用美托洛尔、胺碘酮等降低心率的药物时，监测心率及血压，如心率 <60 次 / 分，收缩压 <90mmHg，告知医师并遵医嘱暂停服药。

8. 饮食护理　术后限制饮入量，心功能差者，限制钠盐摄入；血钾高者，限制香蕉、橙子等高钾食物摄入；营养不良病人可给予肠内或肠外营养。

9. 切口护理　胸骨正中切口病人使用胸带保护切口，咳痰、起床双手环抱，避免胸廓牵拉引起切口疼痛及裂开。

10. 并发症护理

（1）出血护理：病人出现心率增快，血压下降，引流液 >4ml/（kg·h）[小儿 >2ml/（kg·h）]，持续 2～3 小时，伤口敷料渗血严重等活动出血表现，立即通知医师，必要时手术开胸止血。

（2）心包填塞护理：病人突然出现呼吸急促、面色苍白、出冷汗、脉搏增快，血压下降、引流液不多等心包填塞表现，立即通知医师，行心包穿刺。

（3）低心排综合征护理：病人出现收缩压 <11.9kPa、呼吸急促、动脉血氧分压下降、心率快、脉压变小、尿量 <0.5～1ml/（kg·h）、皮肤湿冷等低心排综合征表现，通知医师，监测生命体征、动脉压、查血气分析、维持水、电解质及酸碱平衡。

（4）急性左心衰护理：病人出现呼吸困难、下肢水肿等肺循环和体循环淤血表现，给予端坐或半卧位休息，吸氧，遵医嘱控制单位时间内液体入量，使用强心、利尿药物并观察其效果。

三、健康指导

（一）住院期

1. 指导病人根据心功能恢复情况逐渐增加活动量，避免劳累。
2. 心衰病人卧床休息。

（二）居家期

1. 告知病人口服药物的注意事项，严格遵医嘱用药，避免自行停药或漏服药，教会病人观察药物不良反应。
2. 告知病人术后1年内避免重体力劳动、剧烈运动。
3. 告知病人注意保暖，预防感冒，避免口腔、皮肤感染引起心内膜炎。
4. 定期复查，如有异常及时就诊。

第二节　冠脉造影术

一、概述

冠状动脉造影术（coronary angiography）是借助于心导管，将高浓度造影剂直接而快速地注入心脏左或右冠状动脉内，从而显示冠状动脉走形和病变的一种心血管造影方法。

二、病情观察与评估

（一）生命体征

监测生命体征，观察心率、血压变化，有无心律失常。

（二）症状体征

1. 观察病人有无胸闷胸痛（疼痛部位、性质、程度、缓急等）。
2. 观察病人术肢有无血栓，皮肤破损或感染等表现。
3. 评估病人有无体循环或肺循环淤血等心力衰竭表现。

（三）安全评估

1. 评估病人有无因术后限制卧床导致的压疮危险。
2. 评估病人有无因术肢压迫过度导致肢端坏死危险。

三、护理措施

（一）术前护理

1. 心理护理　向病人讲解手术的目的、方法、注意事项，取得病人的配合，消除紧张恐惧。

2. 术前准备　床上大小便训练，备皮，更衣，备齐术中用物，测量生命体征。

3. 手术交接　与导管室工作人员核对病人信息、药品及病人相关资料，完成交接记录。

（二）术中护理

1. 物品准备　介入手术基本器械、设备、药物准备等。

2. 建立静脉双通道　输液器连接延长三通管，采用18G静脉留置针于左上肢建立静脉通道。

3. 安置体位　平卧位，穿刺手或脚外展，另一只手置于保护，同时保护受压皮肤。

4. 术中观察　监测生命体征，观察病人意识、末梢动脉搏动及心电图的变化，观察仪器设备运行情况，观察有无心律失常等并发症，观察术中出血量、静脉通道是否通畅，观察受压部位皮肤情况。

5. 出室交接　与病房工作人员交接生命体征、穿刺点局部并发症情况，皮肤情况及物品等。

（三）术后护理

1. 病人交接　核对并交接病人生命体征、皮肤、伤口、用药情况、病历资料并记录。

2. 病情观察　监测心率、心律、血压，及时发现心律失常并配合处理。

3. 动脉穿刺部位护理　观察动脉穿刺部位有无渗血、血肿形成；术肢肢端皮温、颜色，活动度以及动脉搏动情况；保证绷带或加压止血器的有效压迫，定时松解，如有出血情况可减少松解圈数或适当延长松解时间。

4. 并发症护理

（1）急性心肌梗死护理：病人出现胸闷、胸痛等不适及心电图改变等心肌缺血表现，立即通知医师及时处理。

（2）栓塞护理：病人出现意识、肢体活动障碍等脑栓塞及肢体动脉栓塞表现，通知医师及时处理。

四、健康指导

1. 告知病人手术当日平卧，术肢绝对制动12小时，卧床24小时后可下床活动。

2. 鼓励病人术后适当饮水，以利于造影剂排出。

3. 避免增加腹压因素，如咳嗽、喷嚏、用力大便，必要时协助按压穿刺伤口。

第三节 房（室）间隔缺损

一、概述

房（室）间隔缺损（atrial septal defect，ASD）是指在胚胎期由于房（室）间隔的发育异常，左、右心房（室）间残留未闭的房（室）间孔，造成心房（室）之间间隔缺损的先天性心脏病，以小儿居多。临床表现为易反复发作的呼吸道感染及劳累后气促、心悸、杵状指、发绀及发育不良。可行内科介入封堵或外科手术治疗。

二、病情观察与评估

（一）生命体征

监测生命体征，观察病人有无发热、血压异常。

（二）症状体征

1. 观察病人有无气促、心悸、双下肢水肿等心衰表现，评估病人心功能。

2. 观察病人有无发绀、呼吸困难，有无反复呼吸道感染，评估病人肺功能。

（三）安全评估

1. 评估病人心理情况，有无因体外循环术后精神症状导致的意外拔管、自伤的危险。

2. 评估病人有无因卧床、消瘦导致的压疮危险。

3. 评估患儿配合度及家庭支持状况，有无走失、自伤、坠床等危险。

三、护理措施

（一）术前护理

1. **休息与活动** 监测静息、活动状态下四肢血氧饱和度，心功能 0 ~ Ⅱ 级患儿适当活动；心功能Ⅲ ~ Ⅳ级者尽量卧床，避免情绪激动及用力排便。

2. **肺动脉高压护理** 病人出现发育迟缓、反复肺部感染、发绀及活动后气促，肺动脉平均压大于 20mmHg 等肺动脉高压表现，应卧床休息，减少活动，吸氧，遵医嘱服用降肺动脉压药物。

3. 访视与评估 查看病人手术部位标识，了解术前准备完善情况，评估病人全身皮肤状况，高风险病人申报难免压疮。

4. 手术交接 入手术室前与手术室工作人员核对病人信息、手术部位标识、药品及病人相关资料，完成交接记录。

（二）术中护理

1. 物品准备 心脏手术基本器械、心脏补片、心包固定液。

2. 建立静脉双通道 输液器连接延长三通管，采用 16G 静脉留置针于右上肢建立静脉通道。

3. 安置体位 平卧位胸部垫高双手置于体侧，保护肩胛、骶尾、足跟部位受压皮肤。

4. 术中观察

（1）转机前：密切观察生命体征，重点观察病人心率、血压的变化。

（2）转机中：降低室温及病人体温，密切观察病人肛温、鼻温的变化，记录转机中小便量及颜色、受压皮肤的颜色。

（3）停机后：观察心脏复跳情况，准备除颤电极，打开除颤仪备用；观察病人心率血压并记录；检查动、静脉通畅及固定情况；遵医嘱输血、用药；观察小便的量与颜色，并记录；监测体温，观察体温上升情况、必要时使用暖风机，观察术中出血量。

5. 引流管护理 安置心包及纵隔引流管者，必要时安置胸腔引流管，标识清楚、妥善固定并保持通畅。

（三）术后护理

1. 病人交接 核对并交接病人生命体征、皮肤、伤口、管道、用药情况、病历资料并记录。

2. 病情观察 观察病人意识、心率、血压、尿量、中心静脉压、有创动脉压等指标，异常者及时通知医师。

3. 小儿病人对失血耐受性差，遵医嘱及时补充失血，注意入量和速度，严格记录出入量。

4. 呼吸道护理 协助病人翻身拍背，有效咳嗽及呼吸功能锻炼，排痰无力者给予吸痰，观察痰液颜色、性状及量，小儿病人可适当刺激哭闹，促进肺复张。

5. 肺动脉高压护理 保证充分给氧，减少刺激，减轻疼痛，遵医嘱用药。

6. 安全防护 小儿病人加强看护，安置床栏，配合度差者可适当约束。

7. 疼痛护理 采用数字等级评分量表（NRS）进行疼痛评估，采用放松技巧、自控镇痛泵缓解疼痛，疼痛评分 >4 分，遵医嘱用药，观察病人疼痛缓解情况及有无恶心、呕吐等不良反应。

8. 引流管护理 妥善固定，标识清楚，保持引流通畅，观察记录引流液的量、颜色及性状；小儿病人适当约束，避免意外拔管。

9. 体位及活动指导

（1）手术当日全麻未醒者去枕平卧位，头偏向一侧；清醒后取半卧位。

（2）术后第2~3日采取半卧位为主，适当床上活动，无心慌、气促不适者可下床活动。

（3）小儿病人术后避免剧烈运动。

四、健康指导

（一）住院期

1. 指导病人控制水钠入量，清淡低盐饮食，避免过饱或便秘。

2. 告知病人保持切口敷料清洁干燥，小儿病人避免抓挠切口。

3. 告知病人注意保暖，预防感冒。

（二）居家期

1. 告知小儿病人术后6个月内禁止剧烈活动，如跑、跳等。

2. 出院后1个月复查，3~6月复查一次，随访1年后每隔1~2年随访一次，如无异常，3年后可不再随访。有气促、呼吸困难、发绀、水肿、尿量减少，及时就诊。

3. 告知小儿病人术后1个月内避免免疫接种。

4. 告知小儿病人出院一年内尽量平卧位，不宜侧卧，以免影响胸骨的正常愈合。

第四节　心脏瓣膜疾病

一、概述

心脏瓣膜病（valvular heart disease）是由于炎症、退行性变、先天畸形、创伤等原因引起的单个或多个瓣膜的结构或功能异常，导致瓣口的狭窄或关闭不全。瓣膜疾病一旦造成循环系统血流动力学紊乱，应尽早手术治疗，包括瓣膜修复或人工瓣膜（生物瓣或机械瓣）置换。

二、病情观察与评估

（一）生命体征

监测生命体征，观察病人心率、血压，有无呼吸困难、心律失常如房颤等。

（二）症状体征

1. 观察病人有无活动后心累、气紧、咯血、端坐呼吸和夜间阵发性呼吸困难。

2. 观察病人有无心悸、头晕、乏力等心排量不足的表现。

3. 观察病人有无二尖瓣面容，面颊、口唇轻度发绀；有无颈静脉怒张、肝大、腹水及双下肢水肿。

（三）安全评估

1. 评估病人有无因心功能差、活动无耐力导致跌倒/坠床危险。

2. 评估病人有无因长期卧床、水肿导致压疮危险。

三、护理措施

（一）术前护理

1. 体位与活动　心功能差、主动脉瓣中重度狭窄者应卧床休息，避免体力劳动。

2. 生命体征观察　密切观察病人心率、血压，主动脉瓣中重度狭窄者密切观察病人心率、血压，避免心率过慢导致病人猝死。

3. 访视与评估　查看病人手术部位标识，了解术前准备完善情况，评估病人全身皮肤状况，高风险病人申报难免压疮。

4. 手术交接　入手术室前与手术室工作人员核对病人信息、手术部位标识、药品及病人相关资料，完成交接记录。

（二）术中护理

1. 物品准备　心脏手术基本器械、测瓣器、人工心脏瓣膜、成形环等。

2. 建立静脉双通道　输液器连接延长三通管，采用18G静脉留置针于右上肢建立静脉通道。

3. 安置体位　平卧位胸部垫高双手置于体侧，保护肩胛、骶尾、足跟部位受压皮肤。

4. 术中观察

（1）转机前：密切观察生命体征，重点观察病人心率、血压的变化。

（2）转机中：降低室温及病人体温，密切观察病人肛温、鼻温的变化，记录转机中小便量及颜色、受压皮肤的颜色。

（3）停机后：观察心脏复跳情况，准备除颤电极，打开除颤仪备用；观察病人心率血压并记录；检查动、静脉通畅及固定情况；遵医嘱输血、用药；观察小便的量与颜色，并记录；监测体温，观察体温上升情况、必要时使用暖风机，观察术中出血量。

5. 引流管护理 安置心包及纵隔引流管，必要时安置胸腔引流管，标识清楚、妥善固定并保持通畅。

6. 标本送检 清点标本数量，洗手、巡回和医师确认标本标识无误后由洗手护士及时送检，避免遗失。

（三）术后护理

1. 病人交接 核对并交接病人生命体征、皮肤、伤口、管道、用药情况、病历资料并记录。

2. 病情观察

（1）观察心率、心律和心电图变化，目标心率在 80 ~ 100 次 / 分，避免心率过慢加重左心室负荷；心律失常者遵医嘱处理。

（2）监测外周血压、有创动脉压、中心静脉压等，遵医嘱使用强心类血管活性药物，根据血压遵医嘱调整剂量。

（3）观察尿量，遵医嘱使用利尿剂，记录出入量。

（4）监测血钾指标，瓣膜置换术后病人预防低血钾造成的心律失常，血清钾一般维持在 4 ~ 5mmol/L，高浓度补钾选择深静脉以微量注射泵匀速输入，补钾后复查血钾。

3. 呼吸道护理 协助病人翻身拍背，有效咳嗽及呼吸功能锻炼，排痰无力者给予吸痰，观察痰液颜色、性状及量。

4. 抗凝药物护理

（1）每日定时服用，不可漏服、多服。

（2）病人出现肢体活动障碍、牙龈出血、鼻出血、皮下出血、尿中带血等表现，通知医师协助处理。

（3）监测抗凝指标凝血酶原时间（PT）+ 国际标准化比值（INR），要求 PT 在 25 ~ 30 秒，INR 在 1.8 ~ 2.5。

5. 并发症观察

（1）动脉栓塞护理：有房颤、脑梗死或肢体动脉栓塞史病人，严密观察神志、瞳孔、面部表情及肢体活动。病人突发晕厥、偏瘫、下肢厥冷、疼痛、皮肤苍白等应警惕血栓形成或肢体栓塞，及时通知医师，积极协助处理。

（2）瓣膜护理：病人出现瓣膜音质异常、血尿等急性卡瓣、瓣周漏表现，立即通知医师。

四、健康指导

（一）住院期

1. 告知病人避免食用维生素 K 含量高，影响抗凝药物效果的食物如菠

菜、白菜、菜花、胡萝卜、土豆、猪肝等。

2. 教会病人自我观察抗凝药物不良反应。

（二）居家期

1. 指导病人逐渐增加活动量，术后3个月以休养为主，3～6个月根据心功能逐渐增加活动量，术后1年内避免重体力劳动、剧烈运动。

2. 告知病人机械瓣置换需终身抗凝，生物瓣置换或人工瓣环成形术抗凝3个月；抗凝期间如拔牙、手术等，需咨询专科医师。

3. 抗凝指标监测　定期测定PT、INR，出院后第1个月每5～7天查1次；第2～3个月或PT、INR稳定后可每月查1～2次；6个月以后每月查1次；1年以后或稳定者可1～2月查1次。

4. 告知病人避免碰撞、跌倒，减少公众场所活动；注意口腔卫生，使用软毛牙刷；出现皮肤、口腔、胃肠道感染等及时就诊。

第五节　冠状动脉粥样硬化性心脏病

一、概述

冠状动脉粥样硬化性心脏病简称冠心病（coronary atherosclerotic heart disease，CHD），是冠状动脉粥样硬化病变使动脉变窄、闭塞及功能性改变（如痉挛），导致管腔阻塞而引起冠状动脉供血不足、心肌缺血或心肌梗死的一种心脏病。临床表现为胸部闷痛，治疗以支架介入和冠脉搭桥术为主。

二、病情观察与评估

（一）生命体征

监测生命体征，观察病人有无发热、心率及血压异常。

（二）症状体征

1. 观察病人有无胸闷、胸骨后压榨样疼痛，有无放射性左肩、左臂等疼痛。

2. 观察病人有无恶心、呕吐、大汗、发绀表现。

（三）安全评估

1. 评估病人有无因疼痛、晕厥导致的跌倒/坠床的危险。

2. 评估病人有无因体外循环术后精神症状所致意外拔管、自伤危险。

3. 评估病人有无因长期卧床，低蛋白水肿所致的压疮危险。

三、护理措施

（一）术前护理

1. 心绞痛急性发作处理 病人出现胸痛、胸闷等表现，绝对卧床休息，心电监护，吸氧，遵医嘱舌下含化硝酸甘油或静脉给药，观察用药效果，观察心电图变化，注意有无急性心肌梗死表现。

2. 用药护理 术前长期服用抗凝药物如阿司匹林、华法林应在术前一周停用，需持续抗凝者可改用肝素，密切观察用药效果，避免抗凝不足引起血栓。

3. 避免在供体血管如大隐静脉处穿刺等，观察足背动脉搏动情况。

4. 访视与评估 查看病人手术部位标识，了解术前准备完善情况，评估病人全身皮肤状况，高风险病人申报难免压疮。

5. 手术交接 入手术室前与手术室工作人员核对病人信息、手术部位标识、药品及病人相关资料，完成交接记录。

（二）术中护理

1. 物品准备 心脏手术基本器械、搭桥器械、起搏器及导线、心脏固定器、吹吸系统、分流栓、钛夹。

2. 建立静脉双通道 输液器连接延长三通管，采用16G静脉留置针于右上肢建立静脉通道。

3. 安置体位 平卧位胸部垫高双手置于体侧，保护肩胛、骶尾、足跟部位受压皮肤。

4. 术中观察

（1）转机前：密切观察生命体征，重点观察病人心率、血压的变化。

（2）转机中：降低室温及病人体温，密切观察病人肛温、鼻温的变化，记录转机中小便量、颜色、受压皮肤的颜色。

（3）停机后：观察心脏复跳情况，准备除颤电极，打开除颤仪备用；观察病人心率血压并记录；检查动、静脉通畅及固定情况；遵医嘱输血、用药；观察小便的量与颜色，并记录；监测体温，观察体温上升情况、必要时使用暖风机，观察术中出血量。

5. 引流管护理 安置心包及纵隔引流管者，必要时安置胸腔引流管，标识清楚、妥善固定并保持通畅。

（三）术后护理

1. 病人交接 核对并交接病人生命体征、皮肤、伤口、管道、用药情况、病历资料并记录。

2. 病情观察

（1）观察心率、心律和心电图变化，警惕心律失常和心肌梗死的发生。

维持心率在 60~80 次 / 分，左心功能不全时维持在 100 次 / 分左右。

（2）术后维持适合病人自身的血压，高血压病人术后血压维持在不低于术前血压的 20~30mmHg，避免血压过低影响重要器官灌注。

3. 呼吸道管理　协助病人翻身拍背，有效咳嗽及呼吸功能锻炼，排痰无力者给予吸痰，观察痰液颜色、性状及量。

4. 术后功能锻炼　抬高取血管患肢 15°~30°，间断活动患肢，观察患肢皮温及动脉搏动情况。根据病人耐受程度，逐渐进行肌肉功能锻炼。

5. 避免诱因　术后遵医嘱镇静镇痛，保证充足的睡眠，避免疼痛、劳累诱发心绞痛。

6. 并发症护理

（1）意识障碍护理：病人出现躁动、精神异常等表现，使用约束等保护性措施，遵医嘱用药。

（2）肾功能衰竭护理：病人出现尿量减少、肌酐增高、高血钾、高血钠等急性肾功能衰竭的表现，应监测出入量、尿色、尿比重，遵医嘱限制水、钠、高钾的摄入，停用肾毒性药物，行透析治疗。

四、健康指导

（一）住院期

1. 指导病人进低盐低脂饮食，少食多餐。

2. 指导病人避免剧烈活动、情绪激动及腹压增加因素，便秘者遵医嘱给予缓泻剂。

3. 指导病人术后术肢穿着弹力袜，观察术肢足背动脉搏动、皮温、指端循环及活动。

4. 告知病人定时服用抗血小板聚集药物，教会其观察不良反应。

（二）居家期

1. 术后 3~6 个月复查 1 次。如出现胸闷、胸痛、心累、气紧等不适，及时就诊。

2. 告知肥胖病人控制体重，强调合理饮食重要性。

3. 随身携带硝酸甘油以备急用。

第六节　心脏黏液瘤

一、概述

心脏黏液瘤（cardiac myxoma）是最常见的心脏原发良性肿瘤，多见于青壮年，多数黏液瘤为单发。临床症状不明显，常于体检行心脏彩超时发现，瘤体脱落后主要表现为血流动力学紊乱、栓塞及全身症状等。手术摘除肿瘤后，症状可立即缓解或消失。

二、病情观察与评估

（一）生命体征

监测生命体征，观察病人血压、心律异常。

（二）症状体征

1. 观察病人有无偏瘫、失语、肢体疼痛等脑梗死或肢体动脉栓塞表现。

2. 观察病人有无心悸、气短、端坐呼吸、晕厥、咯血等表现。

（三）安全评估

1. 评估病人有无因剧烈活动、情绪激动等引起的血栓脱落危险。

2. 评估病人有无因卧床导致的压疮危险。

三、护理措施

（一）术前护理

1. 动脉栓塞护理 观察意识、面部表情、瞳孔对光反射、四肢感觉及活动情况，发现栓塞及时通知医师。

2. 心理护理 避免情绪激动，减轻思想负担。

3. 保持大便通畅，避免用力排便，遵医嘱使用缓泻剂。

4. 访视与评估 查看病人手术部位标识，了解术前准备完善情况，评估病人全身皮肤状况，高风险病人申报难免压疮。

5. 手术交接 入手术室前与手术室工作人员核对病人信息、手术部位标识、药品及病人相关资料，完成交接记录。

（二）术中护理

1. 物品准备 心脏手术基本器械、心脏补片。

2. 建立静脉双通道 输液器连接延长三通管，采用 18G 静脉留置针于右上肢建立静脉通道。

3. 安置体位 平卧位胸部垫高双手置于体侧，保护肩胛、骶尾、足跟部位受压皮肤。

4. 术中观察

（1）转机前：密切观察生命体征，重点观察病人心率、血压的变化。

（2）转机中：降低室温及病人体温，密切观察病人肛温、鼻温的变化，记录转机中小便量、颜色、受压皮肤的颜色。

（3）停机后：观察心脏复跳情况，准备除颤电极，打开除颤仪备用；观察病人心率血压并记录；检查动、静脉通畅及固定情况；遵医嘱输血、用药；观察小便的量与颜色，并记录；监测体温，观察体温上升情况、必要时使用暖风机，观察术中出血量。

5. 引流管护理　安置心包及纵隔引流管，标识清楚、妥善固定并保持通畅。

6. 标本送检　清点标本数量，洗手、巡回和医师确认标本标识无误后由洗手护士及时送检，避免遗失。

（三）术后护理

1. 病人交接　核对并交接病人生命体征、皮肤、伤口、管道、用药情况、病历资料并记录。

2. 呼吸道管理　协助病人翻身拍背，有效咳嗽及呼吸功能锻炼，排痰无力者给予吸痰，观察痰液颜色、性状及量。

3. 遵医嘱控制液体入量，严密观察静脉输液速度及用药效果。

四、健康指导

（一）住院期

1. 告知病人术前绝对卧床休息，避免左侧卧位和突然改变体位。

2. 指导病人术后早期下床活动，遵医嘱行被动肢体关节、肌肉功能锻炼。

（二）居家期

1. 告知病人术后 1 年内避免重体力劳动、剧烈运动、外伤等。

2. 术后 4 年内每半年复查 1 次超声心电图，4 年后每年 1 次。长期随诊及早发现再发或复发。

第七节　胸主动脉瘤

一、概述

胸主动脉瘤（thoracic aortic aneurysm）是指主动脉壁变性破坏后，形成的异常扩张和膨大部分。临床表现早期无症状，常于体检、胸片、或超声检查时发现，瘤体增大到一定程度可因压迫邻近器官组织引起相应症状。主动脉瘤破裂起病急、发展快，病人常在几分钟内死亡。不论动脉瘤的大小，如已有破裂的高危因素（如高血压，阻塞性肺疾病等），均应早期手术治疗。

二、病情观察与评估

（一）生命体征

监测生命体征，观察病人有无血压增高或血压不稳定。

（二）症状体征

1. 观察病人有无胸背部间歇性或持续性胀痛或跳痛。

2. 观察病人有无因动脉瘤增大压迫临近组织和脏器而出现的相应症状如刺激性咳嗽、声音嘶哑、膈肌麻痹、偏瘫、无尿、肢体疼痛等。

（三）安全评估

评估病人有无因限制卧床导致的压疮危险。

三、护理措施

（一）术前护理

1. 主动脉瘤破裂预防

（1）严格控制病人收缩压在 100～110mmHg 左右，遵医嘱给予口服降压药或静脉泵入硝普钠等药物，观察降压药物效果及不良反应。

（2）绝对卧床休息，保持环境安静，避免情绪激动。

（3）遵医嘱给予吸氧、镇静、镇痛剂。

2. 访视与评估　查看病人手术部位标识，了解术前准备完善情况，评估病人全身皮肤状况，高风险病人申报难免压疮。评估病人动脉瘤破裂大出血风险。

3. 手术交接　入手术室前与手术室工作人员核对病人信息、手术部位标识、药品及病人相关资料，完成交接记录。

（二）术中护理

1. 物品准备　心脏手术基本器械、血管吻合器械、人工血管。

2. 建立静脉双通道　输液器连接延长三通管，采用 16G 静脉留置针于右上肢建立静脉通道。

3. 安置体位　平卧位胸部垫高双手置于体侧，保护肩胛、骶尾、足跟部位受压皮肤。

4. 术中观察

（1）转机前：密切观察生命体征，重点观察病人心率、血压的变化。

（2）转机中：降低室温、病人体温降至 25℃，密切观察病人肛温、鼻温的变化，记录转机中小便量及颜色、受压皮肤的颜色。

（3）停机后：观察心脏复跳情况，准备除颤电极，打开除颤仪备用；观察病人心率血压并记录；检查动、静脉通畅及固定情况；遵医嘱输血、用药；观察小便的量与颜色，并记录；监测体温，观察体温上升情况、必要时使用暖风机，观察术中出血量。

5. 引流管护理　安置心包及纵隔引流管，必要时安置胸腔引流管，标识清楚、妥善固定并保持通畅。

6. 标本送检　清点标本数量，洗手、巡回和医师确认标本标识无误后由洗手护士及时送检，避免遗失。

（三）术后护理

1. 病人交接　核对并交接病人生命体征、皮肤、伤口、管道、用药情况、病历资料并记录。

2. 病情观察　密切监测病人生命体征，及时发现心律失常。

3. 呼吸道护理　协助病人翻身拍背，有效咳嗽及呼吸功能锻炼，排痰无力者给予吸痰，观察痰液颜色、性状及量。

4. 肾功能衰竭护理　病人出现尿量减少、肌酐增高、高血钾、高血钠等急性肾功能衰竭的表现，应监测出入量、尿色、尿比重，遵医嘱停用肾毒性药物，行透析治疗。

四、健康指导

（一）住院期

1. 告知病人术前避免用力咳嗽、使用呼吸训练器。

2. 告知病人避免情绪激动、用力排便，便秘病人遵医嘱给予口服缓泻剂。

（二）居家期

术后 3 个月，6 个月，一年定期复查，1 年后每年 1 次。长期随诊，出现心悸、胸痛等不适及时就诊。

第八节　心脏移植病人

一、概述

心脏移植（heart transplantation）是治疗终末期心脏病的首选方法。经长期治疗无效，各种原因引起的心脏泵功能严重不可逆损伤；左室功能极差（EF 射血分数 <20%），预计生存 <1 年，均可进行心脏移植，包括原位心脏移植、心肺联合移植，其手术效果受多因素影响。

二、病情观察与评估

（一）生命体征

监测生命体征，观察有无体温、心率、血压异常。

（二）症状体征

1. 评估病人心功能，观察病人有无心累、气紧，活动无耐力，双下肢水肿等终末期心脏病的临床表现。

2. 评估病人免疫相关实验室检查。

（三）安全评估

1. 评估病人有无因心功能差、活动无耐力引起的跌倒 / 坠床的危险。

2. 评估病人有无因长期卧床、水肿导致压疮的危险。

3. 评估病人及家属对心脏移植的认知程度，有无良好的社会家庭支持系统。

三、护理措施

（一）术前护理

1. 遵医嘱给予强心利尿、血管扩张药，血流动力学不稳定病人需用心脏辅助装置如左心辅助装置或体外膜肺。

2. 严密观察静脉输液速度，遵医嘱控制液体入量，静脉输入心肌营养液，同时注意补镁，纠正酸碱、电解质紊乱，预防心律失常。

3. 保持口腔、皮肤卫生，预防和治疗口腔、皮肤、泌尿系统及呼吸道感染。

4. 完善相关检查　配合医师完善各种特殊检查和化验检查，组织配型、配血等。

5. 心理护理　做好心脏移植术前相关知识的健康宣教，或介绍成功病例增强对移植手术信心。

6. 访视与评估　查看病人手术部位标识，了解术前准备完善情况，评估病人全身皮肤状况，高风险病人申报难免压疮。

7. 手术交接　入手术室前与手术室工作人员核对病人信息、手术部位标识、药品及病人相关资料，完成交接记录。

（二）术中护理

1. 物品准备　心脏手术基本器械、移植手术器械。

2. 建立静脉双通道　输液器连接延长三通管，采用 16G 静脉留置针于右上肢建立静脉通道。

3. 安置体位　平卧位胸部垫高双手置于体侧，保护肩胛、骶尾、足跟

部位受压皮肤。

4. 术中观察

（1）转机前：密切观察生命体征，重点观察病人心率、血压的变化。

（2）转机中：降低室温及病人体温，密切观察病人肛温、鼻温的变化，记录转机中小便量、颜色、受压皮肤的颜色。

（3）停机后：观察心脏复跳情况，准备除颤电极，打开除颤仪备用；观察病人心率血压并记录；检查动、静脉通畅及固定情况；遵医嘱输血、用药；观察小便的量与颜色，并记录；监测体温，观察体温上升情况、必要时使用暖风机，观察术中出血量。

5. 引流管护理　安置心包及纵隔引流管，必要时安置胸腔引流管，标识清楚、妥善固定并保持通畅。

6. 标本送检　清点标本数量，洗手、巡回和医师确认标本标识无误后由洗手护士及时送检，避免遗失。

（三）术后护理

1. 病人交接　核对并交接病人生命体征、皮肤、伤口、管道、用药情况、病历资料并记录。

2. 准备无菌室及隔离病房，实施保护性措施，限制人员探视。

3. 病情观察

（1）观察病人的意识、生命体征、有创动脉压、中心静脉压、血氧饱和度、尿量、皮肤温湿度等，定时查血气分析。

（2）密切观察有无心累、气紧、血压不稳定等心力衰竭表现。

4. 严格控制液体入量及速度，维持适当负平衡。

5. 排斥反应护理　病人出现发热、寒战、心功能下降等心脏排斥反应表现，通知医师，行心内膜心肌活检。

6. 感染预防

（1）遵医嘱使用抗生素，密切观察有无发热、血象异常等感染表现。

（2）保护性隔离，安置于移植监护隔离病房，限制家属及医务人员进出，严格做好病房消毒隔离工作，避免交叉感染。

（3）做好基础护理，每日口腔护理，超声雾化，尿管护理，积极预防口腔、呼吸道及泌尿道感染。

7. 用药护理　指导病人术后使用免疫抑制剂、激素等药物的作用、副作用、剂量及使用方法，正确服药，避免漏服多服；遵医嘱定期监测免疫抑制剂血药浓度。

8. 心理护理　评估病人心理状态，介绍心脏移植术成功案例，增强康复信心。

四、健康指导

（一）住院期

1. 指导病人进食高蛋白、低脂肪、富含维生素食物，严格限制钠盐。

2. 告知病人药物要定时定量服，不得自行增减药量、停用或服用代替药物，禁止服用未经移植医师允许的药物，FK506 或环孢素 A 需在饭前 1 小时和饭后 2 小时空腹口服，激素一般在饭后服用。

（二）居家期

1. 告知病人劳逸结合，避免疲劳过度，6 个月内避免剧烈活动。维持良好的卫生习惯，移植后侵入性治疗（包括补牙）均需与移植医师联络。

2. 告知病人养成良好的卫生习惯，减少公共场所活动，外出戴口罩，避免接受任何活体疫苗注射，禁止饲养宠物。

3. 指导病人饮食卫生，避免暴饮暴食，避免食用变质或未煮熟的食物，3 个月内避免食用乳酸类饮料，6 个月内避免进生鱼、生肉等食物，禁食香菇、木耳、人参、蜂王浆等补品。

4. 告知病人出现乏力、周身不适、食欲缺乏、活动后心悸、气短、心脏扩大、心率增快等表现，及时就诊。

5. 发放心脏移植病人自我监测本，教会病人自我检测体温、体重、血压，记录血常规、肝肾功能、血药浓度的变化。

6. 定期门诊随访复查，术后第 1 个月，每周 2 次；术后第 2 个月，每周 1 次；术后第 3 个月，每 2 周 1 次；术后半年，每月 1 次；术后 1 年，每 3 个月 1 次。

第九章

胃肠外科疾病护理

第一节　胃肠外科疾病一般护理

一、病情观察与评估

（一）生命体征

监测生命体征，观察病人有无体温、脉搏、呼吸、血压异常。

（二）症状体征

1. 观察病人意识，评估有无意识障碍。

2. 观察有无恶心、呕吐、腹痛、腹胀、腹泻、便血、肛门停止排气排便等症状，有无腹部压痛、反跳痛、腹肌紧张等腹膜刺激征。

3. 测量体重，评估营养状况。

（三）安全评估

1. 评估病人有无因贫血、呕吐、双下肢乏力引起跌倒/坠床的危险。

2. 评估病人有无因消瘦、低蛋白水肿引起压疮的危险。

3. 评估病人有无焦虑、恐惧、悲观等心理问题。

二、护理措施

（一）术前护理

1. 急救护理　病人因胃、肠穿孔、出血等原因出现脉率增快、血压降低、烦躁不安、四肢冰冷等休克征象时，立即吸氧、心电监护、监测生命体征及腹部体征，建立2条以上静脉通道，遵医嘱补充血容量、纠正酸中毒，必要时做好急诊手术准备。

2. 呼吸道护理　戒烟，训练深呼吸、有效咳嗽、咳痰。

3. 排便护理　腹泻病人保护肛周皮肤，排便困难者遵医嘱正确使用缓泻剂、灌肠等，术后需卧床病人指导练习床上大小便。

4. 饮食护理　进食高蛋白、易消化、低纤维素的清淡饮食。

5. 心理护理　及时了解病人心理变化，讲解疾病相关知识，减轻焦虑、恐惧，增强病人战胜疾病的信心。

6. 皮肤护理　清洁手术部位皮肤，手术部位毛发密集者剃除毛发。

7. 完善检查　输血全套、出凝血时间、大小便常规、X线、心电图、CT、B超、胃镜、肠镜、直肠和胃超声造影等。

8. 术前准备　药物敏感试验；术前禁食8小时、禁饮4小时；取下活动性义齿、贵重物品等交家属保管；遵医嘱安置胃管和尿管；测量生命体征，发现血压、体温异常或女性月经来潮通知医师。

9. 访视与评估　查看病人手术部位标识，了解术前准备完善情况，评估病人全身皮肤状况。

10. 手术交接　与手术室工作人员核对病人信息、手术部位标识、药品及病人相关资料，完善交接记录。

（二）术中护理

1. 物品准备　胃肠手术基本器械，电外科基本设备，特殊药品。

2. 风险评估　了解术前特殊检查结果，如输血全套、出凝血时间等。评估病人全身皮肤状况，预计手术时间超过2小时者，重点评估骶尾部、腘窝以及足跟等部位皮肤状况，高危病人申报难免压疮。

3. 麻醉前核查　麻醉医师主持与手术医师、手术护士三方共同核查病人信息、手术信息、知情同意、设备、物品准备等情况，确认术前备血、抗菌药物皮试结果以及影像学检查结果。

4. 体位安置　根据手术需要安置体位，保护骨突部位及受压皮肤。

5. 物品清点　在术前、关闭腹腔前以及关闭腹腔后、缝合皮肤后清点手术物品，包括类别、数目，检查完整性并记录。

6. 切皮前核查　手术医师主持三方核查，共同确认病人信息、手术信息、物品准备就绪、抗菌药物输注等情况。

7. 术中观察　观察生命体征、术中出血量、静脉输液是否通畅及有无渗漏、仪器设备运行情况。手术持续时间超过2小时者监测体温，低于36℃时，采取加温措施，观察受压部位皮肤并记录。

8. 记录各类手术记录单，如手术安全核查表、手术风险评估表、临床护理记录单、临时医嘱单、手术护理记录清点单、病人交接记录单等。

9. 出室前核查　手术护士主持三方核查，共同确认实际手术方式、清点用物结果、送检标本、皮肤状况及病人去向。

10. 出室交接　手术护士与麻醉医师共同护送病人出手术间，与麻醉复苏室、重症监护室或病房责任护士交接生命体征、出入量、管路、全身皮肤情况及物品等。

11. 标本送检　巡回护士、洗手护士、手术医师共同核对标本无误后，由洗手护士送检标本。

（三）术后护理

1. 病人交接　核对病人信息，了解手术方式及术中情况，交接生命体征、管路、皮肤情况及物品等并记录。

2. 术后观察

（1）观察病人有无烦躁、心率增快、血压下降等失血性休克表现，发现大出血及时报告医师，遵医嘱加快输液并做好再次手术准备。

（2）观察病人有无恶心、呕吐、腹痛、腹胀等症状。

（3）观察病人肠道功能恢复情况，记录肠鸣音及肛门排气、排便时间。

3. 卧位与活动　全麻未清醒去枕平卧，头偏向一侧，清醒后半卧位，减轻腹壁张力，减轻疼痛，有利于呼吸和引流。鼓励病人早期活动，促进肠蠕动恢复。

4. 切口护理　腹带加压包扎切口，指导病人咳嗽咳痰。观察切口是否有出血及分泌物，敷料浸湿或污染及时更换。

5. 引流管护理　妥善固定，标识清楚，保持引流通畅，防止扭曲、打折和脱落，观察并记录引流液的颜色、性状及量，腹腔引流管引流出大量血性或浑浊粪臭液及时通知医师。留置胃管期间每日口腔护理 2 次，留置尿管期间每日会阴护理 2 次。

6. 疼痛护理　采用数字等级评分量表（NRS）进行疼痛评估，采用放松技巧、自控镇痛泵缓解疼痛，疼痛评分 >4 分，遵医嘱用药，观察病人疼痛缓解情况及有无恶心、呕吐等不良反应。

7. 饮食护理　术后肠蠕动恢复或遵医嘱进食，进食后观察有无腹胀、腹痛、腹泻、恶心呕吐等现象，如有不适报告医师，遵医嘱对症处理。

8. 压疮预防　使用减压设施如气垫床等，保持床单位整洁，避免摩擦力和剪切力，协助翻身，遵医嘱营养支持治疗。

9. 跌倒 / 坠床预防　加强巡视，协助生活护理，协助下床活动。

三、健康指导

（一）住院期

1. 告知手术目的、方式、术中配合要点及术后康复过程。

2. 告知病人各种检查的目的及检查前后注意事项。

3. 告知安置各种引流管的目的、配合要点及留置期间注意事项。

4. 告知病人术后早期活动的目的、方法及重要性。

5. 根据病人病情及手术方式，指导病人选择合适的饮食并告知饮食注意事项。

（二）居家期

1. 饮食宜清淡，进食规律，避免暴饮暴食。

2. 出现发热、腹痛、便血、肛门停止排气排便等及时就诊。

3. 定期门诊复查、随访。

第二节　肠 内 营 养

一、概述

肠内营养（enteral nutrition，EN）是指通过胃肠道途径提供营养的方式。肠内营养途径有经口或喂养管。常用的喂养管有鼻胃管、鼻十二指肠管、鼻空肠管、胃造瘘管、空肠造瘘管等。

二、病情观察与评估

（一）生命体征

监测生命体征，观察体温、脉搏、呼吸有无异常。

（二）症状体征

1. 观察病人有无恶心呕吐、饱胀感、腹痛、腹泻等症状。

2. 使用 NRS2002 营养风险筛查量表评估病人营养状况，评分 ≥ 3 分行营养支持治疗。

（三）安全评估

评估病人有无喂养管脱落危险。

三、护理措施

1. 卧位　输注营养液时，鼻胃管或胃造瘘管者取 30° ~ 45° 半卧位，预防营养液反流和误吸；鼻肠管或空肠造瘘者可取舒适卧位。

2. 口腔护理　留置鼻胃管或鼻肠管期间，口腔护理每日 2 次。

3. 喂养管护理　妥善固定，标识清楚，保持通畅，防止喂养管脱落；输注前后温开水或生理盐水 20ml 冲洗喂养管，输注完毕后无菌纱布包裹。

4. 营养支持护理

（1）营养液现配现用，粉剂搅拌均匀；配制营养液时严格无菌操作；配制好的营养液冰箱保存，开瓶后有效期 24 小时。

（2）输注方式：一次性投给、间歇性重力输注和连续经泵输注。①一次性投给：用注射器注入营养液，每次 200ml，每天 6 ~ 8 次。②间歇性重力输

注：每次 250～400ml，缓慢滴注，每天 4～6 次。③连续经泵输注：应用输液泵 12～24 小时均匀持续输注。连续输注营养液每 4～6 小时冲洗喂养管。

（3）肠内营养遵循浓度由低到高、剂量由少到多、速度由慢到快的原则。第 1 天用 1/4 总需要量，待胃肠道适应后，逐步增加至全量。开始输注速度每小时 25～50ml，逐渐增加，每小时不超过 150ml。营养液输注温度保持 37℃左右。

5. 并发症护理

（1）误吸护理：病人出现呛咳、呼吸急促、口唇发绀等，立即停止营养液输注，鼓励咳嗽，必要时吸引器吸出。

（2）导管移位护理：病人突然出现腹痛、导管周围渗出或腹腔引流管引流出类似营养液的液体等导管移位致营养液进入游离腹腔表现，立即停止输注并报告医师，协助清除或引流出渗漏的营养液，遵医嘱应用抗生素。

四、健康指导

（一）住院期
1. 告知病人留置喂养管的目的和注意事项，防止扭曲、牵拉、脱落。
2. 指导病人口服肠内营养液的方法及注意事项。

（二）居家期
1. 戴管出院进行居家喂养病人，教会喂养及喂养管的自我护理方法。
2. 定期来院复查，遵医嘱更换喂养管。

第三节 肠 外 营 养

一、概述

肠外营养（parenteral nutrition，PN）指通过静脉途径提供人体代谢所需的营养素。病人禁食期间，所需营养素均经静脉途径提供时，称为全胃肠外营养（total parenteral nutrition，TPN）。输注途径包括周围静脉（PICC）和中心静脉导管（CVC）。

二、病情观察与评估

（一）生命体征
监测生命体征，了解有无发热。

（二）症状体征
1. 使用 NRS2002 营养风险筛查量表评估病人营养状况，评分 ≥ 3 分行营养支持治疗。

2. 观察静脉穿刺部位有无红、肿、热、痛、渗血、渗液。

（三）安全评估

评估病人有无导管脱落危险。

三、护理措施

（一）导管护理

1. 标识清楚，妥善固定，防止脱落。

2. 选用 CVC 或 PICC 导管输注营养液，输注前抽回血，用生理盐水 10ml 脉冲式冲洗导管，输注中每 6 ~ 8 小时冲管一次，输液完毕生理盐水 10ml 脉冲式冲洗导管，10 ~ 100U/ml 的肝素钠稀释液 5ml 正压封管。

3. CVC、PICC 导管每周至少更换一次敷贴，敷料渗液、卷边、脱落等及时更换，做好标识和记录。

（二）营养支持护理

1. 配制营养液时，注意配伍禁忌，严格执行三查七对和无菌技术操作。

2. 营养液现配现用，24 小时内输完。

3. 肠外营养治疗期间遵医嘱监测血糖，发现血糖异常及时通知医师，遵医嘱处理。

（三）并发症护理

病人出现发热、寒战，穿刺部位红肿、渗出等感染表现，报告医师，协助血培养检查及处理。

四、健康指导

（一）住院期

1. 告知病人留置导管的目的和注意事项。

2. 告知病人勿自行调节肠外营养液输注速度。

（二）居家期

1. 戴管出院病人至少每周来院维护导管 1 次。

2. 告知病人出现敷料卷边、脱落、渗血、渗液或导管回血等异常时，及时来院处理。

第四节　腹　外　疝

一、概述

腹外疝（abdominal external hernia）是腹腔内器官或组织连同壁腹膜，经

腹壁薄弱点或孔隙向体表突出所形成，是外科常见疾病之一，根据部位可分为腹股沟斜疝、腹股沟直疝、股疝、切口疝等。腹壁强度降低和腹内压力增高是发病的主要原因。

二、病情观察与评估

（一）生命体征

监测生命体征，了解有无低血压。

（二）症状体征

1. 观察有无可复性肿块，评估疼痛程度。

2. 观察病人有无恶心、呕吐、肛门停止排气排便等肠梗阻表现。

（三）安全评估

评估病人有无因高龄、体弱引起跌倒／坠床的危险。

三、护理措施

（一）术前护理

1. 卧位与活动　病人卧床休息，减少活动。

2. 呼吸道护理　戒烟，预防感冒、咳嗽；咳嗽病人遵医嘱给予雾化吸入、止咳治疗。

3. 排便护理　多饮水，多食蔬菜水果，保持大小便通畅。便秘病人遵医嘱给予缓泻剂或灌肠，避免用力排便。

4. 症状护理　病人出现肿块不能还纳、恶心、呕吐、肛门停止排气排便等症状时，立即通知医师，协助处理。

5. 访视与评估　查看病人手术部位标识，了解术前准备完善情况，评估病人全身皮肤状况。

6. 手术交接　与手术室工作人员核对病人信息、手术部位标识、药品及病人相关资料，完善交接记录。

（二）术中护理

1. 准备物品　疝修补手术基本器械、电凝、疝修补补片。

2. 建立静脉通道　输液器连接延长三通管，采用20G静脉留置针于左上肢建立静脉通道。

3. 安置体位　平卧位双手置于体侧，保护受压皮肤。

4. 术中观察　观察生命体征、受压皮肤情况。

（三）术后护理

1. 病人交接　核对病人信息，交接生命体征并记录。

2. 体位与活动　术后平卧位休息；采用无张力疝修补术的病人可早期

离床活动；年老体弱、复发性疝、绞窄性疝、巨大疝病人延迟下床活动，避免腹压增加导致复发。

3. 切口护理　砂袋压迫切口，腹带加压包扎，咳嗽时按压切口；切口出现红、肿、疼痛、敷料浸湿等通知医师换药。

4. 排便护理　鼓励病人尽早小便，不能自解者给予听流水声、改变体位诱导排尿或导尿，大便困难者给予缓泻剂或灌肠。

5. 男性病人术后托起阴囊，避免阴囊内积血、积液。

四、健康指导

（一）住院期

1. 告知病人卧床休息，减少活动。

2. 告知病人预防感冒，咳嗽时用手按压伤口；保持大小便通畅，避免用力排便。

3. 术后 6 小时进流质饮食，第 2 天进食易消化、富含粗纤维的食物，多饮水，忌辛辣刺激食物。行肠切除术病人应禁食至肠蠕动恢复后。

（二）居家期

1. 保持大小便通畅，预防感冒咳嗽。

2. 3 月内避免剧烈运动及重体力劳动，预防疝复发。

3. 加强自我监测，腹部出现可复性包块及时就诊。

第五节　胃　　癌

一、概述

胃癌（gastric carcinoma）是指发生在胃上皮组织的恶性肿瘤，在我国消化道恶性肿瘤中居第二位，好发年龄 50 岁以上，男女发病率之比为 2∶1。发病原因不明确，但与地域环境、饮食生活、幽门螺杆菌感染、慢性疾患、癌前病变、遗传和基因等因素有关。

二、病情观察与评估

（一）生命体征

监测生命体征，观察病人有无低热、低血压。

（二）症状体征

1. 观察病人有无上腹部隐痛、进食哽咽感、饱胀、恶心、呕吐、黑便等。

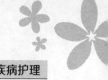

2. 观察病人有无贫血、消瘦、体重下降等。

（三）安全评估

1. 评估晚期胃癌病人有无贫血、双下肢乏力引起跌倒的危险。

2. 评估病人有无消瘦、低蛋白水肿引起压疮的危险。

3. 评估病人对胃癌的心理承受能力，有无焦虑、恐惧、抑郁等心理问题。

三、护理措施

（一）术前护理

1. 幽门梗阻病人术前 3 天高渗盐水洗胃，减轻胃壁炎症和水肿。

2. 跌倒高风险病人上床栏保护，加强巡视，协助生活护理，辅助下床活动。

3. 压疮高风险病人使用气垫床、减压垫、泡沫敷料等保护骨突处，协助翻身，遵医嘱营养支持治疗。

4. 心理护理　介绍手术治疗成功个案，减轻病人焦虑、恐惧。

5. 术前禁食 8 小时，禁饮 4 小时。术晨置胃管持续胃肠减压。

6. 访视与评估　查看病人手术部位标识，了解术前准备完善情况，评估病人全身皮肤状况、高危病人申报难免压疮。

7. 手术交接　与手术室工作人员核对病人信息、手术部位标识、药品及病人相关资料，完善交接记录。

（二）术中护理

1. 准备物品　胃肠手术基本器械、肠钳、荷包钳、超声刀、暖风机、切割缝合器、吻合器、抗菌药物、化疗药物。

2. 建立静脉双通道　输液器连接延长三通管，采用 18G 静脉留置针于左上肢建立静脉通道，如遇术中大出血，协助麻醉师、医师抢救，遵医嘱加压输液、输血。

3. 安置体位　平卧位双手置于体侧，保护肩胛、骶尾、足跟部位受压皮肤。

4. 术中观察　观察术中出血量、静脉通道及胃肠减压管、保留尿管是否通畅，每 2 小时监测体温 1 次，做好保暖、观察受压部位皮肤情况。

5. 手术隔离技术　遵循肿瘤、空腔脏器手术隔离原则，严格执行手术隔离技术。

6. 引流管护理　安置胃管、导尿管及腹腔引流管者，标识清楚、妥善固定并保持通畅。

7. 标本送检　重点关注多个淋巴结清扫标本，清点标本数量，确认标本无误后由洗手护士及时送检，避免遗失。

（三）术后护理

1. 病人交接　核对病人信息，了解手术方式及术中情况，交接生命体征、管路、皮肤情况及物品等并记录。

2. 胃肠减压护理　妥善固定，标识清楚，保持通畅。胃管堵塞，遵医嘱低压冲洗。

3. 空肠营养护理　妥善固定，标识清楚，保持通畅。输注营养液前，温开水或生理盐水 20ml 冲管，营养液温度 37℃ 左右，浓度从低到高，速度由慢到快。输注过程中，观察病人有无腹痛、腹胀、腹泻等。输注完毕冲管，无菌纱布包裹、固定导管。

4. 饮食护理　肠功能恢复后拔除胃管开始进食，进食第 1 天分次少量饮水，如无不适，第 2 天分次少量进食流质饮食，逐渐过渡到半流质饮食、软食及普食。有恶心呕吐、腹胀、腹泻等症状，及时通知医师。

5. 并发症护理

（1）出血护理：胃管短时间引流出大量鲜红色胃液，每小时超过 100ml，病人出现头晕、恶心、呕吐、脉搏增快、血压下降等出血征象，立即通知医师，立即建立静脉通路，遵医嘱快速补液和用药。

（2）吻合口瘘护理：病人出现体温升高、腹腔引流液浑浊、腹部压痛、反跳痛、肌紧张等吻合口瘘表现，及时报告医师，遵医嘱给予禁食、胃肠减压、补液、抗感染、营养支持治疗。

（3）倾倒综合征护理：病人进食后出现心悸、出汗、全身无力、面色苍白、头晕、腹部饱胀不适或绞痛、恶心呕吐和腹泻等倾倒综合征表现，立即取平卧位，遵医嘱进食糖类食物等对症处理。

四、健康指导

（一）住院期

1. 告知胃镜检查当日早晨空腹，胃超声造影检查前禁食禁饮。

2. 告知病人留置胃管洗胃的目的和注意事项，取得病人理解和配合。

3. 告知病人术后翻身活动的目的、方法及注意事项。

4. 指导病人术后饮食的种类和进食方法，告知病人进食后出现恶心呕吐、腹胀、腹痛、腹泻等症状应及时通知医师。

（二）居家期

1. 饮食原则由少到多，由稀到稠，由简单到多样，以低渣无刺激性清淡饮食为主，少量多餐。忌食生、冷、硬、辛辣刺激食物，避免过甜、过咸、过浓的饮食，进餐时限制饮水喝汤，进食后平卧 20 分钟，预防发生倾倒综合征。

2. 出现消瘦、贫血、上腹疼痛、进食后饱胀、呕吐、黑便或血便等及时就诊。

3. 定期门诊复查、随访，出院后 2 年内每 3 ~ 6 月复查一次，2 年后每年复查一次。

第六节　肠　梗　阻

一、概述

任何原因引起的肠内容物通过发生障碍，均称为肠梗阻（intestinal obstruction）。肠梗阻是外科常见的急腹症，病情多变，发展迅速。

二、病情观察与评估

（一）生命体征

监测生命体征，了解有无低血压。

（二）症状体征

1. 了解病人呕吐、腹痛、腹胀、肛门停止排气排便的初发时间、程度及是否进行性加重。

2. 观察病人呕吐物、排泄物的颜色、量及性状。

3. 观察病人腹部有无膨隆、肠型，有无压痛、反跳痛、肌紧张等腹膜刺激征。

4. 观察病人有无眼窝凹陷、皮肤弹性降低等脱水征象。

（三）安全评估

1. 评估病人有无因频繁呕吐引起跌倒 / 坠床的危险。

2. 评估病人有无因反复肠梗阻导致的焦虑、抑郁等心理问题。

三、护理措施

（一）术前护理

1. 病人禁食禁饮，补液、营养支持治疗。

2. 胃肠减压护理　妥善固定，标识清楚，保持有效负压，注意引流液的颜色、性质、量，并记录。引流管堵塞或不畅，生理盐水冲洗或调整胃管位置。

3. 灌肠护理　0.2% 肥皂水或生理盐水 500 ~ 1000ml 灌肠，灌肠过程中密切观察病人病情变化，出现剧烈腹痛、面色苍白等，立即停止灌肠并通知医师，灌肠后观察排便情况。

4. 疼痛护理　疼痛评分 >4 分、诊断明确者遵医嘱给予消旋山莨菪碱、阿托品等解痉止痛治疗。

5. 饮食护理　肠梗阻期间禁食，梗阻解除后可进少量流质，24 小时后进半流质饮食，3 日后进软食，观察进食后有无腹胀腹痛等不适。

6. 安全护理　频繁呕吐病人协助生活护理，使用床栏保护，避免跌倒 / 坠床。

7. 心理护理　讲解肠梗阻的治疗方式及疾病转归，树立病人战胜疾病的信心，取得病人配合。

8. 访视与评估　查看病人手术部位标识，了解术前准备完善情况，评估病人全身皮肤状况、高危病人申报难免压疮。

9. 手术交接　与手术室工作人员核对病人信息、手术部位标识、药品及病人相关资料，完成交接记录。

（二）术中护理

1. 准备物品　胃肠手术器械、肠钳、超声刀、暖风机、切割缝合器、吻合器、抗菌药物、冲洗液等。

2. 建立静脉双通道　输液器连接延长三通管，采用 18G 静脉留置针于左上肢建立静脉通道。

3. 安置体位　平卧位双手置于体侧，保护肩胛、骶尾、足跟部位受压皮肤。

4. 术中观察　观察术中出血量、冲洗液出量、静脉通道及胃肠减压管、保留尿管是否通畅，每 2 小时监测体温 1 次，做好保暖、观察受压部位皮肤情况。

5. 手术隔离技术　遵循空腔脏器手术隔离原则，严格执行手术隔离技术。肠内管腔可能存在可燃性气体，切开肠管时不能使用电外科设备。

6. 引流管护理　安置胃管、尿管及腹腔引流管者，标识清楚、妥善固定并保持通畅。

7. 标本送检　巡回护士、洗手护士、手术医师共同核对标本无误后，由洗手护士送检标本。

（三）术后护理

1. 病人交接　核对病人信息，交接生命体征并记录。

2. 卧位与活动　麻醉清醒、生命体征平稳后半卧位休息，协助病人床上翻身。术后第一天下床活动 1 ~ 2 小时，第二天到出院每天下床活动 4 ~ 6 小时，促进胃肠道功能恢复，防止肠粘连。

3. 饮食护理　病人肠蠕动恢复后进食。第一天流质饮食 50ml，每 2 小时一次，第二天流质饮食 100ml，每 2 小时一次，第三天流质饮食 150ml，每 2 小时一次，以后半流质饮食三天，逐渐过渡到普食。食物以高蛋白、高热量、富含维生素及易消化的清淡、少渣食物为主。出现恶心呕吐、腹胀、腹泻等症状，及时报告医师。

4. 并发症护理

（1）肠瘘护理：病人出现体温升高、腹腔引流液浑浊、腹部压痛、反跳痛、肌紧张等，遵医嘱行全身营养支持和抗感染治疗，局部负压引流。

（2）肠梗阻护理：出现阵发性腹痛、腹胀、呕吐等肠梗阻表现，立即报告医师，遵医嘱处理。

四、健康指导

（一）住院期

1. 告知胃肠减压的目的、必要性、重要性和注意事项，取得配合。
2. 告知灌肠的目的、方法及配合要点。
3. 告知病人术后早期活动的目的，取得配合。
4. 指导病人进食的种类及注意事项。

（二）居家期

1. 指导病人养成良好的饮食习惯，避免暴饮暴食。
2. 适当活动，避免剧烈运动及重体力劳动。
3. 出现腹痛、腹胀、呕吐、停止排便等不适及时就诊。
4. 门诊复查随访。

第七节　肠　　瘘

一、概述

肠瘘（intestinal fistula）是肠管与其他空腔脏器、体腔或体表之间存在异常通道，肠内容物经此通道进入其他脏器、体腔或至体外，引起感染、体液丧失、内部稳态失衡、器官功能受损、心脏营养不良等改变。

二、病情观察与评估

（一）生命体征

监测生命体征，观察病人有无发热、低血压。

（二）症状体征

1. 观察病人体表有无瘘管开口、腹壁缺损。

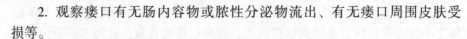

2. 观察瘘口有无肠内容物或脓性分泌物流出、有无瘘口周围皮肤受损等。

3. 观察有无压痛、反跳痛、肌紧张等腹膜刺激征。

4. 评估有无严重营养不良、消化道出血、心肺肾等脏器功能障碍。

（三）安全评估

评估病人家庭支持系统，有无因病程长、治疗费用高、治疗见效慢而产生焦虑、悲观心理。

三、护理措施

（一）心理护理

讲解肠瘘的相关知识，减轻焦虑、悲观情绪，增强病人战胜疾病的信心，积极配合治疗。

（二）卧位

半卧位休息，有利于引流，促进炎症局限。

（三）营养支持

发病初期禁食，通过中心静脉置管行全胃肠外营养。漏出液减少和肠功能恢复后，逐渐过渡到肠内营养。

（四）腹腔双套管护理

1. 妥善固定，标识清楚，适时挤压，及时清除双腔套管内的血凝块、坏死组织，保持引流通畅。

2. 腹腔双套管灌洗负压以 10～20kPa 为宜，根据肠液黏稠度和日排出量调整。

3. 遵医嘱生理盐水灌洗，每日灌洗量 2000～4000ml，速度 40～60 滴 / 分。灌洗过程中观察病人有无畏寒、心慌气紧、面色苍白等不良反应，观察并记录引流液的颜色、性状及量。

（五）瘘口局部护理

1. 病人出现瘘口渗血、渗液及生命体征异常，及时通知医师处理。

2. 局部皮肤护理　保持有效的腹腔引流，及时清除漏出的肠液，保持皮肤清洁。瘘口外渗者，局部清洁后涂抹复方氧化锌软膏、造口护肤粉或使用造口袋收集渗液。

四、健康指导

（一）住院期

1. 告知病人经瘘口安置引流管的目的，防止扭曲、折叠、牵拉、脱落等。

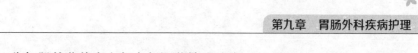

2. 告知肠外营养病人勿自行调节输注速度。

3. 指导病人肠内营养液的服用方法，告知开瓶后有效期。

（二）居家期

1. 进食低脂肪、适量蛋白质、高糖的食物，逐步增加脂肪和蛋白质，忌暴饮暴食。

2. 门诊复查随访。

第八节　阑　尾　炎

一、概述

阑尾炎（appendicitis）是指发生在阑尾的炎症反应，临床上分为急性阑尾炎和慢性阑尾炎，前者较为常见，各年龄段及妊娠期妇女均可发病，但以青年人多见，男性多于女性。

二、病情观察与评估

（一）生命体征

监测生命体征，了解有无发热。

（二）症状体征

1. 观察病人有无转移性右下腹疼痛、恶心、呕吐、腹泻等。

2. 观察病人有无压痛、反跳痛、肌紧张等。

3. 观察病人有无压痛性肿块、腹胀、直肠、膀胱刺激症状。

（三）安全评估

评估病人有无因剧烈疼痛引起坠床的危险。

三、护理措施

（一）术前护理

1. 发热护理　发热病人给予物理降温，遵医嘱使用抗生素，必要时药物降温。

2. 疼痛护理　安慰并指导病人屈膝侧卧减轻疼痛，诊断明确者遵医嘱解痉治疗。

3. 安全护理　剧烈疼痛病人上床栏保护，预防坠床的发生。

4. 访视与评估　查看病人手术部位标识，了解准备完善情况及病人体温情况。

5. 手术交接　与手术室工作人员核对病人信息、手术部位标识、药品

及病人相关资料，完成交接记录。

（二）术中护理

1. 准备物品　阑尾手术器械。

2. 建立静脉通道　输液器连接延长三通管，采用 20G 静脉留置针于左上肢建立静脉通道。

3. 安置体位　平卧位双手置于体侧。

4. 术中观察　观察生命体征，化脓性阑尾炎注意观察引流情况。

5. 引流管护理　安置腹腔引流管者，标识清楚、妥善固定并保持通畅。

6. 标本送检　巡回护士、洗手护士、手术医师共同核对标本无误后，由洗手护士送检标本。

（三）术后护理

1. 病人交接　核对病人信息，交接生命体征并记录。

2. 卧位与活动　持续硬脊膜外麻醉术后 6 小时平卧位休息，6 小时后鼓励病人床上活动四肢、翻身及下床活动，预防肠粘连。

3. 饮食护理　术后禁食、禁饮，待肠蠕动恢复后进流质，第二天进软食，进食后无不适，第 3~4 天可进普食。

4. 切口护理　病人出现体温升高，切口部位红、肿、压痛等切口感染表现，及时通知医师，协助处理。

四、健康指导

（一）住院期

1. 告知病人早期下床活动的目的，取得配合。

2. 告知病人胃肠功能恢复后进食清淡易消化饮食，忌暴饮暴食。

（二）居家期

1. 发现切口疼痛、红肿、渗液等及时就诊。

2. 阑尾周围脓肿者，出院 3 月后再次住院行阑尾切除术。

第九节　结、直肠癌

一、概述

结、直肠癌是消化道常见的恶性肿瘤，以直肠癌（carcinoma of rectum）最为常见，结肠癌（carcinoma of colon）次之。直肠癌中，低位直肠癌约占3/4，绝大多数癌肿可在直肠指检时触及。

二、病情观察与评估

（一）生命体征

监测生命体征，了解有无发热和低血压。

（二）症状体征

1. 了解病人排便习惯。

2. 观察病人有无腹痛、腹胀、肛门停止排气排便、血便等表现。

（三）安全评估

1. 评估病人有无贫血引起跌倒的危险。

2. 评估病人对结、直肠癌的心理承受能力，有无焦虑、恐惧、抑郁等心理问题。

三、护理措施

（一）术前护理

1. 饮食护理　进食高蛋白、高热量、易消化的少渣饮食。

2. 肠道准备　术前1日遵医嘱清洁肠道。无梗阻病人行全肠道灌洗，有梗阻病人行清洁灌肠；病人口服全肠道灌洗液时，分次口服，出现恶心呕吐、腹痛腹胀等肠梗阻表现，立即停止口服灌洗液并通知医师。

3. 造口定位　根据病人病情、腹部形状选择造口位置

（1）乙状结肠造口：①方法一：左下腹脐与髂前上棘连线的内上三分之一腹直肌内选择平坦合适的位置。②方法二：脐部作一5cm水平线，与脐部向下作5cm垂直线围成的正方形的腹直肌内选择平坦合适的部位。

（2）横结肠造口：在左或右上腹以脐部作一水平线，与肋缘作一水平线之间的腹直肌内。

4. 访视与评估　查看病人手术部位标识，了解术前准备完善情况，评估病人全身皮肤状况，高危病人申报难免压疮。

5. 手术交接　与手术室工作人员核对病人信息、手术部位标识、药品及病人相关资料，完成交接记录。

（二）术中护理

1. 准备物品　直肠手术器械、肠钳、荷包钳、超声刀、暖风机、切割缝合器、吻合器、抗菌药物、化疗药物、体位支架。

2. 建立静脉双通道　输液器连接延长三通管，采用18G静脉留置针于左上肢建立静脉通道，如遇术中大出血，协助麻醉师、医师抢救，遵医嘱加压输液、输血。

3. 安置体位　膀胱截石位双手置于体侧，头低足高倾斜20°～30°，肩

托固定双肩，保护肩胛、骶尾、腓总神经、腘窝部受压皮肤。

4. 术中观察　观察术中出血量、静脉通道及胃肠减压管、保留尿管是否通畅，每 2 小时监测体温 1 次，做好保暖，肠造瘘口者观察造瘘口情况，观察受压部位皮肤情况。

5. 手术隔离技术　遵循肿瘤、空腔脏器手术隔离原则，严格执行手术隔离技术。

6. 引流管护理　安置胃管、尿管及腹腔引流管者，标识清楚、妥善固定并保持通畅。

7. 标本送检　重点关注多个淋巴结清扫标本，清点标本数量，确认标本无误后由洗手护士及时送检，避免遗失。

（三）术后护理

1. 病人交接　核对病人信息，了解手术方式及术中情况，交接生命体征、管路、皮肤情况及物品等并记录。

2. 饮食护理　肠蠕动恢复后进食。第一天流质饮食 50ml，每 2 小时一次，第二天流质饮食 100ml，每 2 小时一次，第三天流质饮食 150ml，每 2 小时一次，以后半流质饮食三天，逐渐过渡到普食。

3. 造口护理　观察造口黏膜、周围皮肤有无异常，排泄是否通畅；皮肤有瘙痒或灼热感，增加底盘更换频率，按 ARC 流程更换造口袋。

（1）A 佩戴：温水清洗并擦干造口及周围皮肤；使用造口卡尺测量造口大小或采用描摹方法，裁剪造口底盘，直径比造口大 1~2mm；将造口底盘从下到上平整粘贴在皮肤上；佩戴袋子后捏紧锁扣。

（2）R 揭除：打开锁扣取下袋子；一手轻压皮肤，另一手缓慢地从粘胶边缘向中心移除底盘。

（3）C 检查：检查底盘粘胶与造口周围皮肤，制订个性化的更换频率。

4. 并发症护理

（1）出血护理：病人出现腹腔引流管内短时间引出较多的血性液体或肛门排出大量新鲜血块，立即通知医师，建立静脉双通路，遵医嘱补液、输血等治疗。

（2）吻合口瘘护理：病人出现高热、腹痛、意识淡漠、脉搏细速、血压下降，腹腔引流管引流出浑浊或带臭味的粪性液体等表现，做好急诊手术准备。

四、健康指导

（一）住院期

1. 告知病人直肠超声造影检查前解大便一次，不能自解的给予灌肠

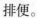

排便。

2. 行肠造口病人，术前讲解造口相关知识；术后教会病人自我护理肠造口。

（二）居家期

1. 进食高蛋白、高热量、易消化的清淡少渣食物，养成良好的饮食习惯。造口病人避免食用洋葱、鱼类、蛋类、大蒜、豆类、芝士等易产生臭味的食物。

2. 适当活动，避免重体力劳动和增加腹内压的因素，预防造口旁疝和造口脱垂。

3. 出现腹痛、腹胀、便血、肛门或造口停止排气排便等及时就诊。

4. 指导病人正确使用造口产品，出现造口出血、皮肤黏膜分离、狭窄、脱垂等到造口门诊就诊。

5. 出院后2年内每3~6月复查1次，2年后每年复查1次。

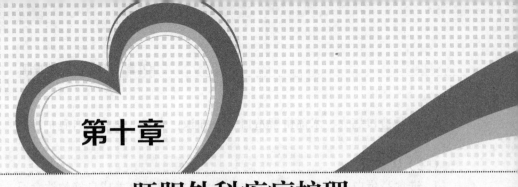

第十章

肝胆外科疾病护理

第一节 肝胆外科疾病一般护理

一、病情观察与评估

（一）生命体征
监测生命体征，观察病人有无体温、脉搏、呼吸、血压异常。

（二）症状体征
1. 观察病人意识状态，评估病人有无谵妄、意识模糊、昏迷等障碍。
2. 观察病人有无黄疸、恶心、呕吐、呕血、黑便、腹痛、腹胀、消瘦乏力、腹部压痛、反跳痛、肌紧张等症状体征。

（三）安全评估
1. 评估病人有无因消瘦乏力、低蛋白水肿、长期卧床、活动、移动能力受限导致压疮发生的危险。
2. 询问病人既往有无高血压、糖尿病史及药物过敏史。
3. 评估病人有无非计划拔管的危险。
4. 评估病人的社会家庭支持系统，评估病人是否有焦虑、恐惧等心理问题。

二、护理措施

（一）术前护理
1. 急救护理　病人出现寒战、高热、口渴、烦躁不安、神志淡漠、面色苍白、发绀或呈花斑样等感染性休克征象，或者因呕血、便血引起皮肤湿冷、脉细速、呼吸增快、血压降低等失血性休克时，保持呼吸道通畅，立即吸氧，心电监护，建立2条以上静脉通道，遵医嘱补充血容量、纠正酸中毒，必要时做好急诊手术准备。
2. 呼吸道护理　戒烟，训练深呼吸、有效咳嗽、咳痰。

3. 排便护理 遵医嘱正确使用缓泻剂、灌肠等。术后需卧床病人，指导练习床上大小便。

4. 皮肤护理 清洁手术部位皮肤；手术部位毛发密集者剃除毛发。

5. 饮食护理 进食低脂、优质蛋白、高热量、高维生素饮食，少量多餐；必要时提供肠内外营养支持。

6. 心理护理 及时了解病人心理变化，讲解疾病相关知识，减轻焦虑、恐惧，增强病人战胜疾病的信心。

7. 完善检查 输血全套、出凝血时间、大小便常规、X 线、心电图、CT、B 超等。

8. 术前准备 药物敏感试验；术前禁食 8 小时、禁饮 4 小时；取下活动性义齿、贵重物品等交家属保管；遵医嘱安置胃管和尿管；测量生命体征，发现血压、体温异常或女性月经来潮通知医师。

9. 访视与评估 查看病人手术部位标识，了解术前准备完善情况，评估病人全身皮肤状况。

10. 手术交接 入手术室前与手术室工作人员核对病人信息、手术部位标识、药品及病人相关资料，完成交接记录。

（二）术中护理

1. 物品准备 肝胆手术基本器械，电外科基本设备，特殊药品。

2. 风险评估 了解术前特殊检查结果，如输血全套、出凝血时间等。评估病人全身皮肤状况，预计手术时间超过 2 小时者，重点评估骶尾部、腘窝以及足跟等部位皮肤状况，高危病人申报难免压疮。

3. 麻醉前核查 麻醉医师主持与手术医师、手术护士三方共同核查病人信息、手术信息、知情同意、设备、物品准备等情况，确认术前备血、抗菌药物皮试结果以及影像学检查结果。

4. 体位安置 根据手术需要安置体位，保护骨突部位及受压皮肤。

5. 物品清点 在术前、关闭腹腔前以及关闭腹腔后、缝合皮肤后清点手术物品，包括类别、数目，检查完整性并记录。

6. 切皮前核查 手术医师主持三方核查，共同确认病人信息、手术信息、物品准备就绪、抗菌药物输注等情况。

7. 术中观察 观察生命体征、术中出血量、静脉输液是否通畅及有无渗漏、仪器设备运行情况。手术持续时间超过 2 小时者监测体温，低于 36℃时，采取加温措施，观察受压部位皮肤情况并记录。

8. 记录各类手术记录单，如手术安全核查表、手术风险评估表、临床护理记录单、临时医嘱单、手术护理记录清点单、病人交接记录单等。

9. 出室前核查 手术护士主持三方核查，共同确认实际手术方式、清点用物结果、送检标本、皮肤状况及病人去向。

10. 出室交接 手术护士与麻醉医师共同护送病人出手术间，与麻醉复苏室、重症监护室或病房责任护士交接生命体征、出入量、管路、全身皮肤情况及物品等。

11. 标本送检 巡回护士、洗手护士、手术医师共同核对标本无误后，由洗手护士送检标本。

（三）术后护理

1. 病人交接 核对病人手术信息，如麻醉方式、手术方式、术中用药等情况，并按要求规范填写交接记录单。

2. 监测生命体征，观察病人有无烦躁、心率增快、血压下降等失血性休克表现。

3. 卧位与活动 全麻未清醒去枕平卧，头偏向一侧，清醒后半卧位，减轻腹壁张力，减轻疼痛，有利于呼吸和引流。鼓励病人早期活动，促进肠蠕动恢复。

4. 切口护理 观察切口敷料情况，若被浸湿或污染，及时更换。

5. 引流管护理 妥善固定，标识清楚，保持引流通畅，防止扭曲、打折和脱落；引流管位置低于腹部切口水平面，以防逆流引起感染，预防意外拔管；观察记录引流液的量、颜色及性状；双套管负压维持在 10 ~ 20kPa。

6. 疼痛护理 采用数字等级评分量表（NRS）进行疼痛评估，采用放松技巧、自控镇痛泵缓解疼痛，疼痛评分 >4 分，遵医嘱用药，观察病人疼痛缓解情况及有无恶心、呕吐等不良反应。

7. 饮食护理 术后遵医嘱指导病人进食，进食顺序：流质→半流质（或软食）→普食，少量多餐，循序渐进。

8. 压疮预防 使用减压设施，保持床单位整洁，避免摩擦力和剪切力，协助翻身，遵医嘱营养支持治疗。

9. 跌倒 / 坠床预防 加强巡视，协助生活护理，协助下床活动。

三、健康指导

（一）住院期

1. 告知病人手术目的、方式、术中配合要点及术后康复过程。

2. 告知病人检查注意事项。

3. 指导病人深呼吸及有效咳嗽，嘱勿用力大便；指导自控镇痛泵的使用方法。

4. 告知病人术后早期活动的目的、方法及重要性。

5. 指导病人进食清淡易消化饮食，忌辛辣、刺激、油腻食物及暴饮暴食。禁烟禁酒。

6. 黄疸瘙痒病人温水擦浴，嘱勿抓挠。

（二）居家期

1. 告知病人出现发热、腹痛、黄疸、便血等情况时及时就诊。

2. 合理安排作息时间，注意劳逸结合，避免疲劳过度及重体力活动。

3. 定期门诊复查、随访。

第二节　门脉高压

一、概述

门静脉高压（portal hypertension）是指门静脉系统血流受阻、血液淤滞时，引起门静脉系统压力增高，临床表现为脾大、脾功能亢进、食管胃底静脉曲张破裂大出血、腹水、呕血或黑便等。门静脉正常压力为 13 ~ 24cmH$_2$O，门静脉高压时压力可增至 30 ~ 50cmH$_2$O。

二、病情观察与评估

（一）生命体征

监测生命体征，观察病人有无体温、脉搏、呼吸、血压异常。

（二）症状体征

1. 观察病人有无面色苍白、出冷汗、烦躁不安、脉搏细速、血压降低等出血性休克早期表现。

2. 观察病人有无消瘦、乏力、厌食、恶心呕吐、水肿、面色灰暗等肝病症。

3. 观察病人有无腹水、呕血或黑便、黄疸、胸腹壁静脉曲张、蜘蛛痣、肝掌、男性乳腺增生等症状。

（三）安全评估

1. 评估病人有无因大量呕血引起窒息、失血性休克的危险。

2. 评估病人有无水肿、消瘦致压疮的危险。

3. 评估病人有无因乏力致跌倒/坠床的危险。

4. 评估病人及家属的心理状态，了解其对疾病的认知和期望。

三、护理措施

（一）术前护理

1. 合理休息，适当活动，避免过度劳累，一旦出现头晕、心慌和出汗等不适，立即卧床休息。

2. 饮食护理　禁酒，少饮咖啡和浓茶；避免进食粗糙、干硬、带骨、渣或鱼刺、油炸及辛辣食物；饮食不宜过热，以免损伤食管黏膜而诱发上消化道出血。

3. 避免剧烈咳嗽、打喷嚏、用力排便等，以免引起腹内压升高而诱发上消化道曲张的静脉破裂出血。

4. 腹水病人需限制液体和钠的摄入，遵医嘱使用利尿剂，记录24小时出入量，每日测腹围1次，每周测体重1次。

5. 贫血严重或凝血功能障碍者可遵医嘱输注新鲜血浆和肌肉注射维生素K，并密切观察病人有无出血症状。

6. 门脉高压诱发食管胃底曲张静脉破裂出血护理

（1）卧床休息；建立静脉通道，快速输液、输血；维持呼吸道通畅，防止呕血误吸引起窒息或吸入性肺炎。

（2）监测血压、脉搏、每小时尿量及中心静脉压的变化；监测有无水、电解质及酸碱平衡失调情况发生。

（3）用冰盐水或冰盐水加血管收缩剂进行胃内灌洗，使胃黏膜血管收缩，减少血流量，从而达到止血目的；遵医嘱使用止血药，并观察止血效果。

（4）三腔二囊管护理：①置管后，病人头偏向一侧，及时清除口腔、鼻咽腔分泌物，防止误吸；②用液体石蜡润滑鼻腔，保持黏膜湿润；观察调整牵引绳松紧度，每12小时放气20～30分钟；③观察、记录胃肠减压引流液的量、色泽；④床旁备剪刀，若气囊破裂或漏气，气囊可上升阻塞呼吸道，应立即将三腔二囊管剪断；⑤三腔二囊管放置时间不宜超过3日，以免食管、胃底黏膜长期受压、缺血坏死。

7. 访视与评估　查看病人手术部位标识，了解术前准备完善情况，评估病人有无胃底静脉出血风险，评估病人全身皮肤状况。

8. 手术交接　与手术室工作人员核对病人信息、手术部位标识、药品及病人相关资料，完成交接记录。

（二）术中护理

1. 准备物品　肝脏手术器械、无损伤镊、小直角钳、阻断钳、肾蒂钳、悬吊拉钩、超声刀、温液仪、暖风机。

2. 建立静脉双通道　输液器连接延长三通管，采用18G静脉留置针于左上肢建立静脉通道，如遇术中大出血，协助麻醉师、医师抢救，遵医嘱加压输液、输血。

3. 安置体位　平卧位双手置于体侧，保护肩胛、骶尾、足跟部位受压皮肤。

4. 术中观察　观察生命体征、每2小时监测体温1次、做好保暖，严

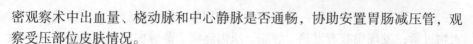

密观察术中出血量、桡动脉和中心静脉是否通畅，协助安置胃肠减压管，观察受压部位皮肤情况。

5. 引流管护理 安置腹腔引流管、导尿管、胃管者，标识清楚、妥善固定并保持通畅。

6. 标本送检 清点标本数量，确认标本无误后由洗手护士及时送检，避免遗失。

（三）术后护理

1. 病人交接 核对病人手术信息，如麻醉方式、手术方式、术中用药等情况，并按要求规范填写交接记录单。

2. 监测生命体征，注意观察病人意识、呼吸频率、节律及幅度，持续低流量吸氧，增加肝细胞供氧。

3. 卧位与活动 分流术后 48 小时内，病人取平卧位或 15° 低斜坡卧位，2～3 日后改半卧位；避免过多活动；翻身时动作要轻柔；手术后不宜过早下床活动，一般需卧床 1 周，以防血管吻合口破裂出血。

4. 切口护理 腹带加压包扎，咳嗽时按压切口，减轻腹壁张力；切口出现红、肿、疼痛、敷料浸湿等情况，及时通知医师处理。

5. 用药护理 遵医嘱给予肌苷、乙酰辅酶 A 等保肝药物，观察病人用药后有无不良反应；禁用或减少用吗啡、巴比妥类、盐酸氯丙嗪等有损肝脏的药物。

6. 引流管护理 妥善固定血浆管、胃管、尿管，标识清楚，保持引流通畅，防止扭曲、打折和脱落；引流管位置低于腹部切口水平面，以防逆流引起感染，预防意外拔管；观察记录引流液的量、颜色及性状，引流管在 1～2 小时内引流出 200ml 以上血性液应及时告知医师，遵医嘱止血、补充血容量等。

7. 饮食护理 指导病人从流质开始逐步过渡到正常饮食，保证热量供给。分流术后病人应限制蛋白质和肉类摄入，忌食粗糙和过热食物；禁烟、酒。

8. 心理护理 减轻病人焦虑，稳定病人情绪，必要时遵医嘱给予镇静剂，防止病人因情绪波动加重出血。

9. 并发症护理

（1）出血护理：术后 24～48 小时内腹腔引流管引流出大量血性液超过 100ml/h，并伴有心率增快、血压波动等腹腔内出血表现时，应及时报告医师，遵医嘱积极止血扩容。

（2）肝性脑病护理：病人出现性格异常、定向力减退、嗜睡与躁动交替、黄疸加深、发热、厌食、肝臭等肝功能衰竭表现，遵医嘱使用谷氨酸钾、钠，降低血氨水平，限制蛋白质的摄入，并忌用肥皂水灌肠。

（3）深静脉血栓预防：定时协助病人翻身，指导鼓励其床上活动，避免衣物过紧；发现患肢有发热、肿胀、肌肉疼痛、静脉曲张等血栓表现，应及时通知医师，并嘱病人绝对卧床休息，患肢抬高离床面 20～30cm，穿弹力袜；遵医嘱使用抗凝药物。

四、健康指导

（一）住院期

1. 告知病人少量多餐，规律进食低脂、高维生素、清淡饮食；进食无渣软食，避免粗糙、干硬及刺激性食物；若有腹水病人应控制水和食盐的摄入量；不吃霉变食物，戒烟戒酒。

2. 避免咳嗽、打喷嚏、用力排便及提举重物，以免腹内压增高诱发上消化道曲张的静脉破裂出血。

（二）居家期

1. 注意休息，逐步增加活动量。出现头晕、心慌、出汗等症状时，应立即卧床休息；用软毛牙刷刷牙，避免牙龈出血；防止跌倒、外伤。

2. 告知病人及家属，病人出现心慌、头晕、恶心等不适，及时就诊。如出现消化道出血情况，应将头偏向一侧，防止误吸。

3. 遵医嘱服用保肝药物，定期复查肝功。

4. 保持心情舒畅，避免情绪波动诱发出血。

5. 遵医嘱按时复诊。

第三节　肝　脓　肿

一、概述

肝脓肿（liver abscess）是指肝脏受感染后形成的脓肿，属于继发性感染。常见的肝脓肿分为细菌性肝脓肿（bacterial liver abscess）和阿米巴肝脓肿（amebic liver abscess），临床上前者较多见。细菌性肝脓肿指化脓性细菌引起的肝内化脓性感染，起病较急；阿米巴性肝脓肿是肠道阿米巴感染的并发症。

二、病情观察与评估

（一）生命体征

监测生命体征，观察病人有无体温、脉搏、呼吸、血压异常。

（二）症状体征

1. 观察病人有无肝区疼痛、肝肿大伴触痛、黄疸、贫血、恶病质等。

2. 观察病人有无消化道及全身症状如食欲减退、乏力、恶心呕吐等。

（三）安全评估

1. 评估病人有无因乏力、疼痛致跌倒 / 坠床的危险。

2. 评估病人对疾病的认知程度，有无心理问题，如焦虑、恐惧等。

三、护理措施

（一）术前护理

1. 用药护理　使用抗生素时间较长病人，注意观察口腔黏膜，有无腹泻腹胀，警惕继发双重感染，必要时作大小便等真菌培养。

2. 高热护理　保持病房适宜温度和湿度，定时通风；保持病人清洁和舒适；注意观察病人有无因大量出汗引起虚脱或高热惊厥等并发症；增加摄水量，维持体液平衡；物理降温，必要时给予药物降温。

3. 饮食护理　鼓励病人多食高蛋白、高热量、富含维生素和膳食纤维的饮食；遵医嘱必要时提供肠内外营养支持治疗。

4. 访视与评估　查看病人手术部位标识，了解术前准备完善情况，评估病人全身皮肤状况。

5. 病人交接　与手术室工作人员核对病人信息、手术部位标识、药品及病人相关资料，完成交接记录。

（二）术中护理

1. 物品准备　肝脏手术器械、血管器械、无损伤镊、小直角、血管阻断钳、悬吊拉钩、温液仪、暖风机、超声刀。

2. 建立静脉通道　输液器连接三通延长输液管，采用 18G 静脉留置针于左上肢建立静脉通道，切忌建立下肢静脉通道。

3. 安置体位　平卧位，双上肢置于体侧，保护肩胛、骶尾、足跟部位受压皮肤。

4. 术中观察　密切观察病人生命体征，关注是否进行肝脏血供阻断，若进行血供阻断，重点了解阻断位置，记录并提示医师阻断时间；观察术中出血量、液体通道是否通畅。手术持续时间超过 2 小时监测体温，低于 36℃时，采取加温措施，观察受压皮肤情况并记录。

5. 执行隔离技术　遵循术中隔离原则，避免脓液污染手术野。

6. 引流管护理　安置腹腔引流管者，标识清楚，妥善固定并保持通畅。

7. 标本送检　确认脓液标本无误及时送检，避免遗失。

（三）术后护理

1. 病人交接　核对病人手术信息，如麻醉方式、手术方式、术中用药等情况，切口敷料有无渗血渗液；测量病人生命体征，并按要求规范填写交接记录单。

2. 卧位护理　病人血压平稳宜取半卧位休息，以利于脓液引流。

3. 高热护理　病人体温≤38.5℃且无其他不适症状时，应首选物理降温；当病人体温>38.5℃时，遵医嘱予以药物降温。在降温过程中应观察病人反应，当发现病人有大量出汗、呼吸加快、虚脱等症状时，提示有血压下降、血容量不足，应立即停止降温并遵医嘱积极处理。

4. 用药护理　遵医嘱使用敏感抗生素，密切观察药物的疗效及副作用。

5. 引流管护理　妥善固定腹腔引流管，标识清楚，防止意外脱出；仔细观察并记录脓腔引流液的量和性状；严格无菌操作，及时更换引流袋。

6. 饮食护理　肠道功能恢复后进食流质饮食，逐渐过渡为普通饮食。鼓励病人进食易消化、高热量、高维生素、高蛋白、低脂肪饮食。

7. 心理护理　评估病人心理状态，做好安慰、心理疏导工作，减轻焦虑情绪。

四、健康指导

（一）住院期

指导病人少量多餐，进食高蛋白、高热量、富含维生素和膳食纤维的饮食；忌辛辣、刺激、油腻食物；禁烟禁酒。

（二）居家期

1. 注意劳逸结合，避免疲劳过度及重体力活动。

2. 定期复查，如出现发热、肝区疼痛等情况应及时就诊。

第四节　肝　肿　瘤

一、概述

肝肿瘤分为恶性和良性两种，常见的恶性肿瘤包括原发性肝癌（primary carcinoma of the liver）和继发性肝癌（secondary carcinoma of the liver），发病主要与肝硬化、病毒性肝炎、黄曲霉素、亚硝胺、烟酒、肥胖等因素有关，其临床表现主要是肝区疼痛、消化道症状、肝大等。

二、病情观察与评估

（一）生命体征

监测生命体征，观察病人有无体温、脉搏、呼吸、血压异常。

（二）症状体征

1. 观察病人有无发热、食欲减退、消瘦乏力、恶心呕吐、腹水等症状。

2. 观察病人有无肝区疼痛（多为持续钝痛、胀痛或刺痛，癌肿坏死破裂引起腹腔内出血时为突发的右上腹剧痛）、肝肿大、黄疸、贫血、恶病质、肝性脑病等。

（三）安全评估

1. 评估病人有无因乏力、疼痛致跌倒 / 坠床的危险。

2. 评估病人有无消瘦致压疮的危险。

3. 评估病人对疾病的认知程度，有无心理问题，如抑郁、恐惧、对手术缺乏信心、自我封闭、悲观、自杀倾向等。

三、护理措施

（一）术前护理

1. 呼吸道护理　戒烟，训练深呼吸、有效咳嗽、咳痰。

2. 饮食护理　进食高蛋白、高糖、高维生素、低盐易消化食物，改善全身的营养状况，禁食刺激性坚硬食物，以免引发上消化道出血。

3. 排便护理　多饮水，多食蔬菜水果，保持大小便通畅。便秘病人遵医嘱给予缓泻剂或灌肠，避免用力排便。

4. 疼痛护理　进行疼痛评分，遵医嘱予以镇痛药物。用药后观察有无恶心、呕吐、头晕、呼吸抑制等不良反应。

5. 访视与评估　查看病人手术部位标识，了解术前准备完善情况，评估病人全身皮肤状况。

6. 手术交接　与手术室工作人员核对病人信息、手术部位标识、药品及病人相关资料，完成交接记录。

（二）术中护理

1. 物品准备　肝脏手术基本器械、血管器械、无损伤镊、小直角、血管阻断钳、悬吊拉钩、温液仪、暖风机、超声刀、超吸刀、氩气刀、血管缝线。

2. 建立静脉双通道　输液器连接三通延长输液管，采用 16G 静脉留置针于上肢建立静脉通道，切忌在下肢进行静脉输液，如遇术中大出血，协助麻醉师、医师抢救，遵医嘱加压输液、输血。

3. 安置体位　平卧位，双上肢置于体侧，保护肩胛、骶尾、足跟部位受压皮肤。

4. 安置加温设施　暖风机、温液仪，暖风机调节至 38℃，温液仪自动上升至 42℃。

5. 术中观察　密切观察病人生命体征，肝脏血供阻断，了解阻断位置，记录并提示医师阻断时间；观察术中出血量、严密观察双上肢及中心静脉管路固定是否牢固，触摸足背动脉搏动情况，观察双下肢皮肤颜色及温度并记录。

6. 执行隔离技术　遵循肿瘤手术隔离原则，严格执行无菌技术。

7. 引流管护理　安置腹腔引流管和导尿管者，标识清楚并保持通畅。

8. 标本送检　清点标本数量，确认标本无误后由洗手护士及时送检，避免遗失。

（三）术后护理

1. 病人交接　核对病人手术信息，如麻醉方式、手术方式、术中用药等情况，并按要求规范填写交接记录单。

2. 监测生命体征，注意观察病人意识，给予持续低流量吸氧，增加肝细胞供氧。

3. 卧位与活动　为防止术后肝断面出血，不鼓励病人早期活动；术后24小时内卧床休息；术后48小时，若病情允许，可取半卧位，以降低切口张力。

4. 饮食护理　待肠道功能恢复后进食流质饮食，逐渐过渡为普通饮食。宜选富含蛋白、热量、维生素和膳食纤维食物。

5. 引流管护理　妥善固定胃管、血浆引流管、尿管，防止意外脱出；仔细观察并记录引流液的量和性状；注意无菌操作，及时更换引流袋。留置胃管期间每日口腔护理2次，留置尿管期间每日会阴护理2次。

6. 腹水病人，严格控制水和钠盐的摄入量；合理补液与利尿，纠正低血钾等电解质失调；每日观察、记录体重、腹围变化；记录24小时出入量。

7. 心理护理　加强与病人及家属的沟通，鼓励其说出内心感受，缓解其焦虑、悲观等不良情绪。

8. 介入治疗护理

（1）术后嘱病人平卧位休息12小时，穿刺处使用动脉加压止血器止血，穿刺侧肢体制动6小时。

（2）抬高患肢并制动，注意观察面色、穿刺点有无出血、穿刺侧末梢循环、皮肤颜色、足背动脉搏动等。

（3）术后观察病人腹部情况，出现腹痛、腹肌紧张，及时报告医师并对症处理。

（4）持续低流量吸氧24～48小时，以增加肝细胞供氧。

9. 栓塞后综合征护理　肝动脉栓塞化疗后，多数病人可出现发热、肝区疼痛、恶心、呕吐、白细胞下降等，称为栓塞后综合征。出现发热、肝区疼痛、恶心、呕吐等症状可遵医嘱对症处理；当白细胞计数低于 $4 \times 10^9/L$ 时，应暂停化疗，并遵医嘱使用升白细胞药物。

10. 并发症护理

（1）出血护理：术后 24～48 小时内腹腔引流管引流出大量血性液超过 100ml/h、并伴有心率增快、血压波动等腹腔内出血表现时，应及时报告医师，遵医嘱积极止血扩容等治疗。

（2）胆瘘护理：病人出现腹痛、发热和腹膜刺激征症状，切口有胆汁渗出或腹腔引流液引流出胆汁，应高度怀疑胆瘘，立即通知医师，严密观察引流液量、性状和颜色。

（3）上消化道出血护理：指导肝硬化伴食管－胃底静脉曲张病人保持情绪稳定；饮食以少粗纤维软食为主。

（4）肝性脑病护理：术前 3 日进行肠道准备，遵医嘱给予病人链霉素或卡那霉素口服，以抑制肠道细菌。手术前晚清洁灌肠，以减少氨的来源，禁用肥皂水灌肠，预防术后肝性脑病的发生。

（5）肺部感染护理：术后每隔 1～2 小时予以拍背，鼓励病人深呼吸，有效咳嗽、排痰；超声雾化吸入 2～4 次 / 日。

四、健康指导

（一）住院期

指导病人少量多餐，进食低脂、高维生素、清淡高纤维饮食；避免进食霉变食物，戒烟戒酒。

（二）居家期

1. 注意劳逸结合，避免疲劳过度及重体力活动。

2. 定期复查，若出现水肿、体重减轻、出血倾向、黄疸和乏力等症状时应及时就诊。第 1 年每 1～2 个月复查 AFP、胸片和 B 超检查 1 次。

第五节　胆囊切除术

一、概述

胆囊结石（cholecystolithiasis）指发生在胆囊内的结石，常与急性胆囊炎并存，多见于成年人，与多种因素有关，如饮食习惯、地区、种族、肥胖、女性激素、糖尿病等。

胆囊息肉（gallbladder polyps）泛指向胆囊腔内突出或隆起的病变，可以是球形或半球形，有蒂或无蒂，病理上可分为肿瘤性息肉和非肿瘤性息肉，多为良性。

二、病情观察与评估

（一）生命体征

监测生命体征，观察病人有无体温、脉搏、呼吸、血压异常。

（二）症状体征

1. 观察病人有无黄疸、恶心、呕吐、腹胀、上腹疼痛；有无压痛、反跳痛、肌紧张等腹膜刺激征的症状。

2. 胆囊息肉病人往往无自觉症状，常由体检发现。

（三）安全评估

评估病人有无因持续疼痛或使用镇痛药物导致跌倒/坠床的危险。

三、护理措施

（一）术前护理

1. 术前准备　术前禁食 8 小时，禁饮 4 小时；取下活动性义齿、贵重物品等交家属保管；测量生命体征，发现血压、体温异常或月经来潮告知主管医生。

2. 皮肤护理　手术部位毛发密集者剃除毛发，脐部清洁消毒。

3. 疼痛护理　疼痛评分 >4 分，诊断明确者遵医嘱给予消旋山莨菪碱、阿托品等解痉止痛药治疗。

4. 访视与评估　查看病人手术部位标识，了解术前准备完善情况。

5. 手术交接　与手术室工作人员核对病人信息、手术部位标识、药品及病人相关资料，完成交接记录。

（二）术中护理

1. 准备物品　胆囊手术基本器械、胆囊钳、取石钳、抗菌药物等。

2. 建立静脉通道　输液器连接延长三通管，采用 20G 静脉留置针于左上肢建立静脉通道。

3. 安置体位　平卧位，腹腔镜手术头高脚低 15°，左倾 5°，右上肢置于体侧，左上肢外展不超过 90°。

4. 术中观察　观察术中出血量。

5. 引流管护理　安置腹腔引流管者，标识清楚、妥善固定并保持通畅。

6. 标本送检　确认标本无误后由洗手护士及时送检，胆囊结石应做好交接。

（三）术后护理

1. 病人交接　核对病人信息，如麻醉方式、手术方式、术中用药等情

况，并按要求填写交接记录单。

2. 饮食护理 开腹胆囊切除术病人待肠道排气后方可进食；腹腔镜胆囊切除术病人，术后 6 小时即可饮水，如无不适可进食半流质饮食，逐渐过渡至低脂饮食。

3. 术后观察病人是否有反射性颈肩痛或皮下气肿症状，该症状多能自行缓解，严重时要定时监测血气，并给予相应治疗。

四、健康指导

（一）住院期

1. 指导病人进食清淡易消化饮食，忌高胆固醇、高脂食物如肥肉、动物内脏等。

2. 鼓励术后早期下床活动，预防肠粘连。

（二）居家期

1. 告知病人劳逸结合，避免过度疲劳，1 个月内禁剧烈活动。

2. 出现发热、腹痛、切口红、肿、疼痛、渗液等异常情况应及时就诊。

第六节 胆 管 结 石

一、概述

胆管结石（choledocholithiasis）分为肝内、外胆管的结石，与胆道梗阻、胆汁淤积、胆道感染、胆道异物、寄生虫、胆道解剖变异等有关。

二、病情观察与评估

（一）生命体征

监测生命体征，观察病人有无体温、脉搏、呼吸、血压异常。

（二）症状体征

1. 观察病人有无面色苍白、出冷汗、烦躁不安、脉搏细速、血压降低等休克早期表现。

2. 观察病人有无 Charcot 征（黄疸、腹痛、寒战、高热）、腹水、贫血、进行性消瘦、尿色变黄、大便颜色变浅等。

（三）安全评估

1. 评估病人有无因持续疼痛或使用镇痛药物后导致跌倒 / 坠床的危险。

2. 评估病人有无因消瘦、低蛋白水肿致压疮的危险。

3. 评估病人及家属对疾病的认知和心理反应，有无焦虑、恐惧等心理问题。

三、护理措施

（一）术前护理

1. 呼吸道护理　戒烟，训练深呼吸、有效咳嗽、咳痰。

2. 皮肤护理　清洁手术部位皮肤；手术部位毛发密集者剃除毛发。

3. 排便护理　排便困难者遵医嘱正确使用缓泻剂、灌肠等，术后需卧床病人指导练习床上大小便。

4. 疼痛护理　遵医嘱使用解痉止痛药物，观察用药反应，有无恶心、呕吐、头晕、呼吸抑制等不良反应。

5. 高热护理　保持病房适宜温度和湿度，定时通风；保持病人清洁和舒适；注意观察病人有无因大量出汗引起虚脱或高热惊厥等并发症；维持体液平衡；物理降温，必要时给予药物降温。

6. 访视与评估　查看病人手术部位标识，了解术前准备完善情况。

7. 手术交接　与手术室工作人员核对病人信息、手术部位标识、药品及病人相关资料，完成交接记录。

（二）术中护理

1. 准备物品　胆管手术基本器械、胆管探条、取石钳、胆道镜、抗菌药物。

2. 建立静脉通道　输液器连接延长三通管，采用18G静脉留置针于左上肢建立静脉通道。

3. 安置体位　平卧位双手置于体侧，保护肩胛、骶尾、足跟部位受压皮肤。

4. 术中观察　检查胆道镜是否完好，观察病人术中出血量、静脉通道是否通畅，受压部位皮肤是否完好。

5. 执行隔离技术　遵循术中隔离原则，严格执行隔离技术。

6. 引流管护理　腹腔引流管、"T"型管标识清楚、妥善固定并保持通畅。

7. 标本送检　胆囊切除者，确认标本无误后由洗手护士及时送检，胆管结石做好交接。

（三）术后护理

1. 病人交接　核对病人信息，如麻醉方式、手术方式、术中用药等情况，并按要求规范填写交接记录单。

2. 监测生命体征，密切观察呼吸频率、节律和幅度，持续氧气吸入。

3. 观察切口有无渗血、渗液情况及黄疸消退情况。

4. 卧位护理　全麻未清醒去枕平卧，头偏向一侧，清醒后半卧位，床头抬高 30°～50°，以利于呼吸和引流。

5. 皮肤护理　将病人指甲剪短，预防黄疸引起皮肤瘙痒时抓破皮肤；用温水擦洗皮肤，保持清洁；定期协助病人翻身，保持床单位平整、清洁、干燥，受压部位给予保护，定时进行评分，高危病人使用气垫床等。

6. 心理护理　评估病人心理状态，病人有无因疼痛感到烦躁或因出血感到恐惧，及时做好解释安慰工作，减轻其紧张焦虑情绪。

7. T 管引流护理

（1）妥善固定 T 管，防止管道扭曲、受压或堵塞等情况发生。观察 T 管引流液的颜色、性质、量情况，若发现术后胆汁引流量突然减少、胆汁稀薄、胆汁浑浊、胆汁呈血性等异常，立即报告医师。

（2）夹管护理：指导病人术后一周遵医嘱开始试夹管，先饭前半小时夹管，饭后半小时开放 T 管，如无腹胀、腹痛、黄疸等不适，可延长至饭前 1 小时夹管，饭后 1 小时开放 T 管，逐渐达到 24 小时夹管。

（3）拔管护理：引流管通常放置 2 周，病人体温正常、胆汁引流液逐渐减少，食欲增加，大便颜色正常，黄疸消退，生化检查正常，可考虑拔管。拔管前可在饭前、饭后试夹管 1 小时，若无异常，全天夹管 1～2 天。夹管期间，观察病人病情，若无腹痛，发热，黄疸等症状，可经 T 管做胆道造影。若造影无异常，可开放 T 管充分引流造影剂，再次夹管 2～3 日后拔管。

（4）拔管后 1 周内，密切观察病人有无发热、腹痛、腹胀等胆汁性腹膜炎表现。

8. 并发症护理　注意观察腹腔引流情况，若病人切口处有黄绿色胆汁样引流液，每小时 50ml 以上者，应疑有胆瘘，立即通知医师处理。

四、健康指导

（一）住院期

1. 指导病人深呼吸及有效咳嗽；嘱勿用力大便；指导自控镇痛泵的使用方法。

2. 告知病人术后早期活动的目的、方法及重要性。

3. 指导病人少量多餐，进食低脂、高维生素、清淡高纤维饮食，如瘦肉、蔬菜水果等；忌辛辣、刺激、油腻食物，避免暴饮暴食；少食动物内脏；戒烟戒酒。

4. 指导病人管道留置期间尽量擦浴，避免淋浴引起切口感染；穿脱衣服时避免牵拉、扭曲管道。

（二）居家期

1. 合理安排作息时间，注意劳逸结合。

2. 向带 T 管出院的病人解释 T 管的重要性，告知尽量穿宽松柔软的衣服，以防引流管受压；沐浴时采用淋浴，注意保护切口；日常生活中避免提举重物或过度活动，以免牵拉 T 管而致其脱出。

3. 如有胆汁渗漏，可遵医嘱局部涂氧化锌软膏保护 T 管周围皮肤。

4. 遵医嘱门诊复查，如出现发热、腹痛、伤口异常等情况应及时就诊。

第七节 胆道肿瘤

一、概述

胆囊癌（carcinoma of gallbladder）指发生在胆囊的癌性病变，是胆道系统癌中较多见的一种，女性发病率高于男性；胆管癌（carcinoma of bile duct）指原发于左、右肝管至胆总管下端的肝外胆管癌。

二、病情观察与评估

（一）生命体征
监测生命体征，观察病人有无体温、脉搏、呼吸、血压异常。

（二）症状体征
1. 观察病人有无腹痛、黄疸、腹水、食欲减退、恶心、呕吐、消瘦乏力、贫血、肝大及全身衰竭。

2. 观察病人有无意识改变如神志淡漠、烦躁、谵妄甚至昏迷。

（三）安全评估
1. 评估病人有无因乏力、意识改变致跌倒/坠床的危险。

2. 评估病人有无因消瘦、低蛋白水肿致压疮的危险。

3. 评估病人对疾病的认知程度，有无心理问题，如恐惧、悲观等。

三、护理措施

（一）术前护理
1. 心理护理 动态评估病人和家属对肿瘤的认知程度，了解有无心理问题，如抑郁、恐惧等，加强巡视与沟通，避免自杀发生。

2. 饮食护理 指导病人进食低脂、优质蛋白、高热量、高维生素饮食，少量多餐；必要时提供肠内外营养支持。

3. 皮肤护理 清洁手术部位皮肤；手术部位毛发密集者剔除毛发。

4. 排便护理 遵医嘱正确使用缓泻剂、灌肠等，指导练习床上大小便。

5. 访视与评估 查看病人手术部位标识，了解术前准备完善情况，评

估病人全身皮肤状况。

6. 手术交接　与手术室工作人员核对病人信息、手术部位标识、药品及病人相关资料，完成交接记录。

（二）术中护理

1. 物品准备　肝胆手术基本器械、小直角钳、血管镊、胆道探条、悬吊拉钩、超声刀、切割缝合器、血管缝线等。

2. 建立静脉双通道　输液器连接三通延长输液管，18G 静脉留置针于左上肢建立静脉通道，如遇术中大出血，协助麻醉师、医师抢救，遵医嘱加压输液、输血。

3. 安置体位　平卧位，双上肢置于体侧。保护肩胛、骶尾部皮肤，足跟悬空。

4. 术中观察与记录　密切观察生命体征，每 2 小时监测体温并记录，并采取适当的保温措施。重点观察受压皮肤是否完好、术中出血量、静脉输液通道是否通畅、观察尿量并记录。

5. 执行手术隔离技术　遵循术中隔离原则，严格执行隔离技术。

6. 引流管护理　腹腔引流管、"T" 型引流管、保留导尿管标识清楚，保持通畅，避免脱落。

7. 标本送检　确认标本无误后由洗手护士及时送检，避免遗失。

（三）术后护理

1. 病人交接　核对病人手术信息，如麻醉方式、手术方式、术中用药等情况，并按要求规范填写交接记录单。

2. 观察生命体征，尤其是心率、意识的变化；观察黄疸程度、消退情况；观察伤口敷料有无渗血渗液；观察引流管颜色、性质、量，并准确记录。

3. 皮肤护理　将病人指甲剪短，防止因黄疸所致皮肤瘙痒时抓破皮肤，必要时遵医嘱使用炉甘石洗剂止痒；用温水擦洗皮肤，保持清洁。

4. 引流管护理　妥善固定血浆管、T 管、胃管、尿管，标识清楚，保持引流通畅，防止扭曲、打折和脱落；引流管位置低于腹部切口水平面，以防逆流引起感染，预防意外拔管；观察记录引流液的量、颜色及性状。

5. 疼痛护理　采用数字等级评分量表（NRS）进行疼痛评估，采用放松技巧、自控镇痛泵缓解疼痛，疼痛评分 >4 分，遵医嘱用药，观察病人疼痛缓解情况及有无恶心、呕吐等不良反应。

6. 饮食护理　术后遵医嘱指导病人进食，进食顺序：流质→半流质（或软食）→普食；少量多餐，循序渐进。

7. 并发症护理

（1）出血护理：病人出现黑便、呕血，术后 24～48 小时内腹腔引流管引流出大量血性液超过 100ml/h、伴有心率增快、血压波动等腹腔内出血表现或 T 管引流出血性胆汁或鲜血并伴有休克时，应密切观察生命体征及腹部体征，及时报告医师，遵医嘱积极止血扩容。

（2）胆瘘护理：如病人出现发热、腹胀、腹痛、腹膜刺激征，血浆引流管中引流出胆汁样液等胆瘘症状，及时告知医师处理。

四、健康指导

（一）住院期

指导病人少量多餐，进食低脂、高维生素、清淡高纤维饮食如瘦肉、蔬菜水果等；忌辛辣、刺激、油腻食物，避免暴饮暴食；少食动物内脏；戒烟戒酒。

（二）居家期

1. 合理安排作息时间，注意劳逸结合，避免疲劳过度及重体力活动。

2. 出现发热、腹痛、切口红、肿、疼痛、渗液等异常等情况应及时就诊。

第八节 胰腺炎手术

一、概述

急性胰腺炎（acute pancreatitis）指胰腺分泌的胰酶在胰腺内被异常激活，对胰腺自身及其周围脏器产生消化作用而引起的炎症性疾病，轻型有自限性，预后好，重型病情险恶，死亡率高；慢性胰腺炎（chronic pancreatitis）是各种原因所致的胰腺实质和胰管的不可逆慢性炎症，常伴有胰管狭窄或扩张，以及胰管结石或胰腺钙化。

急性出血坏死性胰腺炎：占急性胰腺炎的 10%～20%，胰腺病理改变严重，肿大变硬，腺泡及脂肪坏死，血管出血坏死，脂肪坏死可累及周围组织如肠系膜和后腹膜，病程长的感染后可形成脓肿或瘘管。

二、病情观察与评估

（一）生命体征

监测生命体征，观察病人有无体温、脉搏、呼吸、血压异常。

（二）症状体征

1. 观察病人有无面色苍白、出冷汗、烦躁不安、脉搏细速、血压降低等休克早期表现。

2. 观察病人有无剧烈腹痛、腹胀、恶心、呕吐、发热寒战、黄疸、腹膜刺激征、Grey--Turner 征、Cullen 征、休克和脏器功能障碍、精神改变（如嗜睡谵妄）等。

（三）安全评估

1. 评估病人有无因腹痛或使用镇痛药后致跌倒 / 坠床的危险。

2. 评估病人有无因长期卧床致压疮的危险。

3. 评估病人有无因烦躁、不舒适致非计划拔管的危险。

4. 评估病人对疾病的认知程度，有无心理问题，如恐惧、焦虑、烦躁等。

三、护理措施

（一）术前护理

1. 禁食禁饮，遵医嘱安置胃管，持续胃肠减压。

2. 密切监测生命体征，观察病人呼吸频率、节律和幅度，持续氧气吸入。

3. 监测病人血淀粉酶、血象、电解质情况，遵医嘱补充液体和电解质。重症胰腺炎病人易发生低钾血症、低钙血症，应遵医嘱及时补充。

4. 遵医嘱给予营养支持，必要时可经中心静脉置管予以 TPN。

5. 疼痛护理 遵医嘱予以镇痛药物，观察有无恶心、呕吐、头晕、呼吸抑制等不良反应。

6. 用药护理 遵医嘱使用抗生素和抑制胰腺分泌或胰酶活性的药物，观察病人有无不良反应。使用抗生素时间较长病人，注意观察口腔黏膜，有无腹泻腹胀，警惕继发双重感染。

7. 急救护理 病人突然烦躁不安、面色苍白、四肢湿冷、脉搏细弱、血压下降、少尿、无尿时，提示已经发生休克，应建立两条静脉通道，迅速补液，立即通知医师，配合抢救。

8. 访视与评估 查看病人手术部位标识，了解术前准备完善情况。评估病人全身皮肤状况。

9. 手术交接 与手术室工作人员核对病人信息、手术部位标识、药品及病人相关资料，完成交接记录。

（二）术中护理

1. 准备物品 肝胆手术基本器械、腹腔引流管、备好急救物品。

2. 建立静脉双通道 输液器连接三通延长输液管，采用 18G 静脉留置针于左上肢建立静脉通道，如遇术中大出血，协助麻醉师、医师抢救，遵医嘱加压输液、输血。

3. 安置体位 平卧位双手置于体侧，保护肩胛、骶尾、足跟部位受压皮肤。

4. 术中观察 观察病人体温、静脉通道是否通畅。

5. 执行手术隔离技术 遵循术中隔离原则，防止脓液污染脓腔以外的组织。

6. 引流管护理 根据脓腔大小安置腹腔引流管数根，标识清楚，保持通畅，避免脱落。

（三）术后护理

1. 病人交接 核对病人手术信息，如麻醉方式、手术方式、术中用药等情况，并按要求规范填写交接记录单。

2. 观察病人生命体征；观察切口渗血渗液情况；观察引流液颜色、性质、量，并准确记录 24 小时出入量。

3. 合并高血糖的病人，遵医嘱调节饮食和注射胰岛素控制血糖；出现低血糖的病人，适当补充葡萄糖。

4. 疼痛护理 指导病人正确使用腹带，减轻切口张力，缓解疼痛；遵医嘱予镇痛药物，观察有无恶心、呕吐、头晕、呼吸抑制等不良反应。

5. 心理护理 观察病人有无因疼痛感到烦躁或因出血感到恐惧，及时做好解释安慰工作，减轻其紧张焦虑情绪。

6. 腹腔双套管灌洗引流护理

（1）遵医嘱予以生理盐水冲洗，持续低负压吸引，负压维持在 10 ~ 20kPa。

（2）引流瓶低于切口平面以下，预防逆行感染；翻身时勿牵拉、扭曲。

（3）观察引流液的颜色、性状和量，一般 2 ~ 3 日后引流液颜色逐渐变淡、清亮，若持续呈血性并伴脉速和血压下降，怀疑出血，应及时通知医师作相应处理；准确记录冲洗液量及引流液量，保持出入平衡。

（4）病人体温维持正常 1 周左右，白细胞计数正常，引流液少于 10 ~ 20ml/d，引流液的胰酶测定值正常，可考虑拔管。

7. 并发症护理

（1）胰瘘护理：若病人出现腹胀、腹痛、高热、腹腔引流液增多及引流管内有清亮、无色的水样胰液渗出，24 小时内引流量大于 50ml 时，应通知医师行相应处理。

（2）肠瘘护理：若病人腹部出现明显的腹膜刺激征，有含粪便的内容物流出，应及时通知医师，遵医嘱持续灌洗引流、低负压吸引，纠正水、电解质紊乱，并指导病人正确使用造口袋，保护瘘口周围皮肤。

四、健康指导

（一）住院期

1. 告知病人术后早期活动的目的、方法及重要性。

2. 指导病人少量多餐，进食低脂、高维生素、清淡高纤维饮食如瘦肉、蔬菜水果等；忌辛辣、刺激、油腻食物，避免暴饮暴食；少食动物内脏；戒烟戒酒。

3. 指导病人管道留置期间尽量擦浴，避免淋浴引起伤口感染；穿脱衣服时避免勿牵拉、扭曲管道。

（二）居家期

1. 合理安排作息时间，注意劳逸结合，避免疲劳过度及重体力活动，保持大便通畅。

2. 积极治疗胆道疾病、预防感染、正确服药以防复发。

3. 监测血糖及血脂，必要时使用药物控制。

4. 出现腹痛、腹胀等不适及时就诊。

第九节 胰 腺 癌

一、概述

胰腺癌（pancreatic carcinoma）是一种发病隐匿、发展迅速、治疗效果及预后极差的消化道恶性肿瘤，包括胰头癌、胰体尾部癌，早期无特异性症状，仅有上腹不适、饱胀、食欲减退等消化不良症状，容易被病人忽视而延误病情。

二、病情观察与评估

（一）生命体征

监测生命体征，观察病人有无体温、脉搏、呼吸、血压异常。

（二）症状体征

观察病人有无黄疸、消瘦乏力、大便习惯改变、糖尿病、神经精神障碍等。

（三）安全评估

1. 评估病人有无因乏力或神经系统症状致跌倒/坠床的危险。

2. 评估病人有无消瘦致压疮的危险。

3. 评估病人对疾病的认知程度，有无心理问题，如恐惧、焦虑、烦躁等。

三、护理措施

（一）术前护理

1. 心理护理　多数病人就诊时已处于中晚期，确诊后病人易出现否认、悲哀、恐惧及愤怒等不良情绪，应加强与其沟通，有针对性地进行心理疏导。

2. 疼痛护理　对于疼痛剧烈的胰腺癌病人，遵医嘱及时给予有效的镇痛剂止痛，并教会病人应用各种非药物止痛的方法。

3. 饮食护理　提供高蛋白、低脂和丰富维生素的饮食，遵医嘱给予肠外营养或输注白蛋白，改善营养状态。

4. 合并高血糖的病人，应调节胰岛素用量。有低血糖表现的病人，适当补充葡萄糖。

5. 皮肤护理　清洁手术部位皮肤；手术部位毛发密集者剔除毛发。

6. 排便护理　遵医嘱正确使用缓泻剂、灌肠等，指导练习床上大小便。

7. 访视与评估　查看病人手术部位标识，了解术前准备完善情况，评估病人全身皮肤状况，高风险病人申报难免压疮。

8. 手术交接　与手术室工作人员核对病人信息、手术部位标识、药品及病人相关资料，完成交接记录。

（二）术中护理

1. 准备物品　肝胆外科手术基本器械、血管器械、悬吊拉钩、温液仪、暖风机、超声刀、切割缝合器、吻合器、血管缝线，抗菌药物等。

2. 建立静脉双通道　输液器连接延长三通管，采用16G静脉留置针于左上肢建立静脉通道，如遇术中大出血，协助麻醉师、医师抢救，遵医嘱加压输液、输血。

3. 安置体位　平卧位双手置于体侧，保护肩胛、骶尾、足跟部位受压皮肤。

4. 术中观察　密切观察生命体征，每2小时监测体温并记录，并采取适当的保温措施。重点观察受压皮肤是否完好、术中出血量、静脉输液通道是否通畅、观察尿量并记录。

5. 执行隔离技术　遵循术中隔离原则，严格执行隔离技术。

6. 引流管护理　安置腹腔引流管，标识清楚、妥善固定并保持通畅。

7. 标本送检　确认标本无误后由洗手护士及时送检，避免遗失。

（三）术后护理

1. 病人交接　核对病人手术信息，如麻醉方式、手术方式、术中用药等情况，并按要求规范填写交接记录单。

2. 观察病人生命体征，切口渗血渗液情况及引流液颜色、性质、量，遵医嘱及时补充水、电解质，必要时输血，预防休克的发生。

3. 监测血糖、尿糖情况，遵医嘱给予胰岛素，控制血糖水平。若发生低血糖，应补充适量葡萄糖。

4. 引流管护理 妥善固定血浆管、双套管、胃管、尿管，标识清楚，保持引流通畅，防止扭曲、打折和脱落；引流管位置低于腹部切口水平面，以防逆流引起感染，预防意外拔管；观察记录引流液的量、颜色及性状；双套管负压维持在 10~20kPa。

5. 饮食护理 术后禁食禁饮，静脉补充营养，待胃肠道功能恢复，拔除胃管后，给予流质，再逐步过渡至正常饮食。

6. 并发症护理

（1）胆瘘护理：病人出现发热、腹胀腹痛，血浆引流管中引流出胆汁样液体等胆瘘表现，立即通知医师协助处理。

（2）胰瘘护理：当发现置于胰腺断面处的引流管内有清亮、无色的水样胰液渗出，24 小时内引流量大于 50ml 时，应通知医师行相应处理。

（3）出血护理：密切观察生命体征及腹部体征，病人出现黑便、呕血，胃管、腹腔引流管引流出血性液体，凝血检查异常或出现休克等症状时，应及时报告医师行相应处理。

（4）胆道感染护理：多为逆行感染，若胃肠吻合口离胆道吻合口较近，进食后平卧时则易发生，所以进食后宜坐位 15~30 分钟，以利于胃肠内容物引流。发生胆道感染时应通知医师行相应处理。

四、健康指导

（一）住院期

1. 告知病人术后早期活动的目的、方法及重要性。

2. 指导病人少量多餐，进食低脂、高维生素、高纤维饮食；忌辛辣、刺激、油腻食物；忌暴饮暴食；禁烟禁酒。

（二）居家期

1. 告知病人合理安排作息时间，劳逸结合，避免疲劳过度及重体力活动。

2. 定期监测血糖、尿糖，发生糖尿病时应予以饮食控制，并遵医嘱行药物治疗。

3. 定期行放疗或化疗。放、化疗期间定期复查血常规，一旦出现骨髓抑制现象（白细胞计数 $<4 \times 10^9/L$），应暂停放疗、化疗。

4. 每 3~6 个月复查 1 次，若出现进行性消瘦、贫血、乏力、发热等症状，应及时就诊。

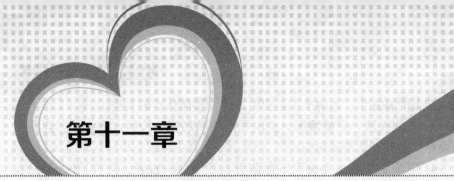

第十一章

泌尿外科疾病护理

第一节 泌尿外科疾病一般护理

一、病情观察与护理

（一）生命体征

监测生命体征，观察病人有无体温、脉搏、呼吸、血压异常。

（二）症状体征

1. 观察病人有无尿频、尿急、尿痛、尿潴留、尿失禁、排尿困难等。

2. 观察有无少尿、无尿、多尿；颜色异常，如血尿等。

3. 观察有无疼痛，评估疼痛的部位、性质、持续时间及程度等。

（三）安全评估

1. 评估病人有无因长期卧床或恶病质引起压疮的危险。

2. 评估病人有无因肾绞痛、下肢乏力或药物因素引起跌倒/坠床的危险。

3. 评估病人是否有焦虑、恐惧等严重心理问题引起自杀倾向。

二、护理措施

（一）术前护理

1. 心理护理　动态评估病人心理反应，及时给予心理支持。

2. 疼痛护理　卧床休息，避免剧烈活动；多饮水；采用数字等级评分量表（NRS）进行疼痛评估，疼痛评分 >4 分，报告医师，使用解痉止痛药物，观察用药反应。

3. 呼吸道护理　戒烟，训练深呼吸、有效咳嗽、咳痰，避免感冒。

4. 排便护理　术后需卧床病人练习床上大小便及正确使用便器。

5. 皮肤护理　清洁手术部位皮肤；手术部位毛发密集者剃除毛发。

6. 协助完善相关检查　X 线、CT、腹部平片、泌尿系造影、肾图、膀胱镜检查等。

7. 术前准备　术前禁食 6～8 小时，禁饮 2～4 小时；术前协助病人取下活动性义齿、饰品等，贵重物品交家属保管。女性尿道手术涉及阴道者，术前晚行阴道冲洗。测量生命体征，发现体温、血压异常，女性病人月经来潮等情况报告医师。

8. 访视与评估　查看病人手术部位标识，了解术前准备完善情况，评估病人全身皮肤状况，高风险病人手术护士申报难免压疮。

9. 手术交接　与手术室工作人员核对病人信息、手术部位标识、药品及病人相关资料，完成交接记录。

（二）术中护理

1. 物品准备　泌尿外科手术基本器械，电外科基本设备，特殊药品。

2. 风险评估　了解术前特殊检查结果，如输血全套、出凝血时间等。评估病人全身皮肤状况，预计手术时间超过 2 小时，重点评估骶尾部、腘窝以及足跟等部位皮肤状况，高危病人申报难免压疮。

3. 麻醉前核查　麻醉医师主持与手术医师、手术护士三方共同核查病人信息、手术信息、知情同意、设备、物品准备等情况，确认术前备血、抗菌药物皮试结果以及影像学检查结果。

4. 体位安置　根据手术需要安置体位，保护骨突部位及受压皮肤。

5. 物品清点　在术前、关闭体腔前以及关闭体腔后、缝合皮肤后清点手术物品，包括类别、数目，检查完整性并记录。

6. 切皮前核查　手术医师主持三方核查，共同确认病人信息、手术信息、物品准备就绪、抗菌药物输注等情况。

7. 术中观察　观察生命体征、术中出血量、静脉输液是否通畅及有无渗漏、仪器设备运行情况。手术持续时间超过 2 小时者监测体温，低于 36℃时，采取加温措施，观察受压部位皮肤情况并记录。

8. 记录各类手术记录单，如手术安全核查表、手术风险评估表、临床护理记录单、临时医嘱单、手术护理记录清点单、病人交接记录单等。

9. 出室前核查　手术护士主持三方核查，共同确认实际手术方式、清点用物结果、送检标本、皮肤状况及病人去向。

10. 出室交接　手术护士与麻醉医师共同护送病人出手术间，与麻醉复苏室、重症监护室或病房责任护士交接生命体征、出入量、管路、全身皮肤情况及物品等。

11. 标本送检　巡回护士、洗手护士、手术医师共同核对标本无误后，由洗手护士送检标本。

（三）术后护理

1. 病人交接 核对病人信息，了解手术方式及术中情况，交接生命体征、管路、皮肤情况及物品等并记录。

2. 切口护理 保持切口敷料清洁干燥，注意有无渗血、渗液、漏尿，敷料渗湿及时更换。

3. 引流管护理 妥善固定、标识清楚，保持通畅；防止扭曲、打折和脱落；保持引流袋低于引流部位以下。留置血浆引流管，定时挤捏；留置胃管，每日行口腔护理 2 次；留置尿管，每日会阴护理 2 次。记录引流液的颜色、量及性状。

4. 疼痛护理 动态评估疼痛的部位、性质、程度、规律等。疼痛评分≤4 分时，采取分散注意力、放松措施缓解疼痛，疼痛评分 >4 分时，报告医师，遵医嘱使用解痉止痛药物，或追加镇痛泵药物剂量，观察用药反应。

5. 呼吸道护理 保持呼吸道通畅，及时清除呼吸道分泌物或呕吐物，防止误吸和窒息。协助翻身叩背，进行深呼吸和有效咳嗽、排痰。

6. 压疮预防 保持床单位平整、清洁、干燥，避免摩擦力和剪切力，定时协助翻身，骨突部位做好保护，必要时使用气垫床。

7. 饮食护理 术后根据胃肠功能恢复情况进食，进清淡、营养、易消化饮食，逐渐恢复至普食。鼓励病人多饮水，每日 2500～3000ml，昼夜均匀。

8. 活动与锻炼 根据病情和病人的耐受程度早期活动。

9. 并发症护理

（1）出血：观察血尿变化、切口有无渗血、引流管有无血性引流液，出现鲜红色引流液或每小时引流液大于 50ml，持续 3 小时且鲜红色或 24 小时大于 500ml 时、切口渗血、病人面色苍白、口渴、心率加快、血压下降等异常表现，立即报告医师，遵医嘱应用止血药物，严密观察用药后的效果及反应。

（2）感染：定时监测病人的生命体征，体温升高、血压下降，及时报告医师，遵医嘱应用抗菌类药物以及降温药物等。使用降温药物后，及时测量体温。

三、健康指导

（一）住院期

1. 告知病人疾病知识、手术相关知识、引流管、泌尿系造影或穿刺检查等的配合及注意事项。

2. 指导病人采取分散注意力、深呼吸、听轻音乐等措施缓解疼痛，有自控镇痛泵的病人教会使用方法。

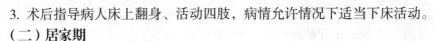

3. 术后指导病人床上翻身、活动四肢，病情允许情况下适当下床活动。

（二）居家期

1. 指导病人多饮水，勤排尿，避免憋尿。

2. 进清淡、营养、易消化饮食，多食蔬菜、水果，保持大便通畅。

3. 出现排尿困难、血尿、尿频、尿急、尿痛、尿潴留、腰部胀痛等情况，及时就诊。

4. 定期门诊复查、随访。

第二节　肾　损　伤

一、概述

肾损伤（injury of kidney）是人体因锐器如弹片，刀刃等直接暴力，如撞击，跌打，挤压，肋骨骨折等间接暴力所致肾脏组织结构的异常改变。主要症状有休克、血尿、疼痛、腰腹部肿块、发热等。按暴力致伤的程度可分为肾挫伤、肾部分裂伤、肾全层裂伤和肾蒂损伤，以肾挫伤或肾部分裂伤多见，肾蒂损伤最为严重。治疗原则为尽快抢救生命，尽量保留肾脏。

二、病情观察与评估

（一）生命体征

测量生命体征，观察有无血压降低、脉搏增快等休克表现。

（二）症状体征

1. 观察病人有无少尿或无尿、血尿、膀胱刺激症状等。

2. 观察有无腹部包块，评估包块的大小、位置等。

3. 观察病人有无疼痛、出血、血气胸、骨折等其他脏器损伤。

（三）安全评估

1. 评估病人有无因移动受限、出血、营养缺乏、外伤皮损等导致压疮的危险。

2. 评估病人有无因长期卧床导致下肢深静脉血栓的危险。

三、护理措施

（一）急救处理

病人出现血尿加重、脉搏增快、血压降低、口渴、烦躁不安、四肢冰冷等休克征象时，及时报告医师，保持呼吸道通畅，给氧，心电监护，保暖；建立 2 条以上静脉通道，遵医嘱补充血容量，监测记录 24 小时尿量，出现

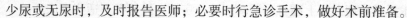

少尿或无尿时，及时报告医师；必要时行急诊手术，做好术前准备。

（二）保守治疗护理

1. 休息与体位　绝对卧床休息 2～4 周，严禁自行活动及翻身，病情稳定、血尿消失后遵医嘱活动。

2. 饮食护理　给予高热量、高维生素、高蛋白、易消化的清淡饮食，保证营养及热量摄入。多食蔬菜水果，保持大便通畅。

3. 压疮预防　保持床单位平整、清洁、干燥，骨突出部位做好保护，使用气垫床，避免摩擦力和剪切力，每 2 小时协助翻身，遵医嘱营养支持治疗。

4. 下肢深静脉血栓预防　病情许可下协助病人活动四肢，按摩下肢。

5. 心理护理　耐心倾听病人及家属述说，了解受伤过程、原因，告知肾损伤相关知识，减轻焦虑、恐惧心理。严重焦虑者遵医嘱使用镇静药物。

（三）手术治疗护理

1. 术前护理

（1）绝对卧床休息。

（2）术前禁食 6～8 小时，禁饮 2～4 小时，术前晚灌肠。

（3）与手术室工作人员核对病人信息、手术部位标识、药品及病人相关资料，完成交接记录。

（4）访视与评估：查看病人手术部位标识，了解术前准备完善情况，评估病人全身皮肤状况，高风险病人申报难免压疮。

2. 术中护理

（1）准备物品：泌尿外科手术基本器械、肾蒂钳、超声刀、药品。

（2）建立静脉通道：输液器连接延长三通管，采用 18G 静脉留置针于健侧上肢建立静脉通道。

（3）安置体位：健侧肾体位，双上肢自然弯曲放于托手板上，约束带固定，保护耳廓、肩胛、髂骨、支架固定部等受压皮肤。

（4）术中观察：观察术中出血量、动脉和静脉通道。每 2 小时监测体温 1 次，做好保暖，观察受压部位皮肤情况。

（5）引流管护理：安置腹腔引流管，标识清楚、妥善固定并保持通畅。

（6）标本送检：巡回护士、洗手护士、手术医师共同核对标本无误后，由洗手护士送检标本。

3. 术后护理

（1）体位与活动：麻醉恢复，血压平稳后抬高床头 15°～30°，协助适当翻身及活动四肢。肾修补术和肾部分切除术者绝对卧床休息 2 周以上。肾切除术者生命体征平稳且无出血者鼓励早期下床活动。

（2）观察小便颜色、量及性状，准确记录 24 小时尿量以了解肾脏功能，出现少尿、无尿或突然鲜红色大量血尿，及时报告医师，协助医师积极处理。

四、健康指导

（一）住院期

1. 告知肾损伤疾病相关知识及手术前后配合方式及注意事项。

2. 告知病人及家属卧床休息的重要性及注意事项，以提高病人卧床休息的依从性。

3. 卧床期间教会病人床上活动四肢。

（二）居家期

1. 多饮水，昼夜均衡，每日 2000ml 以上。指导病人戒烟酒、忌辛辣，进食高营养、粗纤维易消化饮食，保持大便通畅。

2. 告知保守治疗或肾修补术和肾部分切除术病人出院后继续卧床休息 4 周。术后 1~3 个月内不能从事重体力劳动，不做剧烈运动，避免继发性出血。

3. 保护健侧肾脏

（1）告知病人注意防护，避免伤及健侧肾脏。

（2）告知病人使用药物时选择对肾脏副作用小的药物。

4. 门诊随访，定期复查肾功能。

第三节　尿 道 损 伤

一、概述

尿道损伤（urethral trauma）是指尿道在外力作用下受到损伤，引起尿道周围血肿、尿外渗，是泌尿系统最常见的损伤，多发生于男性。根据损伤部位的不同，分为前尿道损伤和后尿道损伤。主要表现有外伤史（骑跨伤、骨盆骨折等）、尿道滴血或血尿、疼痛、排尿障碍、尿外渗等，严重者伴休克。

二、病情观察与评估

（一）生命体征

监测生命体征，观察有无心率加快，血压下降。

（二）症状体征

1. 观察病人有无会阴及尿道部疼痛，有无排尿困难、尿潴留及尿外渗。

2. 观察病人有无尿道外口出血，会阴部有无血肿。

3. 评估病人有无生殖器损伤、会阴外伤、骨盆骨折等。

（三）安全评估

评估病人有无因长期卧床、营养缺乏等导致压疮的危险。

三、护理措施

（一）术前护理

1. 卧位与休息 绝对卧床休息。

2. 失血性休克护理 在合并严重损伤伴骨盆骨折时，出现脉搏增快、血压降低、口渴、烦躁不安、四肢冰冷等休克征象时，保持呼吸道通畅，给氧、心电监护，保暖；及时报告医师，立即配合医师行抗休克治疗，监测记录 24 小时尿量。

3. 疼痛护理 指导病人深呼吸等放松疗法缓解疼痛，疼痛剧烈，疼痛评分 >4 分遵医嘱使用止痛剂，观察药物效果。

4. 排尿护理 观察病人小便情况，出现急性尿潴留时遵医嘱留置导尿管或做好急诊手术准备。

5. 访视与评估 查看病人手术部位标识，了解术前准备完善情况，评估病人全身皮肤状况，高风险病人申报难免压疮。

6. 手术交接 与手术室工作人员核对病人信息、手术部位标识、药品及病人相关资料，完成交接记录。

（二）术中护理

1. 准备物品 根据不同的手术方式准备相应的手术用物。

（1）开放性手术：泌尿科手术基本器械、尿管、抗菌药物。

（2）输尿管镜下尿道会师术：输尿管镜手术基本器械、腔镜系统、冲洗液、尿管。

（3）膀胱造瘘术：膀胱手术基本器械、膀胱造瘘穿刺针、尿管。

2. 建立静脉通道 输液器连接延长三通管，采用 20G 静脉留置针于左上肢建立静脉通道。

3. 安置体位

（1）平卧位：双手置于体侧，保护肩胛、骶尾、足跟部位受压皮肤。

（2）膀胱截石位：左上肢外展 <90°，右上肢置于体侧，保护肩胛、骶尾部位受压皮肤，保护腓总神经。

4. 术中观察 观察术中出血量、静脉通道是否通畅，每 2 小时监测体温 1 次，做好保暖。

5. 引流管护理 安置尿管及腹腔引流管，标识清楚、妥善固定并保持通畅。

（三）术后护理

1. 病人交接 核对病人信息，了解手术方式及术中情况，交接生命体

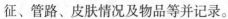

征、管路、皮肤情况及物品等并记录。

2. 出血护理　切口敷料有血性液体渗出，及时更换敷料；出现阴囊、会阴部肿胀、短时间内导尿管内引流大量血性液或尿道口有血性液溢出，及时报告医师，遵医嘱给予止血治疗。

3. 体位与活动　麻醉恢复，血压平稳后协助翻身及活动四肢，病情许可下指导病人早期活动，避免剧烈活动。合并骨盆骨折时，平卧位休息，避免随意搬动。

4. 饮食护理　多饮水，昼夜均衡，每日 2500～3000ml 以上，保证足够的尿量。指导病人戒烟酒，忌辛辣，进食高营养、粗纤维易消化饮食，保持大便通畅。

5. 保留尿管护理　妥善固定，标示清楚，保持尿管通畅，观察尿液的颜色、量。尿道部分或完全断裂的病人，尿管应留置 2 周以上，直至尿道吻合痊愈。后尿道断裂病人做球囊导尿管牵引治疗时，导尿管保持与躯干呈45°，以免引起尿道压迫性坏死。

6. 耻骨上膀胱造瘘管护理　妥善固定，标示清楚，保持尿管通畅，观察尿液的颜色、量。拔管后多饮水、勤排尿。发现瘘口渗尿时，及时更换敷料，造瘘口一般在拔管后 2～3 日愈合。

7. 拔除尿管后密切观察病人自行排尿的情况，出现尿线变细、排尿费力或困难等尿道狭窄表现，指导病人遵医嘱定期行尿道扩张治疗。

8. 压疮预防　睡气垫床，保持床单位整洁，避免摩擦力和剪切力，协助翻身，遵医嘱营养支持治疗。

9. 下肢深静脉血栓预防　合并骨盆骨折时需长期卧床，做好家属及病人宣教工作，病情许可下协助病人活动四肢及翻身，按摩下肢。

四、健康指导

（一）住院期

1. 告知病人尿道损伤疾病相关知识及手术前后配合方式及注意事项。

2. 合并骨盆骨折时，指导病人按骨盆骨折康复方法进行功能锻炼。

3. 指导病人术后肠蠕动恢复后遵医嘱进食，多食粗纤维饮食，保持大便通畅，出现便秘，遵医嘱给予润肠通便药物或缓泻剂或灌肠。

（二）居家期

1. 出院后可从事日常活动，避免拎重物，以免出血。注意安全，防止再次骨折或损伤。

2. 告知有尿道狭窄的病人出院后定期到医院做尿道扩张术，开始每周1 次，持续 1 个月后逐渐延长间隔时间。

3. 门诊随访，定期复查。

第四节　尿　石　症

一、概述

尿石症又称尿路结石（urinary calculi），是最常见的泌尿外科疾病之一，包括肾结石、输尿管结石、膀胱结石、尿道结石。按尿路结石所在部位分为上尿路结石和下尿路结石。上尿路结石是指肾结石和输尿管结石；下尿路结石是指膀胱结石、尿道结石。临床上以肾结石与输尿管结石多见。

二、病情观察与评估

（一）生命体征
测量生命体征，观察病人有无寒战、体温升高、脉搏增快、血压降低等。
（二）症状体征
1. 观察病人有无腰腹部绞痛及肾区叩痛；有无排尿突然中断现象、排尿时有无局部剧烈痛或刀割样痛等。
2. 观察病人有无血尿、脓尿、排尿困难、急性尿潴留等。
（三）安全评估
评估病人有无因疼痛、烦躁导致跌倒/坠床的危险。

三、护理措施

（一）术前护理
1. 肾绞痛护理　病人出现肾绞痛，报告医师，遵医嘱使用解痉止痛药物，观察药物效果和不良反应；伴恶心、呕吐症状者，暂禁饮食；疼痛缓解后可进易消化、清淡半流质饮食。
2. 鼓励病人大量饮水，昼夜均衡，每日2500~3000ml，避免憋尿。
3. 合并严重肾积水时卧床休息。
4. 访视与评估　查看病人手术部位标识，了解术前准备完善情况，评估病人全身皮肤状况，高风险病人申报难免压疮。
5. 手术交接　与手术室工作人员核对病人信息、手术部位标识、药品及病人相关资料，完成交接记录。
（二）术中护理
1. 准备物品
（1）肾结石：经皮肾镜手术基本器械、腔镜系统、超声吸附碎石机、

B超机、冲洗液、抗菌药物。

（2）膀胱结石：膀胱镜手术基本器械、腔镜系统、超声吸附碎石机、冲洗液、抗菌药物。

（3）输尿管结石：输尿管镜手术基本器械、腔镜系统、碎石机或钬激光机、冲洗液、抗菌药物、输尿管支架管。

2. 建立静脉通道　输液器连接延长三通管，采用20G静脉留置针于左上肢建立静脉通道。

3. 安置体位

（1）膀胱截石位：左上肢外展<90°，右上肢置于体侧，保护肩胛、骶尾部位受压皮肤，保护腓总神经。

（2）俯卧位：双上肢稍弯曲放与托手板上，保护女性乳房、男性会阴部，膝关节、足尖悬空。

4. 术中观察　观察术中出血量、仪器设备运行情况、冲洗液的温度、压力。每2小时监测体温1次，做好保暖。

5. 引流管护理　安置尿管及肾造瘘引流管者，标识清楚、妥善固定并保持通畅。

6. 结石处理　结石做好交接。

（三）术后护理

1. 病人交接　核对病人信息，了解手术方式及术中情况，交接生命体征、管路、皮肤情况及物品等并记录。

2. 感染性休克护理　出现寒战、体温升高、脉搏增快、血压下降等感染性休克症状时，及时报告医师，立即给予吸氧、心电监护，密切观察病情变化，建立2条以上静脉通道，遵医嘱用药。

3. 饮食护理　增加液体摄入，以草酸含量少的非奶制品液体为宜，可饮用橙汁、柠檬水等。避免过多饮用咖啡因、红茶、可乐等。

4. 卧位与活动

（1）麻醉恢复、血压平稳后可抬高床头15°~30°。

（2）经皮肾镜取石或碎石术者卧床休息24~72小时，肾实质切开取石术者绝对卧床休息1~2周。

（3）留置输尿管支架管（双J管）病人置管期间不剧烈活动，避免突然下蹲动作，以免J管移位。

5. 肾造瘘管护理

（1）妥善固定，标识清楚，保持引流通畅，引流袋低于造瘘口平面。

（2）观察记录引流液颜色、量、性状。肾造瘘管置管早期避免自行翻身，引流液呈鲜红色且量多，报告医师，必要时遵医嘱夹闭肾造瘘管，待生命体征平稳、出血停止后再次开放。

（3）拔管前遵医嘱夹闭管道，观察有无发热、腰部胀痛、切口漏尿；拔管后造瘘口局部敷料加压包扎，保持敷料清洁、干燥。出现漏尿、出血应卧床休息。

四、健康指导

（一）住院期

1. 告知病人尿石症疾病相关知识。
2. 告知病人术后卧床休息，避免剧烈运动引起肾脏出血。
3. 指导病人多饮水，昼夜均衡，每日饮水 2500～3000ml，勤排尿。

（二）居家期

1. 指导病人根据结石成分不同进行饮食调节，预防结石复发。

（1）含钙结石：需限制饮食中的草酸、钠盐及蛋白质的过量摄入，限制高嘌呤饮食，增加蔬菜、水果、粗粮及纤维素饮食。

（2）草酸钙结石：避免摄入富含草酸的食物，如杏仁、花生、大黄、红茶等，忌食菠菜。

（3）胱氨酸结石：大量饮水以增加胱氨酸的溶解度，碱化尿液，限制钠盐摄入，宜多食蔬菜和谷物为主的低蛋白饮食，避免过多食用富含胱氨酸的食物（小麦、肉、豆类和蘑菇等）。

（4）尿酸盐结石：少吃动物内脏、肉类、豆类等。多饮水，增加尿量，提高尿液的 PH 值和减少尿酸的形成和排泄。

2. 告知病人 3 个月内避免拎重物、剧烈运动等，以免造成继发出血。

3. 养成良好生活习惯，控制体重，体重指数维持在 11～18 之间为宜，以降低结石的危险因素。

4. 指导留置输尿管支架管（双 J 管）病人置管期间若出现以下情况，及时就诊：①尿频、尿急、尿痛；②突然出现鲜红色血尿且有加重趋势；③高热、寒战及肾区疼痛；④腰部胀痛；⑤J 管自行脱出体外。

5. 术后 1 周、1 个月、3 个月、6 个月门诊复查，随访。

第五节 前列腺增生症

一、概述

前列腺增生症（benign prostatic hyperplasia，BPH）又称良性前列腺增生或肥大，是指尿道周围前列腺组织内皮细胞与间质细胞增生，为引起中老年

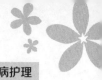

男性排尿障碍最为常见的一种良性疾病。主要表现为排尿不畅，尿线变细，尿频，夜尿次数增多及终末尿滴沥等，可合并血尿、泌尿系感染、肾积水、肾功能损害等。

二、病情观察与评估

（一）生命体征
测量生命体征，观察有无发热。

（二）症状体征
1. 观察病人有无排尿无力、排尿不畅、尿线变细、射程短、排尿时间延长、尿不尽感等。

2. 观察病人有无尿频、尿急、尿痛，夜尿次数增多、血尿、急性尿潴留等。

（三）安全评估
1. 评估病人有无因尿频或夜尿增多反复如厕及使用 a– 受体阻滞剂引起体位性低血压导致跌倒 / 坠床的危险。

2. 评估病人有无因急性尿潴留导致肾功能严重损害的危险。

三、护理措施

（一）术前护理
1. 急性尿潴留护理

（1）体位：调整病人体位和姿势，在病情许可下，使其尽量以习惯的姿势排尿。

（2）诱导排尿：为病人提供排尿环境，用窗帘或屏风遮挡保护病人的隐私；热敷、按摩下腹部，放松肌肉，促进排尿；利用条件反射诱导排尿，让病人听流水声，或用温水冲洗会阴部等。观察诱导排尿的效果。

（3）对症处理：以上处理无效时，遵医嘱进行留置导尿；如安置导尿管困难者协助医师行耻骨上膀胱穿刺抽出尿液或行耻骨上膀胱造瘘术。第 1 次放尿不宜超过 1000ml，以免发生虚脱和血尿。

2. 饮食护理　多食蔬菜水果，及含粗纤维食物，保持大便通畅。术前禁食 6~8 小时，禁饮 2~4 小时；术前晚灌肠。

3. 预防感冒　注意保暖，避免受凉感冒。

4. 访视与评估　查看病人手术部位标识，了解术前准备完善情况，评估病人全身皮肤状况，高风险病人申报难免压疮。

5. 手术交接　与手术室工作人员核对病人信息、手术部位标识、药品及病人相关资料，完成交接记录。

（二）术中护理

1. 准备物品

（1）开放性手术：腹部手术基本器械、抗菌药物。

（2）经尿道前列腺电切术：等离子电切基本器械、腔镜系统、电切机器、水泵、冲洗液、抗菌药物。

2. 建立静脉通道　输液器连接延长三通管，采用 20G 静脉留置针于左上肢建立静脉通道。

3. 安置体位

（1）平卧位：双手置于体侧。

（2）膀胱截石位：左上肢外展 <90°，右上肢置于体侧，保护肩胛、骶尾部位受压皮肤，保护腓总神经。

4. 术中观察　密切观察病人生命体征，关注水泵压力，观察术中出血量、静脉通道是否通畅。

5. 引流管护理　安置尿管者，标识清楚、妥善固定并保持通畅。

6. 标本送检　巡回护士、洗手护士、手术医师共同核对标本无误后，由洗手护士送检标本。

（三）术后护理

1. 病人交接　核对病人信息，了解手术方式及术中情况，交接生命体征、管路、皮肤情况及物品等并记录。

2. 持续膀胱冲洗护理　防止管道牵拉、扭曲、打折等。每日尿道口护理 2 次。冲洗速度据冲出液颜色调节，色深则快、色浅则慢，变为尿色时遵医嘱停止冲洗更换为引流袋。冲洗时注意观察：

（1）密切观察与记录持续膀胱冲洗冲出液的颜色，出现鲜红色、混有泡沫，调快冲洗速度；出现大量出血，及时报告医师，遵医嘱给予止血药物或行手术止血。

（2）病人主诉下腹部痉挛性疼痛，提示膀胱痉挛，采用放松措施缓解病人疼痛，疼痛剧烈、评分 >4 分时，及时报告医师，遵医嘱给予解痉止痛药物，并观察药物效果和不良反应。

（3）保持冲洗通畅，避免血块堵塞。出现憋尿感，提示冲洗堵塞，及时给予高压抽吸血块，冲洗尿管。出现腹部张力增加、烦躁不安、腹部叩诊浊音，提示有前列腺包膜受损致冲洗液外渗的可能，及时报告医师，停止冲洗或行手术放置耻骨后引流管，以防大量冲洗液被机体吸收后造成稀释性低钠血症。

（4）拔除尿管后观察病人自行排尿情况，出现排尿困难、急性尿潴留，及时报告医师。

3. 体位与活动　持续膀胱冲洗期间床上翻身及活动四肢，停止冲洗后无出血者下床适量活动，避免剧烈活动。

4. 用药护理　告知病人服用 α- 受体阻滞剂易引起体位性低血压，指导病人服药后卧床休息，尽量睡前服用。

5. 便秘预防　了解病人排便情况，严重者遵医嘱予以口服缓泻剂或灌肠，保持大便通畅。术后 5 天内禁止灌肠，以免刺激膀胱引起继发出血。

6. 排尿功能锻炼　拔出尿管后，可能发生一过性尿失禁，行盆底肌锻炼后一般几日 ~ 1 个月可自行恢复。盆底肌锻炼：病人取卧位、坐位或立位，试做排尿动作，先慢慢收缩肛门，再收缩尿道，产生盆底肌上提的感觉，在肛门、尿道收缩时，大腿和腹部肌肉保持放松，持续收缩盆底肌（提肛运动）2 ~ 6 秒，松弛休息 2 ~ 6 秒，如此反复 10 ~ 15 次为一组。每天训练 3 ~ 8 组，持续 8 周以上或更长。

7. 并发症护理

稀释性低钠血症（TUR）综合征护理：行 TURP 的病人因术中大量冲洗液被吸收，血容量急剧增加，出现稀释性低钠血症。病人如在短时间内出现烦躁、恶心、呕吐、少尿，呼吸困难、低血压、惊厥甚至昏迷，应及时报告医师，减慢输液速度，遵医嘱给予利尿剂脱水治疗。

四、健康指导

（一）住院期

1. 告知前列腺增生疾病相关知识及手术前后的配合方式及注意事项等。

2. 告知病人保持大便通畅的重要性。指导病人术后避免增加腹内压的因素，如用力大便、打喷嚏、咳嗽等。

（二）居家期

1. 多饮水，昼夜均衡，每日 2500 ~ 3000ml，避免憋尿。指导病人戒烟酒，忌辛辣，进食高营养、粗纤维易消化饮食。多食蔬菜及水果，保持大便通畅。

2. 告知病人术后 6 周内不要提重物或剧烈活动，术后 3 ~ 6 周避免久坐、乘坐长途汽车、骑自行车、性生活等。

3. 防止受凉，预防感冒。

4. 告知病人术后第 2 ~ 3 周因凝固坏死组织脱落，尿液会呈淡红色，大量饮水、排尿通畅、无痛后可自行消失。因前列腺窝修复需 3 ~ 6 个月，告知病人术后仍会有排尿异常现象，出现急性尿潴留或出血持续且颜色逐渐鲜红，及时就诊。

5. 门诊随访，定期复查。

第六节 肾 癌

一、概述

肾癌（renal cell carcinoma，RCC）是起源于肾实质泌尿小管上皮系统的恶性肿瘤，又称肾细胞癌、肾腺癌，是最常见的肾实质恶性肿瘤。其经典的临床表现为肾细胞癌三联征：间隙性、无痛性肉眼血尿、腰痛和腹部肿块，但无症状肾癌发现率逐年升高。肾癌对放疗、化疗均不敏感，治疗方法以手术治疗为主，可行开放手术、传统腹腔镜或机器人辅助腹腔镜手术。

二、病情观察与评估

（一）生命体征
监测生命体征，观察有无发热、血压升高等。

（二）症状体征
1. 观察有无血尿、腰痛、腰腹部包块。
2. 观察有无发热、血压升高、体重下降、血沉快、红细胞增多症等副瘤综合征表现。
3. 观察有无消瘦、贫血、虚弱等晚期症状。

（三）安全评估
1. 评估病人有无贫血、虚弱、血压高等因素导致跌倒/坠床的危险。
2. 评估病人有无长期卧床、营养缺乏等因素导致压疮的危险。
3. 评估病人有无癌症疾患致心理障碍导致自杀的危险。

三、护理措施

（一）术前护理
1. 营养支持　胃肠功能良好者给予高热量、高维生素，营养丰富饮食，增强病人体质。对胃肠功能障碍者，应在手术前后遵医嘱静脉途径给予营养或贫血者遵医嘱少量多次输血。
2. 心理护理　动态评估病人和家属对肾癌的认知程度，以及对肾癌预后心理承受程度及期望，了解有无心理问题，如焦虑、抑郁、恐惧等，针对性制定健康教育计划，提供心理护理。加强观察，避免自杀发生。
3. 术前准备　术前禁食6~8小时，禁饮2~4小时；术前晚灌肠。
4. 出现血压高，及时报告医师，遵医嘱用药，观察药物的效果。
5. 访视与评估　查看病人手术部位标识，了解术前准备完善情况。

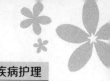

6. 手术交接　与手术室工作人员核对病人信息、手术部位标识、药品及病人相关资料，完成交接记录。

（二）术中护理

1. 准备物品　泌尿科手术基本器械、肾蒂钳、超声刀、抗菌药物。

2. 建立静脉通道　输液器连接延长三通管，采用 18G 静脉留置针于健侧上肢建立静脉通道。

3. 安置体位　健侧肾体位，双上肢自然弯曲放于托手板上，约束带固定，保护耳廓、肩胛、髂骨、支架固定部等受压皮肤。

4. 术中观察　观察术中出血量、动脉和静脉通道及尿管是否通畅。每 2 小时监测体温 1 次，做好保暖，观察受压部位皮肤情况。

5. 执行手术隔离技术　遵循肿瘤手术隔离原则，严格执行隔离技术。

6. 引流管护理　安置尿管及腹腔引流管，标识清楚、妥善固定并保持通畅。

7. 标本送检　确认标本无误后由洗手护士及时送检，避免遗失。

（三）术后护理

1. 病人交接　核对病人信息，了解手术方式及术中情况，交接生命体征、管路、皮肤情况及物品等并记录。

2. 切口有无渗血、渗液，保持切口敷料清洁干燥。观察记录血浆引流管引出液的颜色、量及性状。发现出血，及时报告医师。部分肾切除后，有继发性出血的可能，应加强观察。

3. 术后准确记录 24 小时尿量，根据医嘱调整水、电解质的摄入量，合理安排输液顺序及速度，防止水、电解质紊乱，以减轻健侧肾脏负担。

4. 体位与活动　根治性切除术全麻清醒，生命体征平稳后取半卧位，协助病人床上翻身、活动四肢；部分肾切除术者绝对卧床休息 1～2 周，无出血后下床活动。

5. 疼痛护理　动态评估切口疼痛的程度，疼痛评分 >4 分遵医嘱给予止痛剂或镇痛泵者追加止痛剂剂量，观察药物效果。教会病人术后咳嗽咳痰时双手捂住切口或使用腹带减轻切口疼痛，以及镇痛泵的正确使用。

6. 用药护理　遵医嘱使用干扰素和白介素免疫治疗时，病人可能会出现体温升高现象，密切监测体温变化。

四、健康指导

（一）住院期

1. 告知肾癌疾病相关知识及手术前后的配合方式及注意事项等。

2. 指导根治性切除术病人术后第 1 日下床活动，告知部分肾切除术者卧床休息1~2周，无出血后下床活动，避免剧烈活动。

（二）居家期

1. 根据肾功能指导饮水。戒烟酒，忌辛辣刺激性食物，宜食高热量、优质蛋白质、富含维生素、粗纤维、低盐易消化食物。

2. 术后1~3个月内避免重体力劳动及剧烈运动。

3. 告知病人避免腰部受到撞击以免健侧肾脏受伤；告知病人遵医嘱服药，勿擅自服药，避免肾功能受损；教会病人自我监测并记录血压。

4. 观察排尿的情况，若有尿量减少或无尿、血尿等及时就诊。

5. 定期门诊复查及进行生物治疗和免疫治疗。

第七节 膀 胱 癌

一、概述

膀胱肿瘤（bladder tumor）是泌尿系中最常见肿瘤，多数为移行上皮细胞癌。常见症状为无痛性间歇性肉眼血尿，晚期可出现排尿困难和尿潴留等表现。高发年龄为50~70岁，复发率极高。手术治疗是膀胱肿瘤的首选治疗方法。

二、病情观察与评估

（一）生命体征
监测生命体征，观察有无发热、血压下降、脉搏增快等。

（二）症状体征
1. 观察病人有无膀胱收缩痛，评估疼痛程度。
2. 观察病人有无间歇性全程无痛肉眼血尿。
3. 观察病人有无膀胱刺激症状（尿频、尿急、尿痛）、腹部肿块等表现。

（三）安全评估
1. 评估病人有无疼痛、贫血、下肢乏力等导致跌倒/坠床的危险。
2. 评估病人有无长期卧床、出血、营养缺乏等导致压疮的危险。
3. 评估病人有无因癌症疾患致心理障碍导致自杀的危险。

三、护理措施

（一）术前护理
1. 卧位与休息　卧床休息，减少活动。
2. 休克护理　出现脉搏增快、血压降低、口渴、烦躁不安、四肢冰冷等休克征象时，保持呼吸道通畅，给氧，心电监护，保暖；及时报告医师，立即配合医师行抗休克治疗，监测记录24小时尿量。

3. 多饮水，加强营养，改善全身营养状况，纠正贫血。

4. 膀胱冲洗护理 观察排尿的情况和血尿的程度，血尿严重时避免血块堵塞，遵医嘱安置导尿管行持续膀胱冲洗，给予止血药，做好尿管及膀胱冲洗的护理。

5. 做好手术前常规准备

（1）经尿道膀胱肿瘤切除术，术前禁食6～8小时，禁饮2～4小时，术前晚灌肠。

（2）根治性膀胱全切手术及尿流改道术肠道准备：术前遵医嘱口服3日肠道不吸收抗生素；术前3日进食少渣半流质饮食，术前2日进食流质饮食，术前1日禁食，全肠道灌洗后静脉补液等，观察病人排便情况，有无头晕、乏力等；术前晚灌肠，术前禁饮4小时；术晨安置胃管。

6. 心理护理 动态评估病人和家属对膀胱癌的认知程度，以及对膀胱癌预后心理承受程度及期望。多巡视病房，主动沟通、交流，制定健康教育计划，消除焦虑、恐惧心理，避免自杀发生。

7. 访视与评估 查看病人手术部位标识，了解术前准备完善情况，评估病人全身皮肤状况，高风险病人申报难免压疮。

8. 手术交接 与手术室工作人员核对病人信息、手术部位标识、药品及病人相关资料，完成交接记录。

（二）术中护理

1. 准备物品

（1）膀胱肿瘤等离子电切术：等离子电切基本器械、腔镜系统、电切机器、冲洗液、抗菌药物。

（2）根治性膀胱全切手术：膀胱手术基本器械、肠钳、合成夹钳、钛夹钳、切割缝合器、抗菌药物。

2. 建立静脉双通道 输液器连接延长三通管，采用18G静脉留置针于左上肢建立静脉通道，如术中大出血，遵医嘱加压输液、输血。

3. 安置体位

（1）平卧位：双手置于体侧，保护肩胛、骶尾、足跟部位受压皮肤。

（2）膀胱截石位：左上肢外展，右上肢置于体侧，保护肩胛、骶尾部位受压皮肤，保护腓总神经。

4. 术中观察 观察术中出血量、动脉和静脉通道是否通畅，仪器设备运行情况等，每2小时监测体温并记录，体温低于36℃做好保暖措施，观察受压部位皮肤情况。

5. 执行隔离技术 遵循肿瘤手术隔离原则，严格执行无瘤技术。

6. 引流管护理　安置尿管、输尿管支架管及腹腔引流管者，标识清楚、妥善固定并保持通畅。

7. 标本送检　确认标本无误后由洗手护士及时送检，避免遗失。

（三）术后护理

1. 病人交接　核对病人信息，了解手术方式及术中情况，交接生命体征、管路、皮肤情况及物品等并记录。

2. 经尿道膀胱肿瘤电切术术后护理

（1）体位与活动：停止膀胱冲洗后无出血者可下床活动。

（2）引流管护理：做好膀胱冲洗及尿管护理，准确记录24小时出入量。

（3）饮食护理：多饮水，每天2500～3000ml以上，以保证足够的尿量。戒烟酒，忌辛辣，进食高热量、优质蛋白质、富含维生素、粗纤维易消化食物，增强机体抗病能力。多食蔬菜水果，保持大便通畅。

（4）膀胱灌注化疗护理：膀胱肿瘤电切术或膀胱部分切除术后定期进行膀胱化疗药物灌注治疗。药物灌入膀胱后，出现头晕、恶心、心慌、出虚汗等过敏反应，及时报告医师，积极抢救。

3. 根治性膀胱全切及尿流改道术后护理

（1）安置心电监护及吸氧，监测生命体征及意识直至病情稳定。出现体温升高、白细胞升高，及时报告医师，遵医嘱应用抗生素。

（2）腹部切口护理：观察切口有无渗血、渗液、漏尿，保持切口敷料清洁干燥。

（3）引流管护理：术后安置胃管、左右输尿管支架管、左右盆腔（耻骨后）血浆引流管及导尿管，引流管较多，做好管道护理：

1）评估有无道管脱落风险，妥善固定，防止牵拉、扭曲、折叠、脱落等。

2）标识清楚，严防混淆。

3）保持引流通畅，观察、记录24小时引流尿液或血浆的颜色、量及性状。

4）代膀胱引流管的护理：如回肠代膀胱，因肠道分泌黏液而堵塞管道，巡视病人时挤压管道，保持引流通畅。必要时遵医嘱用生理盐水或5%碳酸氢钠溶液间断冲洗，防止堵塞，碱化尿液，预防高氯性酸中毒。

（4）饮食与营养护理

1）肠外营养：为保证机体足够营养，给予静脉营养支持治疗。做好静脉高营养治疗的护理，尽量使用PICC或中心静脉置管输注，严防外周静脉输注时营养液外渗，预防静脉炎发生。

2）肠内营养：术后暂禁饮禁食，留置胃管，待肛门排气、胃肠功能恢复后拔除胃管，遵医嘱饮水进食。

3）进食期间密切观察，有无恶心、呕吐、腹胀、腹痛等胃肠道反应。忌进食牛奶、豆浆、甜食等产气食物。出现腹痛、腹胀、呕吐、肛门排气停止等肠梗阻表现，禁饮禁食，及时报告医师及处理；出现发热，腹痛，腹部压痛、反跳痛、腹肌紧张，以及盆腔或腹腔引流管引出粪便样液体等肠瘘表现，禁饮禁食，保持引流通畅，报告医师及时处理。

（5）体位与活动：生命体征平稳后取半卧位，协助病人翻身及活动四肢，预防压疮及下肢深静脉血栓发生。

（6）协助病人咳嗽咳痰，必要时遵医嘱雾化治疗，防止肺部感染。

（7）疼痛护理：动态评估切口疼痛的程度，疼痛较轻时，采用听轻音乐等放松措施缓解疼痛，疼痛评分 >4 分，遵医嘱给予止痛剂或镇痛泵追加止痛剂剂量，观察药物效果。

（8）泌尿造口护理：观察造口肠管供血情况，涂抹氧化锌软膏或溃疡粉保护造口周围皮肤，做好造口常规护理。发生吻合口瘘，及时报告医师并配合处理，及时清理分泌物，给予硼锌糊或保护膜保护周围皮肤。指导病人正确进行造瘘口自我护理及造口袋正确更换方法。

（9）原位新膀胱功能锻炼

1）术后 1~2 周或遵医嘱留置尿管时定时放尿，开始时每储尿 50ml 放尿 1 次，以后逐渐递增储尿容量直至 250ml 左右放尿 1 次。

2）拔出导尿管后，指导病人多饮水，每隔 0.5~1 小时排尿 1 次。

3）按压腹部辅助排尿：采取蹲位或半坐位，利用 Grede 手压法确定膀胱最高点：双手拇指置于髂嵴处，其余手指放在下腹部膀胱区，先于下腹部膀胱区按摩数十下，刺激充盈的膀胱收缩，再用力向盆腔方向压迫，以增加腹压，间接增加膀胱内压，帮助排尿。

4）合理安排排尿时间，定时使用便器，建立规则的排尿习惯。初始白天 1~2 小时排尿 1 次，夜间每 4 小时 1 次，以后逐渐延长间隔时间，以促进排尿功能恢复。

（10）盆底肌锻炼：病人取卧位、坐位或立位，试做排尿动作，先慢慢收缩肛门，再收缩阴道、尿道，产生盆底肌上提的感觉，在肛门、尿道、阴道收缩时，大腿和腹部肌肉保持放松，持续收缩盆底肌（提肛运动）2~6 秒，松弛休息 2~6 秒，如此反复 10~15 次为 1 组。每天训练 3~8 组，持续 8 周以上更长。

（11）并发症护理

1）尿瘘护理：表现为尿量减少、体温升高，切口、盆腔或腹腔引流管引出尿样液体。密切观察腹部体征、切口敷料及引流管引流液的情况。

2）肠梗阻护理：若病人出现腹痛、腹胀、呕吐、肛门排气停止等表现，立即禁饮禁食，通知医师及时处理。

3）肠瘘护理：观察病人有无发热，腹痛，腹部压痛、反跳痛、腹肌紧张等表现，以及观察盆腔或腹腔引流管是否引出粪便样液体。一旦发生，立即禁饮禁食，保持引流通畅，通知医师及时处理。

四、健康指导

（一）住院期

1. 告知膀胱肿瘤疾病相关知识及手术前后配合方式及注意事项。

2. 术后根据病人病情恢复情况，病情许可下指导病人早期下床活动，预防跌倒／坠床的发生。

3. 告知病人多饮水的重要性，避免因尿频、排尿困难而不饮或少饮水的误区，出现排尿困难、下腹部憋胀、有尿排不出时，及时告知医护人员。

4. 术后 24 小时内需行膀胱灌注化疗病人，指导其灌注前排空膀胱，药物灌入膀胱后卧床休息，变换体位，如俯、仰、左右侧卧位以便药物与膀胱黏膜充分接触，保留 1～2 小时，以充分发挥药物作用。

（二）居家期

1. 告知病人参加适宜的锻炼，术后 1 个月内避免性生活，术后 1 年内避免摔跤、举重和重体力劳动，身体体力完全恢复后可进行正常活动和工作，避免劳累。

2. 告知膀胱肿瘤电切术后病人出院后遵医嘱定期到门诊进行膀胱灌注化疗。早期灌注（诱导灌注）术后 4～8 周，每周 1 次膀胱灌注；之后维持灌注每月 1 次，维持 6～12 个月。

3. 告知泌尿造口病人避免穿紧身衣（裤），经常清洗造口周围，保持皮肤干燥，用消毒纱布覆盖造口，及时、正确更换造口袋，定期伤口造口门诊随访。

4. 指导原位新膀胱术后病人坚持储尿排尿功能的训练、定时排尿。

5. 告知膀胱肿瘤易复发的特点及定期复查的意义，指导病人 1 个月后门诊复诊、复查。2 年内每 3 个月复查膀胱镜 1 次，如无复发以后每 6 个月或 1 年复查膀胱镜 1 次。如有异常者立即就诊以便及早发现复发，及时治疗。

第八节　前列腺癌

一、概述

前列腺癌（prostate tumor）是常见的男性生殖系恶性肿瘤之一，主要为老年男性，高发病率年龄为 75～79 岁。前列腺癌早期通常无症状，有肿瘤

阻塞尿道或侵犯膀胱颈时，可出现急性尿潴留、血尿、尿失禁等下尿路症状。治疗方法以手术治疗为主，根治性前列腺切除术是治疗局限性前列腺癌最有效的方法之一。

二、病情观察与评估

（一）生命体征

监测生命体征，观察有无发热及血压升高。

（二）症状体征

1. 评估有无尿流变细或尿流中断，或尿流分叉、尿程延长、尿意不尽感等表现，是否出现尿滴沥严重情况。

2. 观察有无尿潴留、尿频、尿急、尿痛、排便失禁等表现。

3. 观察病人有无骨痛、下肢痛等。

（三）安全评估

1. 评估病人有无因年龄大下肢乏力、频繁如厕、骨转移、下肢痛等导致跌倒/坠床的危险。

2. 评估病人有无因营养缺乏、术后长期卧床、转移性骨痛引起的限制翻身等而导致压疮的危险。

3. 评估病人有无因癌症疾患致心理障碍导致自杀的危险。

三、护理措施

（一）术前护理

1. 营养护理　加强营养，改善全身营养状况，纠正贫血。

2. 心理护理　动态评估病人和家属对前列腺癌的认知与接受程度，以及对前列腺癌治疗预后心理承受程度及期望。解释前列腺癌治疗方式、治疗效果、注意事项，鼓励病人表达自身感受，并与同种手术成功病人交流经验和感受，以消除焦虑、恐惧心理，避免自杀发生。

3. 术前准备　术前禁食 6 ~ 8 小时，禁饮 2 ~ 4 小时，术前晚灌肠。

4. 访视与评估　查看病人手术部位标识，了解术前准备完善情况，评估骶尾部和足跟部皮肤状况，高风险病人申报难免压疮。

5. 手术交接　与手术室工作人员核对病人信息、手术部位标识、药品及病人相关资料，完成交接记录。

（二）术中护理

1. 准备物品　泌尿手术基本器械、合成夹钳、钛夹钳、超声刀、抗菌药物等特殊器材。

2. 建立静脉通道　输液器连接延长三通管，采用 18G 静脉留置针于左上肢建立静脉通道。

3. 安置体位　平卧位双手置于体侧，保护肩胛、骶尾、足跟部位受压皮肤。

4. 术中观察　观察术中出血量、动脉和静脉通道是否通畅。每 2 小时监测体温 1 次，做好保暖，观察受压部位皮肤情况。

5. 执行手术隔离技术　遵循肿瘤手术隔离原则，严格执行手术隔离技术。

6. 引流管护理　安置尿管及腹腔引流管者，标识清楚、妥善固定并保持通畅。

7. 标本送检　确认标本无误后由洗手护士及时送检，避免遗失。

（三）术后护理

1. 病人交接　核对病人信息，了解手术方式及术中情况，交接生命体征、管路、皮肤情况及物品等并记录。

2. 呼吸道护理　保持呼吸道通畅，协助病人翻身扣背、深呼吸及有效咳嗽，必要时遵医嘱雾化治疗。

3. 引流管护理　做好血浆管及留置尿管护理，妥善固定，标识清楚，观察与记录引流液量、性状、颜色。

4. 体位与活动　生命体征平稳，病情许可下指导病人早期下床活动。

5. 饮食护理　术后暂禁饮禁食，待肛门排气、胃肠功能恢复后开始饮水进食。出现恶心、呕吐、腹胀、腹痛等，及时报告医师，遵医嘱对症处理。

6. 心理护理　术后主动关心病人、耐心倾听病人陈述，主动与家属沟通。

四、健康指导

（一）住院期

1. 告知前列腺癌疾病相关知识以及手术前后配合方式及注意事项。

2. 指导病人进食高热量、优质蛋白质、富含维生素、粗纤维易消化食物，保持大便通畅。

3. 指导病人术后早期下床活动，避免剧烈活动。

4. 前列腺癌根治术后 1 周开始，指导并教会病人进行盆底肌锻炼，防治术后尿失禁。

（二）居家期

1. 多饮水，每天 2000ml 以上，戒烟酒、忌辛辣、刺激性食物。

2. 告知病人保持大便通畅的重要性，指导多食蔬菜、水果及粗纤维食物，保持大便通畅，习惯性便秘者按医嘱服用润肠通便药物或缓泻剂。

3. 告知病人术后 1 ~ 2 个月内避免剧烈活动，如跑步、骑自行车、性生活等，防止继发性出血。

4. 定期复查 PSA 值，2 年内每 1 ~ 3 个月 1 次，2 年后每 3 ~ 6 个月 1 次，5 年后每年 1 次。

第九节 睾丸肿瘤

一、概述

睾丸肿瘤（testicular tumor）占男性肿瘤的 1% ~ 1.5%，占泌尿系肿瘤的 5%，多数是原发性，原发性中约 95% 属生殖细胞肿瘤，5% 为非生殖细胞肿瘤。生殖细胞瘤又分为精原细胞瘤和非精原细胞瘤，精原细胞瘤最常见，多发生于 30 ~ 50 岁。

二、病情观察与评估

（一）生命体征

监测生命体征，观察体温、脉搏、呼吸及血压有无异常。

（二）症状体征

观察病人有无无痛性睾丸肿大，有无局部红肿伴发热；有无腹部或腹股沟肿块等表现。

（三）安全评估

1. 评估病人有无因营养缺乏、术后长期卧床、骨转移致腰痛、骨关节疼痛无法翻身等导致压疮的危险。

2. 评估病人有无因癌症疾患心理障碍导致自杀的危险。

三、护理措施

（一）术前护理

1. 休息与活动　卧床休息，减少活动。

2. 心理护理　了解病人和家属对睾丸肿瘤的手术方式及疾病知识的认知程度，以及对睾丸肿瘤预后心理承受程度及期望，尤其是术后可能出现男性不育和激素水平下降等状况的接受程度。评估有无心理问题，如焦虑、抑郁、恐惧等，做好沟通、心理疏导，严防自杀事件发生。

3. 术前准备　术前禁食 6 ~ 8 小时，禁饮 2 ~ 4 小时，术前晚灌肠。以切口为中心，周围 15 ~ 20cm，去除阴毛。阴囊皮肤上有许多深皱褶，手术前晚上及手术当日清晨需用温水及肥皂清洁外阴，阴囊及下腹部，包皮应翻转并洗净包皮垢。

4. 访视与评估 查看病人手术部位标识，了解术前准备完善情况，评估病人全身皮肤状况。

5. 手术交接 与手术室工作人员核对病人。

（二）术中护理

1. 准备物品 泌尿手术基本器械，电外科设备。

2. 建立静脉通道 输液器连接延长三通管，采用18G静脉留置针于左上肢建立静脉通道。

3. 安置体位 平卧位，左上肢外展<90°，右上肢置于体侧，保护肩胛、骶尾、足跟部位受压皮肤。

4. 术中观察 观察术中出血量、静脉通道是否通畅。每2小时监测体温1次，做好保暖，观察受压部位皮肤情况。

5. 执行隔离技术 遵循肿瘤手术隔离原则，严格执行术中隔离技术。

6. 引流管护理 安置尿管，标识清楚、妥善固定并保持通畅。

7. 标本送检 确认标本无误后由洗手护士及时送检，避免遗失。

（三）术后护理

1. 病人交接 核对病人信息，了解手术方式及术中情况，交接生命体征、管路、皮肤情况及物品等并记录。

2. 切口护理 沙袋压迫切口6小时，保持切口敷料清洁干燥，切口出现红、肿、疼痛、敷料浸湿等及时通知医师及处理。

3. 饮食护理 术后6小时饮少量水，无腹胀逐渐恢复至普食。根治性睾丸切除术并行腹膜后淋巴结清扫术病人，在胃肠功能恢复后开始饮水进食，并逐渐过渡到正常饮食。多食蔬菜水果，保持大便通畅。出现恶心、呕吐、腹胀、腹痛等，及时报告医师，暂禁饮食、遵医嘱用药、灌肠或肛管排气。

四、健康指导

（一）住院期

1. 告知睾丸肿瘤疾病相关知识及手术前后的配合方式及注意事项等。

2. 告知病人多食蔬菜水果，保持大便通畅的重要性。

（二）居家期

1. 告知病人戒烟酒，饮食规律，以营养丰富、易消化饮食为宜。

2. 告知病人避免剧烈活动和劳累，根据体力，适当锻炼。术后6周内禁止性生活。

3. 告知病人出现阴囊瘀紫、肿胀、疼痛、发热等，及时就诊。

4. 指导病人遵医嘱定期化疗及复查。术后体检及检查肿瘤标志物的时间：术后 2 年内每 3 个月复查 1 次，5 年内每半年复查 1 次，5 年后每年复查 1 次。

第十节　嗜铬细胞瘤

一、概述

嗜铬细胞瘤（phaeochromocytoma，PHEO）约 90% 发生于肾上腺髓质，10% 发生于肾上腺外的交感神节细胞，多为良性肿瘤。嗜铬细胞瘤起源于肾上腺髓质嗜铬细胞的肿瘤，合成、存储、分解代谢儿茶酚胺，其释放的儿茶酚胺引起头痛、心悸、多汗"三联征"和高血压、高代谢、高血糖"三高征"。嗜铬细胞瘤的治疗是完整的手术切除。

二、病情观察与护理

（一）生命体征
监测生命体征，观察有无血压升高、脉搏增快等表现。

（二）症状体征
1. 观察病人有无心悸、胸痛、心律失常等心血管系统表现。
2. 观察病人有无怕热、多汗、体重减轻、高血糖等代谢紊乱表现。
3. 观察病人有无大量蛋白尿，无痛性血尿等泌尿系统表现。

（三）安全评估
1. 评估病人有无因高血压、头痛、体位性低血压等导致跌倒/坠床的危险。
2. 评估病人有无因多汗、术后长期卧床等导致压疮的危险。

三、护理措施

（一）术前护理
1. 饮食　戒烟酒，进食优质蛋白、无刺激及低盐饮食。
2. 严密监测血压，定时间、定部位、定体位、定血压计。出现头痛、胸闷、心悸、多汗等，立即测血压，及时报告医师。
3. 跌倒预防　病人卧床休息，避免起床、站立、翻身等，动作过猛而发生晕厥、跌倒。
4. 用药护理　遵医嘱进行术前用药，按时按量协助病人口服酚苄明等药物使血压控制接近正常，必要时扩充血容量如输血、输液等。术前晚及术晨遵医嘱静脉滴注糖皮质激素。

5. 术前禁食 6～8 小时，禁饮 2～4 小时，术前晚灌肠。

6. 访视与评估 查看病人手术部位标识，了解术前准备完善情况，评估病人全身皮肤状况，高风险病人申报难免压疮。

7. 手术交接 与手术室工作人员核对病人信息、手术部位标识、药品及病人相关资料，完成交接记录。

（二）术中护理

1. 准备物品 泌尿手术基本器械、合成夹钳、钛夹钳、超声刀、升压、降压药物。

2. 建立静脉双通道 输液器连接延长三通管，采用 18G 静脉留置针于健侧上肢建立静脉通道。

3. 安置体位 侧卧 90°，双上肢自然弯曲放于托手板上，约束带固定。保护耳廓、肩胛、髂骨、支架固定部等受压皮肤。

4. 术中观察 观察血压变化、术中出血量、动脉和静脉通道及尿管是否通畅。每 2 小时监测体温 1 次，做好保暖，观察受压部位皮肤情况。

5. 引流管护理 安置尿管及腹腔引流管者，标识清楚、妥善固定并保持通畅。

6. 标本送检 巡回护士、洗手护士、手术医师共同核对标本无误后，由洗手护士送检标本。

（三）术后护理

1. 病人交接 核对病人信息，了解手术方式及术中情况，交接生命体征、管路、皮肤情况及物品等并记录。

2. 手术后，嗜铬细胞瘤已切除，儿茶酚胺的周围效应被解除，血管扩张，血管床开放，容量大，血压降低，严密监测血压变化，遵医嘱补液及使用升压药，如使用升压药后仍存在持续性低血压，及时报告医师，遵医嘱静脉滴注氢化可的松，以增加机体对升压药的敏感性。

3. 引流管护理 妥善固定，标识清楚，观察与记录引流液量、性状、颜色。

4. 呼吸道护理 保持呼吸道通畅，协助病人翻身扣背、深呼吸及有效咳嗽，必要时遵医嘱雾化治疗。

5. 体位与活动 生命体征平稳，病情许可下指导病人早期下床活动。

6. 饮食护理 术后暂禁饮禁食，待肛门排气、胃肠功能恢复后开始饮水进食。出现恶心、呕吐、腹胀、腹痛等，及时报告医师，遵医嘱对症处理。

7. 并发症护理

（1）肾上腺危象：密切观察病情，监测意识、生命体征、尿量等变

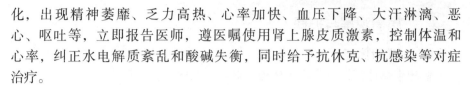

化，出现精神萎靡、乏力高热、心率加快、血压下降、大汗淋漓、恶心、呕吐等，立即报告医师，遵医嘱使用肾上腺皮质激素，控制体温和心率，纠正水电解质紊乱和酸碱失衡，同时给予抗休克、抗感染等对症治疗。

（2）出血护理：观察血浆引流管引流液的颜色、性质及准确记录出血量，观察切口敷料渗血情况，出现肾周或肾窝血浆引流管短时间内引流较多血性液体，敷料渗湿，警惕活动性出血，同时伴有面色苍白、口干、心率加快、血压下降等低血容量表现，及时报告医师，积极给予止血处理及更换敷料。

四、健康指导

（一）住院期

1. 告知血压监测的重要性，以及嗜铬细胞瘤引起血压变化与用药的相关知识。

2. 告知预防跌倒／坠床、翻身、留置尿管、血浆管的配合及注意事项。

（二）居家期

1. 告知病人术后 1 ~ 2 个月内避免剧烈活动和劳累。

2. 教会病人及家属测量血压，并准确记录。血压仍高病人，指导病人正确、准确服药。

3. 术后 10 ~ 14 天门诊随访，复查血尿生化指标；每年随访 1 次，至少连续 10 年。主要随访内容：临床症状（如高血压）、生化指标［如血浆游离和尿分馏的 MNs（甲氧基肾上腺素类物质）、24 小时尿游离儿茶酚胺（CA）］、CT 扫描等。

第十一节 肾 囊 肿

一、概述

肾囊肿（renal cyst）属于肾脏囊性疾病，是肾脏内出现大小不等的与外界不相通的囊性肿块的总称，以肾脏出现"囊性病变"为特征，以单纯性肾囊肿最为常见。通常无症状，多因健康查体或其他疾病作影像学检查时偶然发现，最常见的自觉症状是患侧腰腹部不适或肾区疼痛，偶有压迫症状。囊肿会随病程延长而增大。目前主要手术方式为腹腔镜囊肿去顶减压术。

二、病情观察与护理

（一）生命体征

监测生命体征，观察有无体温、脉搏、呼吸、血压异常。

（二）症状体征

观察病人有无腰腹部不适、疼痛或肿块、血尿、反复泌尿系感染等。

三、护理措施

（一）术前护理

1. 术前准备　术前禁食 6～8 小时，禁饮 2～4 小时，术前晚灌肠。

2. 心理指导　耐心听取病人主诉，主动关心病人，消除病人紧张、恐惧负性情绪。

3. 访视与评估　查看病人手术部位标识，了解术前准备完善情况，评估病人全身皮肤状况，高风险病人申报难免压疮。

4. 手术交接　与手术室工作人员核对病人信息、手术部位标识、药品及病人相关资料，完成交接记录。

（二）术中护理

1. 准备物品　泌尿手术基本器械。

2. 建立静脉通道　输液器连接延长三通管，采用 20G 静脉留置针于健侧上肢建立静脉通道。

3. 安置体位　侧卧 90°，双上肢自然弯曲放于托手板上，约束带固定。保护耳廓、肩胛、髋骨、支架固定部等受压皮肤。

4. 术中观察　观察术中出血量、动脉和静脉通道是否通畅。每 2 小时监测体温 1 次，做好保暖。

5. 引流管护理　安置尿管及腹腔引流管者，标识清楚、妥善固定并保持通畅。

6. 标本送检　巡回护士、洗手护士、手术医师共同核对标本无误后，由洗手护士送检标本。

（三）术后护理

1. 病人交接　核对病人信息，了解手术方式及术中情况，交接生命体征、管路、皮肤情况及物品等并记录。

2. 留置尿管者，做好留置尿管护理。未留置尿管者，术后观察病人自解小便情况，如排尿困难者，给予听流水声、湿热敷下腹部或温热水冲洗会阴，出现急性尿潴留者，遵医嘱留置导尿。

3. 切口护理　观察切口敷料渗血情况，渗湿及时报告医师，及时更换，保持敷料清洁干燥。

四、健康指导

（一）住院期

1. 告知肾囊肿疾病相关知识及手术前后的配合方式及注意事项等。

2. 指导病人术后 6 小时无腹胀时开始饮水进食，宜食清淡易消化饮食。

（二）居家期

1. 饮食规律，进食易消化、富含维生素、优质蛋白易消化饮食，避免高蛋白及高脂肪饮食。多食蔬菜水果，保持大便通畅。

2. 预防感冒，术后 1 个月内避免剧烈活动和劳累。

3. 定期门诊随访、复查。

第十二节 精索静脉曲张

一、概述

精索静脉曲张（varicose veins）是指阴囊蔓状静脉丛静脉的扩张和迂曲，多见青壮年，左侧精索静脉为多，这与其解剖学特点有关。发病率占男性人群中的 10%~15%，大部分病人因生育问题就诊，是男性不育症中最宜手术矫正的病因。手术治疗方式有腹腔镜下精索静脉高位结扎术或显微镜下精索曲张静脉结扎术等。

二、病情观察与评估

（一）生命体征

监测生命体征，观察病人有无体温、脉搏、呼吸及血压异常。

（二）症状体征

观察病人有无阴囊肿胀、坠胀、肿大、疼痛感，有无睾丸下垂及表面蚯蚓状静脉曲张。

三、护理措施

（一）术前护理

1. 疼痛护理 疼痛较轻者平卧休息，采用听音乐或默念数字等缓解疼痛。疼痛评分 >4 分，遵医嘱用药并观察效果。

2. 术前禁食 6~8 小时，禁饮 2~4 小时，术前晚灌肠。

3. 访视与评估 查看病人手术部位标识，了解术前准备完善情况，评

估病人全身皮肤状况。

4. 手术交接　与手术室工作人员核对病人信息、手术部位标识、药品及病人相关资料，完成交接记录。

（二）术中护理

1. 准备物品　泌尿手术基本器械。

2. 建立静脉通道　输液器连接延长三通管，采用 20G 静脉留置针于左上肢建立静脉通道。

3. 安置体位　平卧位，左上肢外展，右上肢置于体侧。

4. 术中观察　观察术中出血量、静脉通道是否通畅。做好保暖。

（三）术后护理

1. 病人交接　核对病人信息，了解手术方式及术中情况，交接生命体征、管路、皮肤情况及物品等并记录。

2. 活动　术后 12 小时内禁止下床活动，12 小时后多卧床休息，适当下床活动，避免剧烈活动。

3. 切口护理　沙袋压迫切口 6 小时，切口渗血量多，及时报告医师给予处理；保持切口敷料清洁干燥，渗湿及时更换。

4. 术后 6 小时内抬高阴囊，出现阴囊急速肿大、发紫或持续性高热等，及时报告医师。

5. 留置尿管者妥善固定、标识清楚，保持通畅、每日行会阴部及尿道口清洁 2 次，适时拔除。未置尿管病人，病人需自行排尿，自行排尿困难可经诱导排尿，小便仍不能自解，发生尿潴留，给予留置导尿。

四、健康指导

（一）住院期

1. 告知精索静脉曲张疾病相关知识及手术前后的配合方式及注意事项等。

2. 指导病人穿紧身内裤、托起阴囊，避免过久时间的站立或坐起等。

（二）居家期

1. 忌烟酒及辛辣刺激性食物，食高纤维素、易消化食物，多吃蔬菜、水果，保持大便通畅。

2. 术后 1 周卧床休息，术后 3 个月内避免重体力劳动、久站及久坐、剧烈活动、提重物等。

3. 成人术后 1 个月内禁止性生活，1 个月后性生活规律，避免纵欲。

4. 洗澡时不宜热水浸泡过久。

5. 告知病人术后 3 个月门诊复查。

第十三节 女性压力性尿失禁

一、概述

压力性尿失禁（stress urinary incontinence，SUI）是指喷嚏、咳嗽或运动等腹压增高时出现不自主的尿液自尿道外口漏出。女性人群中 23%～45% 有不同程度的尿失禁，其中约 50% 为压力性尿失禁。可采取保守治疗和手术治疗，保守治疗主要有控制体重、盆底肌锻炼、生物反馈等；手术治疗常见有无张力尿道中段吊带术、单切口尿道中段吊带术等。

二、病情观察与评估

（一）生命体征
监测生命体征，观察有无体温、脉搏、呼吸、血压异常。

（二）症状体征
1. 观察有无与腹压增加有关的尿失禁症状。
2. 了解病人有无家族史、生育史；有无盆腔脏器脱垂史、肥胖史等。

（三）安全评估
1. 评估病人有无因尿失禁频繁如厕等导致跌倒/坠床的危险。
2. 评估病人有无因会阴部持续湿润、术后卧床等导致压疮的危险。

三、护理措施

（一）术前护理
1. 会阴部皮肤护理　观察病人尿失禁的次数和量，以及发作规律，严重程度；保持病人臀部及会阴部清洁、干爽；勤更换床单、尿垫、衣裤等；会阴部经常用温水冲洗；必要时使用保护皮肤软膏，协助病人选择合适的失禁用品。

2. 心理护理　耐心、诚恳倾听病人主诉，主动关心病人，消除病人紧张、恐惧等负性情绪。

3. 术前准备　术前禁食 6～8 小时，禁饮 2～4 小时；术前晚灌肠及阴道冲洗。

4. 访视与评估　查看病人手术部位标识，了解术前准备完善情况，评估病人全身皮肤状况，高风险病人申报难免压疮。

5. 与手术室工作人员核对病人信息、手术部位标识、药品及病人相关资料，完成交接记录。

（二）术中护理

1. 准备物品　泌尿手术基本器械、压力性尿失禁耗材。

2. 建立静脉通道　输液器连接延长三通管，采用 20G 静脉留置针于左上肢建立静脉通道。

3. 安置体位　膀胱截石位，左上肢外展，右上肢置于体侧。

4. 术中观察　观察术中出血量、静脉通道是否通畅。每 2 小时监测体温 1 次，做好保暖。

5. 引流管护理　安置尿管者，标识清楚、妥善固定并保持通畅。

（三）术后护理

1. 病人交接　核对病人信息，了解手术方式及术中情况，交接生命体征、管路、皮肤情况及物品等并记录。

2. 切口护理　切口渗血量多，及时报告医师，渗湿及时更换敷料，保持切口敷料清洁干燥。

3. 术后 10 日内避免用水清洗会阴部，适时拔除尿管，拔除尿管后，观察病人自行排尿情况，出现尿失禁、急性尿潴留，及时报告医师。拔管后避免大笑、咳嗽及用力排便等腹压增加动作。

4. 教会病人记录排尿日记　指导病人记录每次饮水时间及量，每次排尿时间及尿量，以及每次排尿有无尿频、尿急、尿痛等异常感觉。

四、健康指导

（一）住院期

1. 告知病人避免长时间站立，下蹲动作，避免咳嗽、喷嚏、大笑、剧烈活动及用力排便等腹压增加的动作。

2. 指导病人进行盆底肌锻炼，有节律地做盆底肌的收缩与放松运动。

（二）居家期

1. 高维生素、高纤维素、易消化的食物，多吃新鲜蔬菜和水果，保持大便通畅。多饮水，昼夜均衡，每日 2000ml 以上。

2. 术后 1 月内避免性生活，术后 3 个月避免重体力劳动。

3. 生活习惯　保持良好心境，养成良好排便、排尿习惯，控制体重。

4. 坚持盆底肌锻炼及记录排尿日记。

5. 术后 6 周内门诊复诊。

第十四节　体外冲击波碎石术

一、概述

体外冲击波碎石术（extracorporal shockwave lithotripsy，ESWL）是利用体外产生的冲击波聚焦于体内的结石使之粉碎，继而将其排出体外达到治疗目的的治疗方法。该治疗不需麻醉、疗效显著、损伤较轻，是尿石症外科治疗的首选方法。ESWL 的治疗次数不宜超过 3～5 次，间隔时间以 10～14 天为宜。

二、病情观察与评估

（一）生命体征
监测生命体征，观察病人有无发热。

（二）症状体征
观察病人有无腰腹部疼痛、血尿、排尿困难、膀胱刺激症状和尿路感染等表现。

（三）安全评估
评估有无因疼痛导致跌倒 / 坠床的危险。

三、护理措施

（一）术前护理
1. 心理护理　主动关心病人，充分沟通，减轻焦虑、恐惧心理。

2. 碎石前常规准备　①协助完成必要的检查。②肠道准备：术前 1 日禁食肉、蛋及碳酸饮料、牛奶等易产气的食物，术晨少量进食，不宜过饱。

3. 预防与控制感染　合并泌尿系感染者，使用抗生素控制感染后再行体外冲击波碎石术。

4. 活动与休息　病人尽量卧床休息，避免过度活动，以防结石位置变换，发生嵌顿。

5. 使用抗凝剂者，治疗前需停用至少 2 周，检查凝血功能正常后方可碎石。

（二）术中护理
1. 核查病人，告知碎石术中的注意事项及配合方式。

2. 根据病人结石位置协助病人取不同的碎石卧位，告知病人避免随意更换体位以免影响碎石的定位。

3. 观察病人的意识、面色、腹部体征等，若有不适，暂停碎石。

4. 配合医师完成碎石术。

（三）术后护理

1. 肾绞痛护理　遵医嘱使用解痉止痛药物，观察药物效果和不良反应。

2. 体位与活动　碎石后卧床休息，根据结石部位的不同选择体位排石，无明显出血时，适度运动，避免碎石排出过快，引起输尿管梗阻。

3. 饮食　术后无恶心、呕吐、腹胀者开始进食清淡易消化饮食。多饮水，昼夜均衡，每日 2500～3000ml，勤排尿。

4. 体位排石护理　观察和记录碎石后的尿液颜色、性质变化以及碎石沉渣的排出情况。协助病人排尿后用杯子盛尿后纱布过滤，检查有无结石颗粒，并留标本做结石成分分析。术后教会病人体位排石：①肾上、中盏结石、输尿管中上段结石病人采取立位，在无肾绞痛、血尿等并发症时，可适当做跳跃、跑步等运动；②肾下盏结石病人体位排石前 30 分钟饮水 500～1000ml，取头低腰高位、健侧卧位，每次引流 10～30 分钟，每日 2～3 次；③膀胱结石病人侧卧位体位排尿，以免大量结石碎块排出堵塞尿道内口，引起排尿困难。

四、健康指导

（一）住院期

1. 结合原发疾病行相关知识宣教。

2. 告知病人碎石的性能、原理、过程以及配合的注意事项，包括定位方法、碎石体位、碎石声响、术后血尿的观察及排石观察等。

（二）居家期

1. 指导病人多饮水，昼夜均衡，每日饮水 2500～3000ml，勤排尿。

2. 根据结石成分指导饮食，以延缓或预防结石复发。

3. 术后 1 周后复查尿路平片，了解结石粉碎及排出情况，若需再次治疗，间隔时间必须大于 7 天。

第十二章

骨科疾病护理

第一节　骨科疾病一般护理

一、病情观察与评估

（一）生命体征

测量生命体征。观察病人有无体温、脉搏、呼吸、血压异常。

（二）症状体征

1. 观察病人意识状态，评估病人有无意识障碍。

2. 观察皮肤是否完好，有无伤口；皮肤颜色、温度是否正常。

3. 观察患肢有无肿胀、肢端感觉异常、肢体活动受限、畸形、动脉搏动消失或减弱等情况。

（三）安全评估

1. 评估病人有无因疼痛、长期卧床、活动、移动能力受限导致压疮的危险。

2. 评估病人有无因意识障碍、下肢乏力、运动障碍导致跌倒/坠床的危险。

3. 评估病人有无良好的社会家庭支持系统，是否有焦虑、恐惧等心理问题。

二、护理措施

（一）术前护理

1. 急救处理　病人出现脉率增快、血压降低、口渴、烦躁不安、四肢冰冷等休克征象时，立即急救处理：

（1）保持呼吸道通畅，给氧，心电监护。

（2）建立2条以上静脉通道，遵医嘱补充血容量，监测尿量，保暖。

（3）伤口加压包扎止血、止痛。

2. 疼痛护理　骨折部位固定制动，避免不必要的搬动；遵医嘱局部冰敷；采用数字等级评分量表（NRS）进行疼痛评估，疼痛评分 >4 分，通知医师，使用止痛药物，观察用药反应。

3. 卧位护理　休克病人取休克卧位；四肢骨折病人卧床时抬高患肢，高于心脏水平 20 ~ 30cm，保持关节功能位；脊柱骨折、骨盆骨折病人取平卧位。

4. 压疮预防　保持床单位平整、清洁、干燥，避免摩擦力和剪切力，每 2 小时翻身一次，骨突出部位做好保护，必要时使用减压工具（如气垫床等）。

5. 呼吸道护理　戒烟，训练深呼吸、有效咳嗽、咳痰。

6. 排便护理　术后需卧床病人练习床上大小便及正确使用便器。

7. 心理护理　创伤可导致病人出现焦虑、恐惧心理及创伤后应急综合征，讲解疾病相关知识、手术目的、方式及注意事项，术后康复过程，介绍成功病例，提高病人对疾病的认知程度，增强战胜疾病的信心，积极配合治疗。

8. 皮肤护理　清洁手术部位皮肤；手术部位毛发密集者剃除毛发。

9. 相关检查　协助完善 X 线、CT、输血全套、血常规、出凝血时间、肝肾功能及心电图、MRI 等检查。

10. 术前准备　告知病人术前禁食 6 ~ 8 小时，禁饮 2 ~ 4 小时（局麻除外）；取下活动性义齿、饰品、手表、眼镜等，贵重物品交家属保管；术晨更换病员服。测量生命体征，发现体温、血压异常，女性病人月经来潮通知医师。

11. 访视与评估　查看病人手术部位标识，了解术前准备完善情况，评估病人全身皮肤状况。

12. 手术交接　入手术室前与手术室工作人员核对病人信息、手术部位标识、药品及病人相关资料，完成交接记录。

（二）术中护理

1. 物品准备　骨科手术基本器械，骨科手术特殊器械，C 臂机，电外科基本设备，特殊药品。

2. 风险评估　了解术前特殊检查结果（包括输血全套、出凝血时间、X 线片、血常规、肝肾功能、尿常规、胸片、心电图）及术前准备情况。评估病人全身皮肤状况，重点评估骶尾部和足踝部皮肤状况，高风险病人申报难免压疮。

3. 麻醉前核查　麻醉医师主持与手术医师、手术护士三方共同核查病人信息、手术信息、知情同意、设备、物品准备等情况，确认术前备血、抗

菌药物皮试结果以及影像学检查结果。

4. 体位安置　根据手术需要安置体位，保护骨突部位及受压皮肤。

5. 物品清点　在术前、关闭切口前以及关闭切口后清点手术物品，包括类别、数目，检查完整性并记录。

6. 切皮前核查　手术医师主持三方核查，共同确认病人信息、手术信息、物品准备就绪、抗菌药物输注等情况。

7. 术中观察　观察生命体征、受压皮肤颜色及温度、术中出血量、静脉输液是否通畅及有无渗漏、仪器设备运行情况。手术持续时间超过 2 小时者，每 2 小时监测体温 1 次并记录。体温低于 36℃时，采取加温措施。输注抗菌药物时，密切观察药物过敏反应。

8. 术中记录　及时记录各类手术护理记录单，包括手术风险评估表、临床护理记录单、手术护理记录清点单、临时医嘱单、手术安全核查表、病人交接记录单等。

9. 出室前核查　手术护士主持三方核查，共同确认实际手术方式、清点用物结果、送检标本、皮肤状况及病人去向。

10. 出室交接　手术护士与麻醉医师共同护送病人出手术间，与麻醉复苏室、重症监护室或病房责任护士交接生命体征、出入量、管路、全身皮肤情况及物品等。

11. 标本送检　巡回护士、洗手护士、手术医师共同核对标本无误后，由洗手护士送检标本。

（三）术后护理

1. 病人交接　核对病人信息，了解手术方式及术中情况，交接生命体征、管路、皮肤情况及物品等并记录。

2. 伤口与患肢护理　吸氧，心电监护，观察生命体征，伤口敷料有无渗血渗液；患肢皮肤颜色、温度、肿胀程度，动脉搏动；患肢远端感觉、运动等情况。

3. 引流管护理　妥善固定各引流管并做好标识，保持引流通畅，防止扭曲、打折和脱落。观察记录引流液的量、颜色及性状。留置尿管者，每天会阴护理 2 次。

4. 疼痛护理　进行疼痛评估，有自控镇痛泵病人教会使用方法，疼痛评分 >4 分时追加镇痛泵药物剂量或遵医嘱使用止痛药物，观察病人疼痛有无缓解及有无恶心、呕吐、头晕等不良反应。

5. 功能锻炼　指导病人进行四肢肌肉收缩舒张活动，如上肢骨折，练习握拳和伸指动作；下肢骨折，进行患肢股四头肌等长收缩和足部的背伸与跖屈运动。

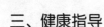

三、健康指导

（一）住院期

1. 告知病人术后 6 小时无恶心、呕吐者给予清淡、易消化饮食，逐渐恢复至普食；颈椎骨折病人进软食，防呛咳。

2. 告知病人翻身、留置尿管、血浆管的配合及注意事项。

3. 根据自身情况循序渐进进行功能锻炼。

4. 重视钙的补充，注意安全，避免外伤再次发生骨折。

（二）居家期

1. 告知病人伤口出现红、肿、热、痛；患肢出现皮温增高、肿胀、疼痛、肢体麻木、活动无力等情况时及时就诊。

2. 穿防滑鞋，正确佩戴支具或使用辅助用具；保持正确走路姿势，注意自我保护，防止再次骨折或损伤。

3. 定期门诊复查，随访；遵医嘱进行患肢负重训练。

第二节 牵 引

一、概述

牵引（traction）是利用牵引力和反牵引力作用，达到复位或维持复位固定的治疗方法。牵引方法包括皮牵引、骨牵引和兜带牵引。皮牵引是用胶布或牵引带，利用其与皮肤的摩擦力，通过滑轮装置及肌肉在骨骼上的附着点，将牵引力传递到骨骼，又称间接牵引。骨牵引是将不锈钢针穿入骨骼的坚硬部位，通过牵引钢针直接牵引骨骼，又称直接牵引。兜带牵引是利用布袋或海绵兜带兜住身体突出部位施加牵引力。

二、病情观察与评估

（一）生命体征

监测病人生命体征，观察体温、脉搏、血压有无异常。

（二）症状体征

1. 观察患肢局部皮肤有无皮损、红肿。

2. 观察皮肤颜色、温度、肢端动脉搏动及肢体运动、感觉等情况。

（三）安全评估

1. 评估病人有无因制动、活动受限引起压疮的危险。

2. 评估病人有无焦虑心理。

三、护理措施

（一）术前护理

1. 心理护理 解释牵引的目的、方法和注意事项，消除顾虑，以取得配合。

2. 皮肤准备 清洁患肢皮肤，如有伤口及时更换敷料；颅骨牵引者剃除全部头发。

3. 用物准备 准备牵引床、牵引架、牵引绳、重锤等。皮牵引备胶布、纱布绷带、扩张板或牵引带；骨牵引备骨牵引器械包、牵引弓等手术器械。

（二）术后护理

1. 保持有效牵引

（1）颅骨牵引时抬高床头，下肢牵引抬高床尾 15～30cm。

（2）皮牵引时保持胶布绷带、海绵无松脱，扩张板位置正确，若有移位，及时调整；颅骨牵引病人检查牵引弓并拧紧螺母，防止脱落。

（3）保持牵引锤悬空、滑车灵活，牵引绳与患肢长轴平行。

（4）不随意增减牵引重量；牵引绳不受压，不随意放松。

（5）冬季注意牵引肢体保暖。

2. 皮肤护理

（1）皮肤牵引时周围皮肤有发痒或水泡及时通知医师。

（2）骨牵引时保持牵引针孔处清洁干燥，针孔处敷料被血迹污染时，及时更换；进针处每日进行针道护理两次；若牵引针偏移，及时通知医师处理。

（3）保持床单位的清洁、干燥；用棉垫或软枕保护骨隆突部位，定时翻身，预防压疮。

3. 安全管理

（1）枕颌带或颅骨牵引时头颈部两侧沙袋制动，避免病人头颈部无意识的活动。

（2）枕颌带牵引时防止牵引带下滑压迫气管引起窒息。

（3）枕颌带或颅骨牵引病人用吸管饮水时控制吞咽速度，进食不能太快、食物不能过硬，防止食物呛入气管引起窒息。

4. 康复指导

（1）指导病人深呼吸及有效咳嗽、咳痰，主动活动四肢。

（2）肢体不能活动者按摩肌肉、被动活动关节以防止肌肉萎缩和关节僵硬。

（3）指导病人早期进行牵引肢体的肌肉收缩及踝关节活动，健肢的全范围活动。

5. 并发症护理

（1）足下垂：牵引时踝关节保持功能位，足上不压重物；加强踝关节的主动和被动活动。

（2）血管和神经损伤：颅骨牵引者观察有无意识改变、吞咽困难、一侧肢体麻木、伸舌时舌尖偏向患侧；骨牵引病人观察伤口敷料的渗血情况、肢体末梢的血运及肢体运动情况，患肢有无疼痛、青紫、肿胀、发冷、麻木；发现异常，及时通知医师。

（3）牵引针眼感染：观察牵引针眼处有无红、肿、热、痛及脓性分泌物。保持针孔周围清洁和干燥，每日用酒精或碘伏进行针道护理两次；及时擦去针眼处分泌物或痂皮；若牵引针偏移，消毒后调整。

四、健康指导

（一）住院期

1. 告知病人及家属牵引注意事项，提高病人依从性，保持有效牵引。

2. 教会病人进行患肢的康复锻炼，重视健肢的功能活动。

（二）居家期

1. 告知居家牵引病人，保持有效牵引。

2. 患肢出现疼痛、青紫、肿胀、发冷、麻木时，及时就诊。

3. 定期复查，门诊随访。

第三节　石膏固定

一、概述

石膏固定（casting）是利用石膏遇到水分可重新结晶而硬化的原理，用医用石膏制造骨科病人所需的模型，保持患肢的特殊位置或维持关节脱位复位后及骨折整复后的固定，是骨科常用的一种外固定方法。

二、病情观察与评估

（一）生命体征

测量病人生命体征，观察体温、脉搏、血压有无异常。

（二）症状体征

1. 观察有无开放性伤口、活动性出血。

2. 观察患肢皮肤颜色、温度有无异常；有无肿胀，足背动脉搏动有无

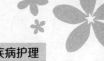

减弱，有无肢端感觉异常及运动障碍。

（三）安全评估

1. 评估病人有无因疼痛、活动受限引起压疮的危险。

2. 评估病人有无因下肢乏力或功能障碍引起跌倒的危险。

3. 评估病人有无焦虑、恐惧等心理。

三、护理措施

（一）术前护理

1. 心理护理　告知病人及家属石膏绷带固定的目的及意义，缓解焦虑情绪，取得病人及家属配合。

2. 皮肤准备　清洁局部皮肤并擦干，如有伤口更换敷料，发现皮肤异常告知医师并记录。

（二）术中护理

1. 准备物品　石膏、绷带、热水、C臂机。

2. 浸泡石膏水温　一般水温20～24℃，也可根据石膏的材质选择水的温度。

3. 建立静脉通道　输液器连接延长三通管，采用20G静脉留置针于手术对侧上肢或下肢建立静脉通道。

4. 安置体位　将病人平卧于手术床上，手术患肢紧靠床缘，健肢固定于身体两侧。

5. 术中观察　观察生命体征，重点观察指尖皮肤颜色及温度、术中出血量、液体通道是否通畅情况。完善各种手术护理记录。

6. 引流管护理　如需安置尿管、橡皮引流条，应固定稳妥，标识清楚，保持通畅，避免脱落。

（三）术后护理

1. 体位护理　肢体石膏固定病人，抬高患肢高于心脏水平10～20cm，以利淋巴静脉回流，减轻肢体肿胀；髋人字石膏固定者悬空臀部。

2. 石膏护理

（1）石膏硬固后方可搬动病人，搬运时防止石膏折断或变形，用手掌平托，不能用手抓捏。

（2）保持石膏清洁、干燥，如有污染，及时擦洗。

（3）肢体肿胀消退引起石膏过松，失去固定作用，通知医师及时调整。

（4）石膏表面有渗血时，用笔在石膏上沿血迹做一标记，了解伤口渗血情况。

（5）石膏背心、髋人字石膏、蛙式石膏固定的病人，避免石膏固定过紧，以免影响呼吸和胃容纳。

（6）石膏内皮肤瘙痒时不可用棉签、筷子及毛线针等伸入石膏内抓挠；冬天患肢注意保暖，夏天做好防暑降温。

（7）拆除或更换石膏后，用温湿毛巾湿敷于石膏固定部位皮肤，轻轻擦拭，去除皮肤表面坏死的上皮组织，切勿强行撕剥。

3. 压疮预防 石膏边缘保持整齐、光滑，石膏内衬棉垫超出石膏边缘，防止摩擦和卡压皮肤。保持床单位整洁、干燥；协助翻身，骨突处用减压垫保护，预防压疮。

4. 康复锻炼 指导病人主动进行石膏固定部位肌肉舒缩活动及固定范围以外的关节活动，如上肢，练习握拳和伸指动作，腕关节及肘关节屈伸活动；下肢进行患肢股四头肌肌肉等长收缩，膝关节屈伸和足部的背伸与跖屈运动。

5. 并发症护理

（1）骨筋膜室综合征护理：患肢出现持续剧痛、感觉减退、麻木，皮温下降、皮肤发绀或苍白等骨筋膜室综合征的表现时，立即放平肢体，通知医师剪开或拆除石膏。

（2）石膏综合征护理：躯干石膏固定的病人出现反复呕吐、腹痛甚至呼吸窘迫、面色苍白、发绀、血压下降等石膏综合征表现时，立即通知医师。轻度石膏综合征指导病人少吃多餐，避免过饱及进食产气多的食物，维持室内温度25℃左右，湿度50%～60%；严重者拆除石膏，予禁食、静脉补液、胃肠减压。

四、健康指导

（一）住院期

1. 告知病人操作过程中的注意事项与相关配合，强调石膏未凝结坚固前，不应改变肢体体位，特别是关节部位，以免石膏折断。

2. 告知上肢石膏固定病人取下饰品如手镯、戒指；下肢石膏固定病人，不可自行下床负重行走，防止石膏断裂。

（二）居家期

1. 告知病人保持石膏清洁，避免污染；石膏边缘周围皮肤有发痒或水泡，石膏断裂，石膏内有异味，肢体肿胀、麻木、疼痛等及时就诊。

2. 告知病人及家属不可擅自拆除石膏，患肢不负重，防止外伤。

3. 告知病人定期复查、门诊随访，遵医嘱来院更换或拆除石膏。

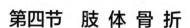

第四节　肢 体 骨 折

一、概述

骨折（fracture）是指骨的完整性和连续性中断。肢体骨折包括上肢骨折和下肢骨折。常见的上肢骨折包括肱骨干骨折、肱骨髁上骨折、尺桡骨双骨折；下肢骨折包括股骨颈骨折、股骨转子间骨折、股骨干骨折、髌骨骨折、胫腓骨干骨折。

二、病情观察与评估

（一）生命体征

测量病人生命体征。观察有无脉搏增快、血压降低、发热等。

（二）症状体征

1. 观察病人有无疼痛，评估疼痛性质及程度。

2. 观察患肢皮肤颜色、皮温、毛细血管充盈时间、足背动脉搏动有无减弱。

3. 观察患肢肿胀程度、肢端感觉及活动情况，骨折部位有无伤口及出血。

（三）安全评估

1. 评估病人有无因肿胀、疼痛、移动或活动障碍导致压疮的危险。

2. 评估病人对疾病及创伤的心理承受能力，有无焦虑、恐惧、悲观等心理问题。

三、护理措施

（一）术前护理

1. 急救护理　病人出现脉率增快、口渴、烦躁、四肢冰冷、血压降低等休克征象，立即通知医师，建立2条以上静脉通道、给氧、心电监护，监测尿量、保暖。

2. 伤肢观察　患肢肢端出现持续剧痛、皮温下降、发绀或苍白、感觉减退、麻痹、不能主动或被动活动等骨筋膜室综合征的表现，立即通知医师。

3. 疼痛护理　抬高患肢，骨折处妥善固定，减少搬动，遵医嘱使用止痛药物。

4. 访视与评估　查看病人手术部位标识，了解术前准备完善情况，评

估病人全身皮肤状况。

5. 手术交接　与手术室工作人员核对病人信息、手术部位标识、药品及病人相关资料，完成交接记录。

（二）术中护理

1. 物品准备　骨科手术基本器械、肢体手术专用器械、气压止血仪、植入器材、牵引床、C臂机、止血材料、抗菌药物。

2. 建立静脉通道　输液器连接延长三通管，采用18G静脉留置针建立静脉通道，下肢手术建立于患侧上肢，上肢手术建立于下肢或对侧健肢。

3. 安置体位

（1）上肢手术：平卧位，患肢外展，健肢置于体侧，保护肩胛、骶尾、足跟部位受压皮肤。

（2）下肢手术：平卧位，双手置于体侧，保护肩胛、骶尾、足跟部位受压皮肤。

4. 使用止血带时，根据手术需要设置压力大小，上肢每60分钟放松一次，下肢每90分钟放松一次并记录。

5. 术中观察　观察术中出血量、静脉通道、保留尿管是否通畅，观察使用气压止血带侧肢体远端的血液循环情况。

6. 引流管护理　安置引流管，标识清楚、妥善固定并保持通畅。

（三）术后护理

1. 病人交接　核对病人信息，了解手术方式及术中情况，交接生命体征、管路、皮肤情况及物品等并记录。

2. 感染预防

（1）鼓励病人有效咳嗽、咳痰，多饮水，协助叩背，遵医嘱雾化吸入。

（2）病人出现体温升高，伤口红肿、疼痛，渗血、渗液等，立即通知医师。

（3）保持外固定器钉孔周围皮肤干燥，用酒精或碘伏消毒钉孔2次/日。

3. 患肢观察　观察伤口敷料有无渗血渗液，患肢皮肤颜色有无青紫或苍白，皮温是否正常，有无肿胀，肢端感觉有无减退、麻木，毛细血管充盈时间有无延长、足背动脉搏动有无减弱，足趾能否屈伸活动等。外固定病人还应观察外固定器有无松动。

4. 压疮预防　保持床单位的平整、清洁、干燥；避免摩擦力和剪切力；生命体征稳定情况下每2小时改变体位；应用减压床垫，如气垫床。

5. 功能锻炼　上肢骨折伤后2周内原则上手术部位上下关节不可活动，以患肢肌肉舒缩运动为主，练习握拳和伸指活动，腕关节、肘关节活动；下肢骨折病人行股四头肌等长收缩训练，踝关节及足趾屈伸活动；同时加强健

肢肌力和全范围关节活动度（AROM）训练。

6. 辅助康复器材使用

（1）拐杖的使用：①选择合适拐杖：病人站立时，拐杖在足尖斜前45°，手肘弯 25°～30°，腋下与拐杖顶端能插入 2 指，避免压迫臂丛神经。②使用前检查拐杖，防止螺丝松脱。③站立时双拐置于双足外上方45°处，双足与双拐头呈等腰三角形 。④行走步态：可采用右拐杖与左脚→左拐杖与右脚的两点步态；患肢与两拐杖→健肢的三点步态；右拐杖→左脚→左拐杖→右脚的四点步态。⑤开始学习使用拐杖时需要有人在旁协助，先走数步，然后再逐渐增加，注意安全，预防外伤。

（2）助行器的使用：①助行器的高度：病人站立时肘关节屈150°，腕关节背伸，小趾前外侧15cm 处至背伸手掌面的距离即为助行器的高度。②行走方法：提起助行器放于前方一上肢远处→健肢向前迈一步，落在助行器两后腿连线的水平附近，先迈患肢，再迈健肢。

7. 并发症护理

（1）脂肪栓塞综合征的观察：病人体温 >38.5℃、心率增快 140～160次 / 分、呼吸 >35 次 / 分、SPO_2<90%、皮下出血等，立即吸氧 5～8L/min 或间歇正压通气等治疗。

（2）深静脉血栓：病人戒烟戒酒，低脂饮食，保证足够入量；患肢进行股四头肌等长收缩和足部的背伸与跖屈运动；下肢应用空气波压力治疗仪每天 2 次，每次 15～30 分钟或穿弹力袜等机械预防方法；应用依诺肝素钠、华法林等药物预防血栓，用药时严密观察皮肤黏膜有无出血点、有无呕血、便血等。

（3）关节僵硬：鼓励上肢骨折病人行握拳和充分伸直、屈曲手指活动，腕关节、肘关节活动；下肢骨折病人行股四头肌等长收缩训练，踝关节及足趾活动，健肢的全范围活动。

四、健康指导

（一）住院期
1. 告知病人遵医嘱根据自身情况循序渐进进行功能锻炼。
2. 遵医嘱患肢负重，下床行走。
3. 重视钙的补充，注意自我保护，避免外伤再次发生骨折。

（二）居家期
1. 告知病人养成良好生活习惯，戒烟酒。
2. 伤口出现红、肿、热、痛，肢体发生麻木、活动无力，钢板外露等情况时及时就诊。
3. 定期门诊复查，随访。

第五节　股骨颈骨折

一、概述

股骨颈骨折（fracture of the femoral neck）指由股骨头下至股骨颈基底部之间的骨折。病人有患侧髋部疼痛，活动受限，患肢短缩、外旋、外展等畸形，多发生于老年人。

二、病情观察与评估

（一）生命体征
监测生命体征，观察有无体温、脉搏、血压异常。

（二）症状体征
1. 观察髋部有无瘀青、肿胀、疼痛、活动受限；下肢有无短缩、畸形。
2. 观察患肢肢端感觉、活动、血液循环情况。

（三）安全评估
1. 评估病人有无因疼痛、烦躁导致坠床的危险。
2. 评估病人有无因年老体衰、活动、移动能力障碍导致压疮的危险。
3. 评估病人及家属对突发创伤的认知和心理反应，有无焦虑、恐惧等心理问题。

三、护理措施

（一）术前护理
1. 压疮预防　保持床单位平整、清洁、干燥；每2～3小时协助翻身1次，必要时使用减压工具；防旋鞋大小适宜，患肢足后跟软垫保护；悬挂压疮警示标识，做好病人及家属宣教和告知。
2. 体位与活动　平卧硬板床，患肢保持外展中立位；尽量避免搬动髋部，搬动时平托髋部和肢体。
3. 牵引护理　维持有效牵引，预防针孔感染。
4. 访视与评估　查看病人手术部位标识，了解术前准备完善情况，评估病人全身皮肤状况。
5. 术前交接　与手术室工作人员核对病人信息、手术部位标识、药品及病人相关资料，完成交接记录。

（二）术中护理
1. 准备物品　骨科手术基本器械、肢体手术专用器械、植入器材、牵引床、暖风机、C臂机。

2. 建立静脉通道　输液器连接延长三通管，采用18G静脉留置针在手术健侧上肢建立静脉通道。

3. 安置体位　病人平卧于牵引床，患侧上肢悬吊于麻醉架上，对侧上肢外展放于托手板上，双下肢放于牵引架上，胸部约束带固定。保护受压皮肤，重点保护骶尾部和足踝部，健侧下肢及上半身保暖。

4. 术中观察　密切观察生命体征，重点观察患侧下肢及足趾皮肤血液循环、术中出血量、液体通道是否畅、仪器设备运行情况。每2小时监测体温并记录。采取加温措施。

（三）术后护理

1. 病人交接　核对病人信息，了解手术方式及术中情况，交接生命体征、管路、皮肤情况及物品等并记录。

2. 体位与活动

（1）平卧硬板床，患肢用软枕抬高15～20cm，保持外展中立位，必要时穿防旋鞋。

（2）侧卧时，两大腿间放一软枕，防止患肢外旋、内收。

（3）搬动病人时，需平托髋部与肢体。

3. 饮食护理　指导病人进食高蛋白、高热量、高钙食物，必要时补充维生素D和钙剂，甚至接受专业的骨质疏松用药。鼓励多吃蔬菜和水果，防止便秘。

4. 功能锻炼　指导病人行患肢股四头肌等长收缩运动，踝关节和足趾屈伸旋转活动；遵医嘱指导病人行髋膝关节屈伸练习，上下床、坐位、站立训练、扶助行器或拐杖行走。

5. 并发症护理　观察肢体有无肿胀、疼痛、皮温升高等深静脉血栓的表现，出现静脉血栓时患肢制动，禁止热敷、按摩、理疗及在患肢输液，遵医嘱抗血栓治疗。

四、健康指导

（一）住院期

1. 告知病人功能锻炼的意义，循序渐进。

2. 告知内固定病人避免患肢过早负重。

3. 告知病人注意安全，预防外伤。

（二）居家期

1. 告知病人出现肢体肿胀、疼痛加剧等不适应及时就诊。

2. 合理膳食，保持理想体重，减轻关节负重。

3. 定期复查，随访。

第六节 脊柱骨折

一、概述

脊柱骨折（fracture of the spine）十分常见，约占全身各类骨折的 5% ~ 6%，其中以胸腰段脊柱骨折多见。脊柱骨折可以并发脊髓或马尾神经损伤，特别是颈椎骨折 – 脱位合并脊髓损伤时能严重致残甚至危及生命。

二、病情观察与评估

（一）生命体征
监测生命体征，观察病人呼吸频率、节律、呼吸动度有无异常。

（二）症状体征
1. 观察病人有无脊柱畸形、局部压痛、伤口及活动性出血。
2. 观察病人有无四肢感觉、肌力、大小便功能障碍。截瘫病人观察截瘫平面的变化。
3. 观察病人有无头痛、呕吐、腹胀、腹痛等合并颅脑、胸、腹和盆腔脏器的损伤的表现。

（三）安全评估
1. 评估病人有无因疼痛、活动、移动能力受限引起压疮的危险。
2. 评估病人有无因疼痛、烦躁引起坠床的危险。
3. 评估病人及家属对突发创伤的认知；有无恐惧、悲观等心理问题。

三、护理措施

（一）术前护理
1. 急救处理　颈脊髓损伤病人呼吸大于 22 次 / 分、口唇发绀、呼吸困难时立即给予吸氧、吸痰，必要时气管切开或呼吸机辅助呼吸。
2. 体位护理
（1）病人平卧硬板床，避免脊柱过伸、过屈；轴线翻身，避免脊柱扭曲，防止引起继发性损伤，造成瘫痪；搬运时至少需要 2 ~ 3 人，用力将病人身体水平抬起。
（2）颈椎骨折病人头颈部制动，保持颈部中立位，避免颈椎过伸、过屈；翻身或搬运时专人固定头部。
3. 呼吸道准备　寰枢椎脱位经口咽行手术者，及早治疗口腔感染灶，遵医嘱使用抗生素雾化吸入。

4. 气管、食管推移训练　颈椎前路手术病人术前 3～5 天开始，指导病人用自己的 2～4 指在皮外插入切口侧的内脏鞘与血管神经鞘间隙处，持续将气管、食管向非手术侧推移。开始每次持续 5～10 分钟，2～3 次/日，逐渐增加每次 30～40 分钟，使气管推移超过中线。以适应术中反复牵拉气管、食管的操作，避免术后出现咳嗽、呼吸困难、反复吞咽困难等并发症。

5. 皮肤准备　颈椎前路手术男性病人剃胡须；颈椎后路手术需剃头，剃头范围由枕后至肩胛部。

6. 用物准备　颈椎手术者床旁备吸引装置，气管切开包。

7. 访视与评估　了解面部（额头、双颧、眼睛、鼻尖、下巴）、肘部、胸部、髂前上棘、膝盖和胫前皮肤状况，高风险病人申报难免压疮。

8. 手术交接　与手术室工作人员核对病人信息、手术部位标识、药品及病人相关资料，完成交接记录。

（二）术中护理

1. 物品准备　脊柱手术基本器械、脊柱手术专用器械、椎弓根螺钉、钛棒、横连接。

2. 建立静脉通道　输液器连接延长三通管，采用 18G 静脉留置针在手术健侧上肢建立静脉通道。

3. 安置体位　俯卧位，双上肢自然置于肩部上方，肘关节轻度屈曲放于托手板上，上半身稳妥置于凝胶垫上，双眼、鼻尖、腹部悬空，男性避免外生殖器受压，大腿上三分之二垫软枕、膝盖悬空，胫前区置于软枕上，脚趾悬空，约束带固定。

4. 术中观察　观察生命体征、术中出血量，观察面部、眼睛受压情况，手术时间超过 2 小时抬高头部，避免面部受压；观察仪器设备运行情况，每 2 小时监测体温 1 次并记录。体温低于 36℃时，采取加温措施。

5. 引流管护理　安置引流管，标识清楚、妥善固定并保持通畅。

（三）术后护理

1. 病人交接　核对病人信息，了解手术方式及术中情况，交接生命体征、管路、皮肤情况及物品等并记录。

2. 呼吸观察　颈椎手术病人观察呼吸频率、深度，出现呼吸困难、烦躁、发绀等表现，立即报告医师进行紧急处理。

3. 神经功能观察　观察肢体感觉、活动及会阴部神经功能恢复情况，并与术前对比。如有神经受压迫症状并进行性加重，立即报告医师处理。

4. 体位与活动

（1）病人平卧 6 小时后，每 2～3 小时轴线翻身 1 次；颈椎骨折病人头颈部制动。

（2）下床时专人陪护，防止跌倒。正确起床、卧床的方法：起床时平卧→戴支具→侧卧→双上肢慢慢撑起身体坐直；坐位到卧位时先双手支撑缓慢侧卧→平卧→松开支具。

5. 功能锻炼 肢体能活动病人鼓励主动运动，以增强肢体肌肉力量；肢体不能活动者，指导并协助病人行各关节的被动活动，以防肌肉萎缩和关节僵硬。

6. 并发症护理

（1）脊髓损伤：观察病人有无单侧或双侧感觉、运动、反射的全部或部分丧失、大小便功能障碍等脊髓损伤的表现，及时报告医师处理。尽量减少搬动病人，搬运时保持脊柱平直，以免造成或加重脊髓损伤。

（2）脑脊液漏：观察病人有无头晕、头痛，伤口敷料渗液淡黄色，引流液淡红色等脑脊液漏的表现，及时通知医师。病人卧床休息，胸腰椎手术病人头低足高位，颈椎手术病人头高足低位，避免用力咳嗽、打喷嚏等动作。

四、健康指导

（一）住院期

1. 告知有腹胀及麻痹性肠梗阻病人暂禁饮食，待胃肠功能恢复后遵医嘱进食。

2. 告知病人坐位或下床活动时遵医嘱正确佩戴颈托、腰围、支架背心。

3. 鼓励病人循序渐进进行康复训练，促进功能恢复。

（二）居家期

1. 告知病人遵医嘱佩戴颈托或支具 2～3 个月，避免长时间坐、脊柱前屈、左右旋转；颈椎骨折病人平卧睡眠时仍用沙袋固定颈部，防止内固定松动。

2. 告知病人伤口出现红肿、热、痛、渗液，脊柱局部疼痛、四肢疼痛、麻木加重、肌力下降，大小便异常等情况立即就诊。

3. 定期门诊随访，复查。

第七节 骨 盆 骨 折

一、概述

骨盆骨折（fracture of the pelvic）多由直接暴力挤压骨盆所致，常伴有并发症或多发伤。最严重的是创伤性失血性休克及盆腔内脏器合并伤。常见原因有交通事故、意外摔伤和高处坠落伤等，是临床上较多见的骨折之一。

二、病情观察与评估

（一）生命体征

观察病人有无面色苍白、出冷汗、烦躁不安、脉搏细速、血压降低等休克早期表现。

（二）症状体征

1. 观察病人有无腹痛、腹胀或腹膜刺激征的症状，有无血尿或排尿困难，有无阴道及肛门的损伤，有无括约肌功能障碍等。

2. 评估病人髋部肿胀、疼痛程度，会阴部皮肤有无青紫或瘀斑，有无出血，双下肢是否等长、有无感觉及活动异常等情况。

（三）安全评估

1. 评估病人有无因疼痛、移动或活动障碍导致压疮的危险。

2. 评估病人及家属对突发创伤的认知和心理反应，有无焦虑、恐惧等心理问题。

三、护理措施

（一）术前护理

1. 卧位护理　开书型损伤病人卧软床；骨盆环完整的骨折病人可采取仰卧与侧卧，侧卧时健侧在下；骨盆环不完整的骨折病人平卧位休息，减少搬动，必须搬动时需多人平托。

2. 排便护理　置保留尿管，尿管插入不顺利时不能强行插入；指导正确使用便器，避免在抬臀过程中加重损伤或疼痛。保持大便通畅，必要时给予缓泻剂。

3. 骨盆兜带悬吊牵引护理　牵引时骨盆摆正，兜带保持平整无褶，兜带内垫棉垫或毛巾防止压疮和湿疹发生；避免大小便污染兜带；悬吊重量以将臀部抬离床面为宜；根据病人体型调整骨兜带宽度，保证兜带不上、下移位。观察牵引肢体有无麻木、足部背伸无力等。

4. 并发症护理

（1）腹膜后血肿：病人出现腹痛、腹胀等腹膜后血肿表现，立即通知医师，观察病人神志及生命体征，建立静脉通道，遵医嘱输液输血，纠正血容量不足，做好术前准备。

（2）盆腔内脏器损伤：观察病人意识及生命体征，有无腹痛、腹胀或腹膜刺激征的表现，及时通知医师处理。

（3）神经损伤：观察病人有无下肢感觉减退或消失，肌萎缩无力或瘫痪、括约肌功能障碍等，发现异常报告医师，遵医嘱使用营养神经药物，局部按摩、理疗。

（4）脂肪栓塞：病人出现体温 38.5℃以上，心率 140～160 次 / 分，呼吸快 >35 次 / 分，SPO_2<90%；皮下出血等，立即通知医师，吸氧 5～8L/min，必要时呼吸机辅助呼吸。

5. 访视与评估 查看病人手术部位标识，了解术前准备完善情况，评估病人全身皮肤状况，高风险病人申报难免压疮。

6. 手术交接 与手术室工作人员核对病人信息、手术部位标识、药品及病人相关资料，完成交接记录。

（二）术中护理

1. 物品准备 骨科手术基本器械、创伤专用器械、髋臼拉钩、克氏针、钢板、电钻、C 臂机等。

2. 建立静脉双通道 输液器连接延长三通管，采用 18G 静脉留置针于患侧上肢建立静脉通道，如遇术中大出血，协助麻醉师、医师抢救，遵医嘱加压输液、输血。

3. 安置体位 平卧位，健侧上肢置于体侧，患侧上肢外展，患侧臀下垫小软枕，约束带固定，保护受压皮肤，重点保护骶尾部、足跟悬空。

4. 术中观察 观察生命体征、出血量，肢端颜色及温度。每 2 小时监测体温并记录，体温低于 36℃，采取加温措施。

5. 引流管护理 安置切口引流管，标识清楚，保持通畅，避免脱落。

（三）术后护理

1. 病人交接 核对病人信息，了解手术方式及术中情况，交接生命体征、管路、皮肤情况及物品等并记录。

2. 外固定支架护理 保持外固定支架钉孔敷料清洁、干燥，注意螺钉松紧度，保持有效固定。

3. 压疮预防 保持皮肤清洁干燥，床单位平整、清洁，避免摩擦力和剪切力，2～3 小时协助翻身，必要时使用减压工具。悬挂警示标识，做好家属宣教及告知，加强营养。

4. 康复训练

（1）不影响骨盆环完整的骨折：早期在床上做扩胸运动，下肢肌肉收缩及足踝活动；1 周后练习半卧位及坐位，并行髋关节、膝关节的伸屈运动；伤后 2～3 周逐步下床站立，逐渐缓慢行走。

（2）影响骨盆环完整的骨折：无合并症者进行上肢运动，伤后 2 周开始下肢肌肉收缩锻炼，伤后 3 周在床上进行髋、膝关节活动，从被动到主动。

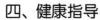

四、健康指导

（一）住院期

1. 告知病人预防压疮的重要性及措施。

2. 告知病人功能锻炼的重要性，指导病人循序渐进进行功能锻炼。

3. 教会病人使用助行器或拐杖。

（二）居家期

1. 告知病人伤口出现红肿、疼痛、渗液等异常情况及时就诊。

2. 注意安全，防止再次骨折或损伤。

3. 定期复查，了解骨折愈合情况。

第八节　颈　椎　病

一、概述

颈椎病（cervical spondylosis）指因颈椎间盘退变及其继发性改变，刺激或压迫相邻脊髓、神经、血管等组织，并引起相应的症状和体征。根据其临床表现不同分为神经根型、脊髓型、椎动脉型、交感神经型。颈椎病为50岁以上人群的常见病，男性多见，好发部位为颈 5 ~ 6，颈 6 ~ 7。

二、病情观察与评估

（一）生命体征

监测生命体征，观察病人有无呼吸、脉搏、血压异常。

（二）症状体征

1. 观察病人有无颈肩背疼痛、压痛及活动受限。

2. 观察病人有无手握力减退、精细活动失调、肢体麻木、无力、步态不稳及走路有踩棉花样感觉。

3. 观察病人有无视物模糊、耳鸣、心律失常、头晕、畏光等交感神经兴奋或抑制症状。

（三）安全评估

1. 评估病人有无因疼痛、活动受限引起压疮的危险。

2. 评估病人有无因眩晕、肌力减退引起跌倒的危险。

3. 评估病人有无因疾病长期不愈引起焦虑等心理问题。

三、护理措施

（一）术前护理

1. 术前训练 前路手术者行气管、食管推移训练；后路手术者行俯卧位训练。

2. 皮肤准备 清洁手术部位皮肤；前路手术男性病人剃胡须；颈椎后路手术需剃头，剃头范围由枕后至肩胛部。

3. 用物准备 备沙袋，软枕，前路手术备气管切开包、吸引装置。

4. 访视与评估 查看病人手术部位标识，了解术前准备完善情况，后路手术了解面部（额头、双颧、眼睛、鼻尖、下巴）、肘部、胸部、髂前上棘、膝盖和胫前皮肤状况，前路手术了解骶尾部和足跟部皮肤状况，颈椎骨折病人注意颈托部位皮肤情况，高风险病人申报难免压疮。

5. 手术交接 与手术室工作人员核对病人信息、手术部位标识、药品及病人相关资料，完成交接记录。

（二）术中护理

1. 物品准备 颈椎手术后路器械、颈椎手术前路器械、颈椎手术专用器械、钉棒系统、钉板系统、螺帽，钛网、椎间融合器，脊柱磨钻、双极电凝、人工骨、止血材料、骨蜡。

2. 建立静脉通道 输液器连接延长三通管，采用18G静脉留置针于下肢建立静脉通道。

3. 安置体位

（1）经后路俯卧位，双手置于体侧，上半身置于凝胶垫上，双眼、鼻尖、腹部悬空，男性避免外生殖器受压，大腿上三分之二垫软枕、膝盖悬空，胫前区置于软枕上，脚趾悬空，约束带固定。

（2）经前路仰卧位，用头圈固定头部，肩下垫软枕，使头后仰充分暴露手术野，双上肢置于身体两侧，保护骶尾部，双膝下腘窝部垫软枕、足跟部悬空，约束带保护。

4. 术中观察 观察生命体征、出血量，肢端颜色及温度。每2小时监测体温并记录，体温低于36℃，采取加温措施。

5. 引流管护理 安置切口引流管，标识清楚，保持通畅，避免脱落。

6. 标本送检 重点关注多节段椎间盘标本，清点标本数量，确认标识无误后由洗手护士及时送检，避免遗失。

（三）术后护理

1. 病人交接 核对病人信息，了解手术方式及术中情况，交接生命体征、管路、皮肤情况及物品等并记录。

2. 呼吸观察 观察病人呼吸频率、深度，出现呼吸困难、烦躁、发绀等表现，立即报告医师进行紧急处理。

3. 体位与活动 病人平卧6小时后，头颈部制动，每2~3小时轴线翻身1次。根据病情和医嘱佩戴支具，循序渐进下床活动，下床时专人陪护，防止跌倒。

4. 并发症护理

（1）颈部血肿：病人出现颈部增粗，发音改变，呼吸困难，口唇发绀等窒息症状，立即通知医师，紧急情况下床边拆除缝线取出血块，呼吸情况稍有好转后再送手术室处理。

（2）脊髓神经损伤：病人出现声嘶、四肢感觉运动障碍及大小便功能障碍，立即通知医师。

（3）脑脊液漏：观察伤口敷料有无渗出淡黄色液体，引流液颜色是否为淡红色，有无头晕、头痛。发生脑脊液漏时绝对卧床休息；病人取头高足低位；避免用力咳嗽、打喷嚏等动作。

四、健康指导

（一）住院期

1. 指导病人进行四肢功能锻炼及佩戴支具坐位和站立训练。

2. 告知病人避免颈部前屈、左右旋转；平卧位时头颈部制动，防止内固定松动。

3. 告知病人下床时有人陪护，防止跌倒。指导病人正确起、卧床的方法。

（二）居家期

1. 告知病人佩戴颈托或支具3个月，休息时选择合适枕头。

2. 避免长时间低头、颈部过度过伸、过屈；乘车时抓好扶手，系好安全带，防止急刹车扭伤颈部。

3. 定期复查随访。告知病人出现颈部压痛，活动受限，肢体无力、麻木，感觉异常，大小便功能障碍等情况，及时就诊。

第九节 腰椎间盘突出

一、概述

腰椎间盘突出症（lumbar intervertebral disc herniation）是指腰椎间盘发生退行性改变后，纤维环部分或完全破裂，单独或连同软骨终板、髓核向外突出，刺激或压迫窦椎神经和神经根引起的以腰腿痛为主要症状的一种病变。腰椎间盘突出症是骨科的多发病和常见病，是腰腿痛最常见的原因之一。

二、病情观察与评估

（一）生命体征

监测生命体征，观察有无体温、脉搏、血压异常。

（二）症状体征

1. 观察病人有无腰痛、放射性下肢痛、跛行；疼痛与活动、体位有无明显关系。

2. 评估病人腰部有无压痛、叩痛，直腿抬高试验是否阳性。

3. 观察病人有无大小便障碍、双下肢感觉麻木、肌力减退、活动受限等症状。

（三）安全评估

1. 评估病人有无因疼痛、活动受限引起压疮的危险。

2. 评估病人有无因跛行引起跌倒的危险。

3. 评估病人有无因感觉麻木引起烫伤的危险。

4. 评估病人及家属对疾病的认知，有无焦虑、恐惧心理问题。

三、护理措施

（一）术前护理

1. 卧位护理 急性期卧硬板床休息，膝关节屈曲，放松背部肌肉。

2. 功能锻炼 指导并协助病人行双下肢直腿抬高、股四头肌等长收缩练习；患肢足趾背伸、跖屈及踝关节活动练习。

3. 访视与评估 查看病人手术部位标识，了解术前准备完善情况，评估面部（额头、双颧、眼睛、鼻尖、下巴）、肘部、胸部、髂前上棘、膝盖和胫前皮肤状况。

4. 手术交接 与手术室工作人员核对病人信息、手术部位标识、药品及病人相关资料，完成交接记录。

（二）术中护理

1. 物品准备 脊柱手术基本器械、脊柱手术专用器械、钉棒系统、cage、横连接、止血材料、人工骨、抗菌药物。

2. 建立静脉通道 输液器连接延长三通管，采用18G静脉留置针于上肢建立静脉通道。

3. 安置体位 俯卧位，双上肢置于托手板上，肘关节轻度屈曲，上半身置于凝胶垫上，双眼、鼻尖、腹部悬空，男性避免外生殖器受压，大腿上三分之二垫软枕、膝盖悬空，胫前区置于软枕上，脚趾悬空，约束带固定。

4. 术中观察 重点观察面部及眼睛，定时抬高头部，减缓面部受压，观察术中出血量、液体通道是否通畅，每2小时监测体温并记录，体温低于36℃时，采取加温措施。

5. 引流管护理 在切口下方左侧椎板外安置引流管，标识清楚，保持通畅，避免脱落。

6. 标本送检 重点关注多节段椎间盘标本，清点标本数量，确认标识无误后由洗手护士及时送检，避免遗失。

（三）术后护理

1. 病人交接 核对病人信息，了解手术方式及术中情况，交接生命体征、管路、皮肤情况及物品等并记录。

2. 神经功能观察 病人出现下肢疼痛、麻木，肌力下降，排尿、排便异常较术前加重等脊神经根损伤表现时，及时通知医师，遵医嘱消肿、脱水及营养神经治疗，必要时做好急诊手术准备。

3. 功能锻炼

（1）指导并协助病人行股四头肌等长收缩、踝关节、足趾活动；双下肢直腿抬高锻炼，每日2～3次，15～30分/次，抬高高度逐渐增加。

（2）指导病人腰背肌功能锻炼方法，遵医嘱进行腰背肌功能锻炼，增加腰背肌肌力和增强脊椎稳定性：①五点支撑法：先仰卧，屈肘伸肩，然后屈膝伸髋，同时收缩背伸肌，以头部、双肘及双脚为支点，使腰部离开床面；②三点支撑法：双肘屈曲贴胸，以双脚及头枕为三支点，使整个身体离开床面；③飞燕法：先俯卧位，颈部向后伸，用力抬起胸部离开床面，双上肢向背后伸，再两膝伸直，抬起双腿，以腹部为支撑点，身体上下两头翘起。

4. 并发症护理

（1）脊神经根损伤：病人出现下肢疼痛、麻木，肌力下降，排尿、排便异常较术前加重，立即通知医师，遵医嘱消肿、脱水及营养神经治疗，必要时做好急诊手术准备。

（2）脑脊液漏：观察病人有无头晕、头痛，伤口敷料有无渗出淡黄色液体，引流液颜色是否为淡红色。病人出现脑脊液漏时绝对卧床休息，头低脚高位；避免用力咳嗽、打喷嚏及屏气等动作；伤口敷料渗湿及时更换；观察体温变化，遵医嘱使用抗生素预防感染。

四、健康指导

（一）住院期

1. 告知病人卧硬板床休息。

2. 教会病人功能锻炼的方法。

3. 告知病人遵医嘱佩戴支具或腰围下床活动，下床活动注意安全，防止体位性低血压。

（二）居家期

1. 告知病人出现下肢疼痛、麻木，肌力下降、排尿、排便异常等时及时就诊。

2. 指导病人采取正确卧、坐、立、行和劳动姿势，减少急、慢性损伤的发生。

（1）注意保护腰部，避免长时间坐、弯腰负重，扭动、弯屈腰部。

（2）拾物时屈膝下蹲，尽量保持腰背部平直，物体尽量靠近身体。

（3）起床时，先侧卧，用对侧上肢支撑床铺，使上半身保持平直起床；半年内避免重体力劳动。

3. 告知病人定期复诊。

第十节 脊柱侧凸

一、概述

脊柱侧凸（scoliosis）是指脊柱的一个或数个节段向侧方弯曲，并伴有椎体旋转的三维脊柱畸形。应用 Cobb 法测量站立正位 X 线平片的脊柱侧方弯曲，如角度大于 10° 则定义为脊柱侧凸。分为非结构性脊柱侧凸和结构性脊柱侧凸。

二、病情观察与评估

（一）生命体征

监测生命体征，观察有无体温、脉搏、血压异常。

（二）症状体征

1. 观察病人脊柱是否正中，有无前凸、后凸及侧弯畸形，有无两肩不等高、躯干两侧形态不对称、双侧髂嵴不等高等。

2. 观察病人有无大小便障碍，双下肢感觉有无减退或麻木、肢体活动有无受限。

（三）安全评估

1. 评估病人有无因脊柱畸形、活动受限引起压疮的危险。

2. 评估病人有无因行走不便引起跌倒的危险。

3. 评估病人及家属对疾病的认知；有无焦虑、悲观等心理问题。

三、护理措施

（一）术前护理

1. 心理护理　脊柱侧凸严重影响病人的身体外观，造成病人巨大的心理压力，产生自卑感，积极与病人沟通，了解病人的心理状况，鼓励正确面对，积极配合治疗。

2. 呼吸功能训练　指导病人有效咳嗽、咳痰，练习扩胸运动、吹气球，使用呼吸训练仪进行呼吸训练，增加肺活量，改善肺功能。

3. 完善术前检查　协助病人完善站立位脊柱全长正位 X 线、CT、肺功能检查、电生理检查。

4. 访视与评估　查看病人手术部位标识，了解术前准备完善情况，评估面部（额头、双颧、眼睛、鼻尖、下巴）、肘部、胸部、髂前上棘、膝盖和胫前皮肤状况，高风险病人申报难免压疮。

5. 手术交接　与手术室工作人员核对病人信息、手术部位标识、药品及病人相关资料，完成交接记录。

（二）术中护理

1. 物品准备　脊柱手术基本器械，脊柱手术专用器械、钉棒系统、横连接、人工骨、止血材料、抗菌药物。

2. 建立静脉通道　输液器连接延长三通管，采用 18G 静脉留置针于上肢建立静脉通道。

3. 安置体位　俯卧位，双上肢置于托手板上，肘关节轻度屈曲，上半身置于凝胶垫上，双眼、鼻尖、腹部悬空，男性避免外生殖器受压，大腿上三分之二垫软枕、膝盖悬空，胫前区置于软枕上，脚趾悬空，约束带固定。

4. 术中观察　重点观察面部及眼睛，定时抬高头部，减缓面部受压，在矫形完成前 20 分钟准备唤醒实验，观察病人足趾活动情况，唤醒实验结束后，重新检查身体各个受压部位的位置；观察术中出血量、液体通道是否通畅，手术时间超过 3 小时，加输抗菌药物，每 2 小时监测体温并记录，体温低于 36℃时，采取加温措施。

5. 引流管护理　在切口下方左侧椎板外安置引流管，标识清楚，保持通畅，避免脱落。

（三）术后护理

1. 病人交接　核对病人信息，了解手术方式及术中情况，交接生命体征、管路、皮肤情况及物品等并记录。

2. 出血的观察　病人出现心率增快、血压降低等出血表现时，通知医师处理。观察伤口敷料有无出血；血浆引流液的量及性状。血红蛋白低于

90g/L，应通知医师给予输血，补充血容量。

3. 胸腔闭式引流护理　保持管道密闭性；水封瓶低于胸壁引流口平面 60～100cm，观察水柱波动，保持引流通畅；鼓励病人有效咳嗽、咳痰，咳痰时保护好伤口，避免咳嗽引起伤口剧烈疼痛而产生呼吸抑制。

4. 体位与活动

（1）术后 6 小时轴线翻身，每 2 小时翻身 1 次，翻身时注意保护侧凸部位的皮肤。

（2）下床时专人陪护，防止跌倒。起床时：先平卧佩戴支具，然后侧卧，再用双上肢慢慢撑起身体坐直，禁止平卧位时突然翻身起床；由坐位到卧床时：先用双手支撑慢慢侧卧，然后平卧，取下支具。

5. 功能锻炼　指导病人主动运动四肢，术后 1 日行直腿抬高锻炼（单腿伸直抬离床面 30° 脚趾背伸，5 秒后放松，两腿交替进行，每分钟 2 次，抬放时间相等，每次 15～30 分钟，每日 2～3 次，以能耐受为限）。

6. 脑脊液漏观察护理　观察病人有无头晕、头痛，伤口敷料渗液淡黄色，引流液淡红色等脑脊液漏的表现，及时通知医师。病人头低脚高位卧床休息，观察体温变化，伤口敷料渗湿及时更换，遵医嘱使用抗生素预防感染。

四、健康指导

（一）住院期

1. 教会病人采用正确的起、卧床方法，避免损伤。

2. 告知病人保持正确的姿势，注意自我保护，避免脊柱弯曲、扭动。

（二）居家期

1. 告知病人佩戴支具 3～6 个月，除睡眠、沐浴外，任何时候均应佩戴。

2. 告知病人上肢禁止提拉重物，尽量减少脊柱负重，学生不背过沉的书包。

3. 定期门诊复查、随访。

4. 告知病人肢体发生麻木、活动无力、头晕、恶心、胸闷、呼吸困难、发热；伤口出现红、肿、痛、渗液等异常情况时及时就诊。

第十一节　化脓性骨髓炎

一、概述

化脓性骨髓炎（suppurative osteomyelitis）是由化脓性细菌感染引起的病变，包括骨膜、骨密质、骨松质和骨髓组织的炎症。感染途径有三种：血源

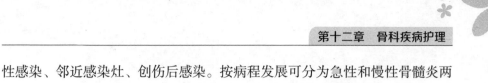

性感染、邻近感染灶、创伤后感染。按病程发展可分为急性和慢性骨髓炎两类。最常见的致病菌为金黄色葡萄球菌，好发部位为长骨的干骺端。

二、病情观察与评估

（一）生命体征

监测生命体征，观察有无高热。

（二）症状体征

1. 观察病人有无呕吐、寒战、烦躁不安、意识障碍等全身中毒或休克症状。

2. 观察患肢感觉、活动、肿胀程度，皮肤温度、颜色、局部有无红肿、压痛；有无窦道、脓液；伤口敷料有无渗血、渗液；关节有无畸形。

（三）安全评估

1. 评估病人有无因疼痛、活动受限引起压疮的危险。

2. 评估病人有无因行走不便引起跌倒的危险。

3. 评估病人有无因高热惊厥引起坠床的危险。

4. 评估病人及家属对疾病的认知；有无焦虑、恐惧、悲观等心理问题。

三、护理措施

（一）术前护理

1. 高热护理　卧床休息，多饮水，用冰袋、酒精或温水擦浴等措施物理降温，必要时遵医嘱药物降温。使用床栏，防止高热惊厥引起坠床。

2. 患肢护理　患肢抬高、制动，置于功能位，防止感染扩散、病理性骨折。

3. 营养支持　经口摄入不足时静脉途径补充；必要时输血、血浆或白蛋白治疗。

4. 访视与评估　查看病人手术部位标识，了解术前准备完善情况，评估病人全身皮肤状况。

5. 手术交接　与手术室工作人员核对病人信息、手术部位标识、药品及病人相关资料，完成交接记录。

（二）术中护理

1. 物品准备　骨科手术基本器械、刮匙。

2. 建立静脉通道　输液器连接延长三通管，采用18G静脉留置针于上肢建立静脉通道。

3. 安置体位　平卧位，保护受压皮肤，重点保护骶尾部、足跟悬空。

4. 术中观察　观察生命体征、出血量、冲洗量，体温低于36℃，采取加温措施。

5. 执行隔离技术　遵循隔离基本原则，严格执行隔离技术。

6. 引流管护理　安置切口引流管，标识清楚，保持通畅，避免脱落。

7. 标本送检　清点标本数量，确认标本无误后由洗手护士及时送检，避免遗失。

（三）术后护理

1. 病人交接　核对病人信息，了解手术方式及术中情况，交接生命体征、管路、皮肤情况及物品等并记录。

2. 闭式灌洗引流护理

（1）引流管与引流瓶连接紧密，标识清楚，妥善固定。

（2）保持冲洗液滴入 2000～3000ml/d，观察记录引流液的量、颜色和性状，根据引流液的颜色调节滴入速度。

（3）出现引流液滴入不畅，及时检查是否有管道受压扭曲或血凝块堵塞。

（4）引流管留置 3 周或体温下降，可夹闭冲洗管，引流液细菌培养连续三次阴性者拔除冲洗管，继续引流 2～4 天拔除引流管。

3. 并发症护理

（1）感染扩散：观察有无体温、白细胞计数及 C 反应蛋白升高。遵医嘱按时使用抗生素；保持伤口敷料清洁，冲洗及引流通畅。高热病人予物理降温或药物降温。

（2）肌肉萎缩和关节僵硬：指导病人行患肢股四头肌等长收缩训练，踝关节、足趾的活动，患肢向心性肌肉按摩；健肢的全范围关节活动度训练。

四、健康指导

（一）住院期

1. 指导患肢肌肉的收缩和舒张活动，足趾及踝关节活动。

2. 告知病人注意安全，不宜过早进行剧烈活动，避免意外损伤。

（二）居家期

1. 告知病人遵医嘱按时服药，下床活动，使用辅助器材，减轻患肢负重，防止发生病理性骨折。

2. 告知病人加强营养，增加机体抵抗力，防止疾病复发。

3. 告知病人定期复查随访，伤口愈合后又出现红肿、热、痛、渗液等情况立即来院就诊。

第十二节　骨与关节结核

一、概述

骨与关节结核（bone and joint tuberculosis）是由结核分歧杆菌侵入骨或关节面而引起的一种继发性结核病。好发于儿童和青少年。好发于负重大、活动多、容易发生损伤的部位，其中脊柱结核约占50%，其次是膝关节、髋关节结核。

二、病情观察与评估

（一）生命体征

监测生命体征，观察病人有无低热。

（二）症状体征

1. 观察病人有无低热、盗汗、乏力、食欲缺乏、消瘦和贫血等全身症状。

2. 观察病人有无局部疼痛、关节畸形、积液、脓肿、窦道形成；有无脊柱畸形、压痛、叩击痛、姿势异常及截瘫。儿童病人有无"夜啼"。

3. 观察病人有无肢体感觉、活动异常、肌力减退。

4. 评估病人有无眩晕、口周麻木、耳鸣、听力异常、胃区不适等抗结核药物毒性反应。

（三）安全评估

1. 评估病人有无因乏力、肌力减退、肢体感觉活动异常或眩晕导致跌倒的危险。

2. 评估病人有无因消瘦、移动能力障碍或截瘫导致压疮的危险。

3. 评估病人及家属对疾病的认知程度及心理反应，有无焦虑、恐惧等心理问题。

三、护理措施

（一）术前护理

1. 用药护理

（1）术前应服用抗结核药物2~4周，空腹服用，多饮水，监测肝肾功能。

（2）观察抗结核药物的不良反应：异烟肼有末梢神经炎、肝脏损害和精神症状的毒副作用；利福平、吡嗪酰胺有胃肠道反应和肝脏损害；乙胺丁醇有球后视神经炎和末梢神经障碍的不良反应；肌注链霉素可引起过敏反应和损害第Ⅷ对脑神经、肾脏。

（3）病人出现眩晕、口周麻木、耳鸣、听力异常、肢端感觉异常、恶心等表现，及时报告医师调整药物。

2. 营养支持　鼓励进食高热量、高蛋白、高维生素饮食；经口摄入不足者遵医嘱予肠内或肠外营养支持；贫血或严重低蛋白血症的病人，遵医嘱输血或蛋白；凝血功能较差者，遵医嘱予维生素 K 或卡巴克络等改善凝血功能。

3. 发热护理　盗汗时及时更换潮湿衣物及床单，增进舒适，避免受凉。鼓励病人饮水，监测体温。

4. 访视与评估　查看病人手术部位标识，了解术前准备完善情况，评估病人全身皮肤状况，俯卧位了解面部、肘部、胸部、髂前上棘、膝盖和胫前皮肤状况；侧卧位了解耳廓、髋部、膝部、外踝、双乳间胸骨、髂前上棘、背部、骶尾部皮肤状况，高风险病人申报难免压疮。

5. 手术交接　与手术室工作人员核对病人信息、手术部位标识、药品及病人相关资料，完成交接记录。

（二）术中护理

1. 物品准备　骨科关节基本器械、刮匙、气压止血仪、止血材料、抗菌药物、抗结核药、氨甲环酸。

2. 建立静脉通道　输液器连接延长三通管，采用18G留置针于上肢建立静脉通道。

3. 安置体位　平卧位，健侧上肢置于体侧，患侧上肢外展，约束带固定，保护受压皮肤，重点保护骶尾部及双足跟。

4. 术中观察　密切观察生命体征、出血量、气压止血仪压力及时间，每2小时监测体温并记录，体温低于36℃时，采取加温措施。

5. 执行隔离技术　遵循隔离基本原则，严格执行隔离技术。

6. 引流管护理　切口旁安置引流管，标识清楚，保持通畅，避免脱落。

7. 标本送检　清点标本数量，确认标本无误后由洗手护士及时送检，避免遗失。

（三）术后护理

1. 病人交接　核对病人信息，了解手术方式及术中情况，交接生命体征、管路、皮肤情况及物品等并记录。

2. 神经功能观察　脊柱结核病人观察双下肢感觉、运动及有无肢体麻木、疼痛加重、大小便异常、肌力减弱、活动障碍等神经症状。截瘫病人观察截瘫平面有无改变。

3. 胸腔引流管护理

（1）保持管道密闭性；观察水柱波动，保持引流通畅。

（2）更换引流瓶及搬运病人时先用止血钳双向夹闭引流管，防止空气进入。

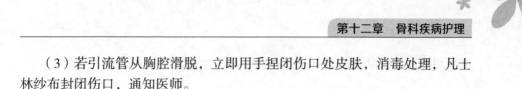

（3）若引流管从胸腔滑脱，立即用手捏闭伤口处皮肤，消毒处理，凡士林纱布封闭伤口，通知医师。

4. 功能锻炼

（1）指导病人主动进行患肢的肌肉等长收缩运动，未病变关节的主动活动。

（2）指导脊柱结核病人行屈膝、屈髋、直腿抬高活动。

（3）截瘫病人鼓励深呼吸、咳嗽咳痰、扩胸运动及上肢日常生活锻炼，瘫痪肢体被动活动。

5. 并发症护理

（1）出血：观察引流液的量、颜色、性状，发现引流液颜色鲜红，2小时内 >200ml 时，立即报告医师。

（2）胸腔积液：胸椎结核病人容易并发胸腔积液，观察呼吸及有无气喘、胸闷等不适症状。

（3）椎间隙感染：脊柱结核病人术后观察有无低热、腰痛，疼痛是否呈阵发性抽搐样、翻身时加剧。

四、健康指导

（一）住院期

1. 告知关节结核病人局部制动，保持功能位，防止病理性骨折。

2. 告知脊柱结核病人遵医嘱佩戴支具坐或下床活动，教会正确的起、卧床方法。

3. 告知病人术后早期下床时家属陪伴，注意安全，防止外伤及跌倒。

（二）居家期

1. 继续遵医嘱按时按量口服抗结核药物 12 ~ 18 个月，不能擅自停药及增减剂量，定期监测肝肾功能。

2. 脊柱结核病人避免弯曲、扭动脊柱，1 年内不提重物，避免负重。

3. 养成良好生活习惯，劳逸结合，避免受凉。

4. 定期复查，随访。出现结核药物毒性反应或伤口红、肿、痛、渗液等异常情况及时就诊。

第十三节　骨　肿　瘤

一、概述

凡发生在骨内或起源于各种骨组织成分的肿瘤，不论是原发性、继发性还是转移性肿瘤统称为骨肿瘤（bone tumors）。临床表现有疼痛与压痛、局部肿块和肿胀、功能障碍和压迫症状、病理性骨折。

二、病情观察与评估

（一）生命体征

监测生命体征，观察有无发热。

（二）症状体征

1. 观察病人有无关节周围疼痛及软组织肿块，关节畸形、活动受限；患肢皮肤颜色、温度、感觉、运动；有无病理性骨折、截瘫。

2. 观察病人有无贫血、消瘦、食欲缺乏、体重下降、发热等癌症晚期症状。

（三）安全评估

1. 评估病人有无因乏力、下肢活动障碍导致跌倒的危险。

2. 评估病人有无因消瘦、低蛋白、活动能力受限、截瘫导致压疮的危险。

3. 评估病人及家属对疾病的认知程度及治疗期望值，了解病人有无悲观、焦虑等心理问题，有无自杀倾向。

三、护理措施

（一）术前护理

1. 疼痛护理 协助病人取舒适体位；肿瘤部位禁止按摩、挤压、热敷、理疗；避免患肢撞伤、负重致病理性骨折；按三阶梯镇痛原则，采取相应措施，缓解疼痛。

2. 营养支持 必要时遵医嘱静脉补充营养或输血，改善恶性肿瘤引起的贫血、低蛋白血症。

3. 卧位与活动 脊柱肿瘤病人卧硬板床休息，轴线翻身；四肢肿瘤病人避免患肢负重，训练使用拐杖或助行器。

4. 心理护理 骨肿瘤病人因放疗、化疗，并发症，病人不舒适感强，反复住院，治疗效果不确定及治疗费用，病人及家属心理负担重。加强心理护理，主动关心病人，与病人及家属沟通，了解疾病对病人及家庭带来的影响，理解病人的情绪反应，耐心倾听，细致疏导，与病人建立良好的护患关系，减轻心理压力。

5. 访视与评估 查看病人手术部位标识，了解术前准备完善情况，评估病人全身皮肤状况，高风险病人申报难免压疮。

6. 手术交接 与手术室工作人员核对病人信息、手术部位标识、药品及病人相关资料，完成交接记录。

（二）术中护理

1. 准备物品　骨科创伤手术基本器械、血管器械、刮匙、阻断钳，冲洗器、气压止血仪，骨蜡、人工骨。

2. 建立静脉双通道　输液器连接延长三通管，采用 18G 静脉留置针建立静脉通道。下肢手术建立于患侧上肢，上肢手术建立于对侧健肢或下肢，骨盆则建立于左侧上肢，如遇术中大出血，遵医嘱加压输液、输血。

3. 安置体位　平卧位双手置于体侧，保护受压皮肤，重点保护骶尾部、足跟悬空。

4. 术中观察　观察生命体征、术中出血量，观察受压皮肤颜色及温度、仪器设备运行情况。每 2 小时监测体温并记录，体温低于 36℃时，采取加温措施。

5. 执行隔离技术　遵循隔离基本原则，严格执行隔离技术。

6. 引流管护理　安置引流管，标识清楚、妥善固定并保持通畅。

7. 标本送检　清点标本数量，确认标识无误后由洗手护士及时送检，避免遗失。

（三）术后护理

1. 病人交接　核对病人信息，了解手术方式及术中情况，交接生命体征、管路、皮肤情况及物品等并记录。

2. 体位与活动

（1）患肢抬高，以利静脉回流防止肿胀。

（2）截肢术者术后 24～48 小时抬高残肢，之后残端肢体置于伸展位或功能位。

（3）脊椎肿瘤病人术后卧硬板床，轴线翻身，搬运和翻身过程中动作轻柔，注意保护，防止发生病理性骨折；四肢肿瘤者避免患肢负重。

3. 功能锻炼

（1）教会病人进行肩、肘、腕关节及手指运动，肌肉等长收缩活动，踝关节背伸、跖屈及足趾屈伸活动。

（2）脊柱肿瘤病人坐或下床活动时遵医嘱佩戴支具，起床时：平卧→戴支具→侧卧→双上肢慢慢撑起身体坐直；坐位到卧位时：先双手支撑缓慢侧卧→平卧→松开支具。

4. 并发症观察

（1）出血：病人出现脉率增快、血压降低、烦躁不安，伤口敷料大量渗血或引流液 2 小时内 >200ml，颜色鲜红等活动性出血反应时，立即通知医师。

（2）伤口感染：病人出现体温升高、伤口红、肿、热、痛，局部波动感等伤口感染表现时，通知医师。

四、健康指导

（一）住院期

1. 告知病人功能锻炼的意义，教会其功能锻炼的方法。

2. 指导病人正确使用拐杖或助行器。

3. 注意环境安全，避免跌倒、外伤、发生病理性骨折。

（二）居家期

1. 告知病人出现头晕、恶心、胸闷、呼吸困难、咯血、发热；伤口出现红肿、疼痛、渗液等异常情况及时就诊。

2. 告知病人合理饮食，健康作息，增加身体抵抗力。

3. 告知病人定期复查，随访，需化疗者按时化疗。

第十四节 人工髋关节置换术

一、概述

人工髋关节置换术（total hip arthroplasty，THA）是采用金属、陶瓷及高分子材料模拟人体的股骨头和髋臼，用来替代严重受损关节的一种功能重建手术，从而恢复病人髋关节功能。适用于股骨颈骨折、股骨头坏死等。

二、病情观察与评估

（一）生命体征

监测生命体征，观察有无血压升高。

（二）症状体征

1. 观察患肢有无肿胀、皮肤温度、感觉、活动情况，患肢有无短缩、异常内旋或外旋。

2. 观察髋部有无疼痛、畸形、局部肿块、活动受限，局部皮肤有无受损。

（三）安全评估

1. 评估病人有无因疼痛、活动受限引起压疮的危险。

2. 评估病人有无因行走不便引起跌倒的危险。

3. 评估病人及家属对疾病的认知程度及治疗期望，了解有无焦虑、对手术缺乏信心等。

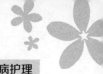

三、护理措施

（一）术前护理

1. 协助完善检查 骨盆 X 线、髋关节 X 线、动态心电图、心脏彩超、血管彩超等检查。

2. 控制血压、血糖 高血压病人监测血压，进食低盐低脂饮食，遵医嘱使用降压药，使血压控制在 120～140/70～90mmHg；糖尿病者监测血糖，进食低糖或无糖饮食，遵医嘱使用降糖药物，空腹血糖控制 10mmol/L 以下。

3. 访视与评估 查看病人手术部位标识，了解术前准备完善情况，评估病人全身皮肤状况，压疮高风险病人申报难免压疮。

4. 手术交接 与手术室工作人员核对病人信息、手术部位标识、药品及病人相关资料，完成交接记录。

（二）术中护理

1. 物品准备 关节基本器械、髋关节置换专用器械、髋关节假体、电钻、摆锯、髋臼拉钩、暖风机、冲洗器、抗菌药物、氨甲环。

2. 建立静脉双通道 输液器连接延长三通管，采用 18G 留置针于健侧上肢建立静脉通道，如术中大出血，遵医嘱加压输液、输血。

3. 安置体位 健侧卧位，腋下垫一软枕，距腋窝 5～10cm，下端超过髂前上棘，体位支架分别固定在骶尾部及耻骨联合处，健侧下肢的膝关节及外踝用软垫保护，双上肢置于托手板上，双手之间予以软枕支撑，约束带约束上半身。

4. 术中观察 密切观察生命体征、术中出血量、各管路及通道，手术时间超过 3 小时，加输抗菌药物，每 2 小时监测体温并记录，体温低于36℃，采取加温措施。使用骨水泥前告知麻醉医师，严密观察心率、血压，一旦出现骨水泥反应，做好抢救工作。

5. 引流管护理 关节腔安置引流管，标识清楚，保持通畅，避免脱落。

6. 标本送检 清点标本数量，确认标本无误后由洗手护士及时送检，避免遗失。

（三）术后护理

1. 病人交接 核对病人信息，了解手术方式及术中情况，交接生命体征、管路、皮肤情况及物品等并记录。

2. 体位与活动

（1）术后患肢保持外展 30°中立位，两腿间夹三角枕（或软枕），防止患肢内收外旋；平卧 6 小时后床头抬高，可半卧位或健侧卧位。

（2）搬运病人及使用便盆时应将骨盆整个托起，切忌屈髋牵引下肢。

（3）术后 2～3 天根据病情及医嘱在床上坐或下床活动。在翻身、下床、取物、穿鞋袜时屈髋 <90°，避免患肢髋内收、外旋。

3. 用药护理　遵医嘱使用低分子肝素钠或利伐沙班、华法林时，严密观察皮肤黏膜有无出血点、有无呕血、便血等。

4. 功能锻炼

（1）麻醉清醒后指导病人行患肢踝关节主动背伸、跖屈，抬臀，股四头肌、臀肌舒缩活动。

（2）术后 1～2 天遵医嘱行直腿抬高，髋膝关节屈伸及髋部外展练习，注意避免屈髋超过 90°。

（3）第 2～3 天开始行上下床、坐位、站立训练，扶助行器锻炼行走；遵医嘱患肢负重，注意避免髋关节过度内收、内旋、屈曲。

5. 正确生活姿势

（1）睡姿：平卧或侧卧位，侧卧时两腿间夹软枕。

（2）坐姿：不在床上屈膝而坐；不坐矮凳、沙发及无扶手椅子；坐位时避免身体前倾，避免两腿交叉（跷二郎腿）。

（3）上下楼梯：上楼时健肢先上，拐杖同时跟进或随后，患肢最后；下楼时拐杖先下，患肢随后，健肢最后。

（4）正确更衣、穿鞋袜、沐浴及乘车，不弯腰拾物，不使用蹲厕。

6. 并发症护理

（1）血栓形成：观察病人有无突然出现呼吸短促、唇色青紫、胸部疼痛、心动过速、低热、痰中有血等肺栓塞的表现；观察病人有无肢体肿胀、疼痛、皮温升高等深静脉血栓的表现。

（2）脱位：观察病人有无患侧髋关节活动性疼痛，关节主动、被动运动受限，下肢异常内旋、外旋或缩短等脱位及半脱位的表现，及时通知医师，给予复位。指导病人保持正确的体位，屈髋不超过 90°，两腿间夹三角枕（或软枕），防止髋部内收、外旋动作。

（3）感染：观察病人有无高热、关节红肿、剧烈疼痛、活动受限，实验室检查白细胞异常等感染的表现，保持伤口敷料清洁、干燥，遵医嘱使用抗生素，鼓励病人多饮水，做好高热护理。

四、健康指导

（一）住院期

1. 告知病人功能锻炼的意义，并循序渐进。

2. 指导病人正确使用拐杖或助行器。

3. 告知病人注意安全，避免外伤及关节脱位。

（二）居家期

1. 告知病人避免感冒及其他并发症；有身体其他部位感染应告知医师曾行关节置换术，及时预防性使用抗生素。

2. 日常活动采取正确姿势。

3. 散步是较好的锻炼方式，避免奔跑及跳跃等冲击性锻炼；不宜登山和长途跋涉。

4. 术后1、2、3、6、12个月到医院复查；1年后每年复诊1次。发现患肢胀痛，肢体位置异常或髋关节脱位；局部伤口有红肿、热、痛等情况时及时就诊。

5. 外出通过安检时可能引发报警，请出示医院病情诊断证明。

第十五节　人工膝关节置换术

一、概述

由于类风湿性关节炎或骨关节炎等疾病，使膝关节肿胀、疼痛、活动受限、丧失功能。为了解除症状，用设计好的人工关节组件取代已经损坏的膝关节致痛部分，称之为人工膝关节置换术（total knee arthroplasty，TKA）。

二、病情观察与评估

（一）生命体征
监测生命体征，观察病人有无发热。

（二）症状体征
1. 观察病人有无隐匿性感染病灶如龋齿、中耳炎、鼻窦炎等。
2. 观察患肢皮肤温度有无异常，膝关节有无活动受限、疼痛、肿胀。

（三）安全评估
1. 评估病人有无因下肢乏力、功能障碍导致跌倒的危险。
2. 评估病人及家属对疾病的认知程度、心理状态及家庭经济承受能力，评估有无焦虑、恐惧等心理问题。

三、护理措施

（一）术前护理
1. 避免交叉感染　预防感冒，确保其他感染病灶已被治愈或控制。
2. 协助完善检查　膝关节及下肢全长X线、动态心电图、心脏彩超、血管彩超等检查。

3. 访视与评估　查看病人手术部位标识，了解术前准备完善情况，评估病人全身皮肤状况，压疮高风险病人申报难免压疮。

4. 手术交接　与手术室工作人员核对病人信息、手术部位标识、药品及病人相关资料，完成交接记录。

（二）术中护理

1. 准备物品　关节基本器械、膝关节置换专用器械及假体、驱血带、髋臼拉钩、电钻、摆锯、气压止血仪、暖风机、冲洗器、抗菌药物、氨甲环酸。

2. 建立静脉通道　输液器连接延长三通管，采用18G留置针于患侧上肢建立静脉通道。

3. 安置体位　平卧位，健侧上肢置于体侧，患侧上肢外展，约束带固定。保护受压皮肤，重点保护骶尾部及双足跟。

4. 术中观察　密切观察生命体征、术中出血量，重点观察肢端颜色及皮温、气压止血仪压力及时间、每2小时监测体温并记录，体温低于36℃时，采取加温措施。使用骨水泥前告知麻醉医师，严密观察心率、血压，一旦出现骨水泥反应，做好抢救工作。

5. 引流管护理　关节腔安置引流管1根，标识清楚，保持通畅，避免脱落。

6. 标本送检　清点标本数量，确认标本无误后由洗手护士及时送检，避免遗失。

（三）术后护理

1. 病人交接　核对病人信息，了解手术方式及术中情况，交接生命体征、管路、皮肤情况及物品等并记录。

2. 体位与活动

（1）患肢抬高，保持中立位，在膝后垫软枕时，避免腓总神经和小腿腓肠肌过度受压，造成腓总神经损伤和小腿腓肠肌静脉丛血栓的形成。

（2）术后1~2天行股四头肌等长收缩训练、踝关节活动、直腿抬高；术后2~3天膝关节被动或主动屈伸运动；术后3~4天开始扶助行器或拐杖训练行走。

3. 冷疗护理　遵医嘱持续冰敷48~72小时，冰袋置于切口表面，妥善固定，保证冰袋温度，观察冷疗效果。

4. 用药护理　遵医嘱使用低分子肝素钠或利伐沙班、华法林时，严密观察皮肤黏膜有无出血点、有无呕血、便血等。

5. 功能锻炼　指导病人术后1~2天行股四头肌等长收缩、踝关节和足趾屈伸旋转运动、直腿抬高；术后2~3天被动或主动行膝关节屈伸运动；术后3~4天开始扶助行器或拐杖训练行走。

6. 并发症护理

（1）感染：观察病人有无体温、白细胞计数及 C 反应蛋白升高，伤口局部有无红肿、剧烈疼痛、关节受限等情况。保持引流通畅，伤口敷料清洁干燥，遵医嘱应用抗生素。

（2）神经损伤：主要为腓总神经损伤，发现胫前肌和跛长伸肌功能障碍，立即通知医师，拆除加压敷料或外固定装置，保持踝关节中立位，进行踝关节被动功能锻炼，防止足下垂；遵医嘱使用营养神经药物。

（3）深静脉血栓：观察肢体有无肿胀、疼痛、皮温升高等深静脉血栓的表现，有无突然出现的呼吸短促、唇色青紫、胸部疼痛、心动过速、低热、痰中有血等肺栓塞的表现。出现血栓时患肢制动，禁止热敷、按摩、理疗及在患肢输液，遵医嘱抗血栓治疗。

四、健康指导

（一）住院期
1. 告知病人功能锻炼的意义，坚持功能锻炼。
2. 教会病人正确使用助行器或拐杖。

（二）居家期
1. 告知病人预防感冒及治疗其他部位感染灶；避免剧烈运动，选择比较合适的运动，如步行等；控制体重。
2. 告知病人 6 个月内每月门诊复查。如果出现患肢肿胀，伤口红肿、热、痛等时立即就诊。
3. 告知病人外出通过安检时可能引发报警，请出示医院病情诊断证明。

第十六节　膝关节镜手术

一、概述

膝关节镜手术（knee arthroscopic surgery）是骨科微创手术，常用于关节内疾病的检查、诊断和治疗，具有卧床时间短、住院时间短、疼痛轻、恢复快等优点。手术的适应证有膝关节的半月板损伤、滑膜炎、游离体、软骨损伤、骨关节炎、髌骨半脱位、交叉韧带损伤等。

二、病情观察与评估

（一）生命体征
监测生命体征，观察病人有无体温、脉搏、呼吸异常。

（二）症状体征

观察病变关节有无肿胀、疼痛，活动障碍，局部皮肤颜色，温度。

（三）安全评估

评估病人有无因行走不便引起跌倒的危险。

三、护理措施

（一）术前护理

1. 休息与活动　卧床休息，减少膝关节的负重活动。

2. 功能锻炼　指导病人行患肢等长收缩、直腿抬高、膝关节屈曲、踝关节和足趾屈伸旋转运动。

3. 访视与评估　查看病人手术部位标识，了解术前准备完善情况，评估病人全身皮肤状况。

4. 手术交接　与手术室工作人员核对病人信息、手术部位标识、药品及病人相关资料，完成交接记录。

（二）术中护理

1. 准备物品　膝关节镜基本器械、膝关节镜成像系统、滑膜刨刀、气压止血仪、驱血带、冲洗水。

2. 建立静脉通道　输液器连接延长三通管，采用18G留置针于患侧上肢建立静脉通道。

3. 安置体位　平卧位，健侧上肢置于体侧，患侧上肢外展置于托手板上，重点保护骶尾部、足跟，气压止血带处皮肤，约束带固定。

4. 术中观察　密切观察生命体征、术中出血量、冲洗液量、气压止血仪压力及加压时间，每2小时监测体温并记录，体温低于36℃，采取加温措施。

5. 引流管护理　安置引流管，标识清楚，保持通畅，避免脱落。

（三）术后护理

1. 病人交接　病人交接　核对病人信息，了解手术方式及术中情况，交接生命体征、管路、皮肤情况及物品等并记录。

2. 患肢护理　观察患肢皮肤温度、颜色、有无肿胀、肢端感觉及踝关节、足趾活动，伤口敷料是否渗血渗液。

3. 体位护理　患肢保持中立位，膝关节伸直，不在腘窝下垫枕或加压包扎。

4. 冷疗护理　遵医嘱局部持续冰敷48～72小时，冰袋置于膝关节两侧，妥善固定，保证冰袋温度，观察冷疗效果。

5. 功能锻炼

（1）指导病人术后早期行患肢股四头肌等长收缩、踝关节及足趾的

活动。

（2）遵医嘱指导病人行直腿抬高练习，每天做50次，逐渐增加，每次抬高肢体保持3～5秒。

（3）指导交叉韧带损伤病人术后合理佩戴支具；使用拐杖下地行走，遵医嘱负重；适当进行膝关节屈伸功能锻炼。

6. 并发症护理

（1）膝关节血肿和积液：观察伤口敷料有无短时间大量渗血或引流管引流出较多血性引流液；有无膝关节剧痛、患肢不能抬起、浮髌试验阳性等；通知医师并协助关节穿刺抽液，再加压包扎、患肢抬高、制动。

（2）关节内感染：保持伤口敷料清洁干燥，引流管通畅，观察病人有无体温、皮肤温度升高，伤口局部有无红肿、热、痛等症状。

（3）神经和血管损伤：观察患肢远端皮肤色泽、毛细血管充盈、足趾的主动活动、足背动脉搏动、小腿有无肿胀、膝关节以下皮肤有无麻木、感觉过敏等情况。可进行局部按摩、理疗和遵医嘱使用营养神经药物。

四、健康指导

（一）住院期

1. 告知病人功能锻炼的意义，循序渐进进行功能锻炼。

2. 半月板修整成形术及关节清理术病人，术后不限制负重行走。

3. 注意安全，防止跌倒。

（二）居家期

1. 告知病人如果出现关节疼痛、肿胀及时就诊。

2. 控制体重，避免肥胖。

3. 避免外伤及引起关节活动过度的锻炼如登山、弹跳、长久行走等。

4. 定期复查。

第十七节 截 瘫

一、概述

截瘫（paraplegia）是指创伤、肿瘤等引起脊髓、马尾神经损伤或脊髓马尾神经综合损伤的表现，横断面以下的感觉、运动和反射完全丧失，甚至大小便失去控制的瘫痪。颈椎骨折、脱位等合并颈髓1～4损伤，脊髓断裂造成损伤平面以下一切感觉、运动及自主神经功能消失，称为高位截瘫。

二、病情观察与评估

（一）生命体征

监测生命体征，观察有无体温异常、呼吸困难。

（二）症状体征

1. 观察病人有无伤口、出血及其他复合伤。

2. 观察病人脊髓损伤平面以下的感觉、运动、深浅反射和括约肌的功能障碍情况；有无大小便功能障碍。

3. 观察病人有无压疮、坠积性肺炎、肌肉萎缩、关节僵硬、足下垂等并发症。

（三）安全评估

1. 评估病人有无因感觉障碍、活动受限引起压疮的危险。

2. 评估病人有无因意识障碍、不合作引起坠床的危险。

3. 评估病人有无因感觉障碍引起烫伤、冻伤的危险。

4. 评估病人及家属对创伤的认知及对该疾病预后的心理承受能力；有无恐惧、悲观、绝望心理问题。

三、护理措施

（一）体位护理

平卧硬板床，轴线翻身，保持四肢功能位；搬运病人时脊柱保持平直状态；颈髓损伤病人头颈两侧沙袋制动，翻身或搬运时专人固定头部。

（二）体温异常护理

颈髓损伤时，体温调节中枢失去正常调节功能，病人常有高热或体温不升。

1. 高热时，鼓励病人多饮水，用冰袋、酒精或温水擦浴等措施物理降温，必要时遵医嘱药物降温，使用床栏防止高热惊厥病人发生坠床。

2. 体温不升时，注意保暖，调节室温，避免使用热水袋引起局部烫伤。

（三）功能锻炼

指导并帮助病人行健肢的全范围关节活动度（AROM）训练，瘫痪肢体进行被动活动关节和肌肉按摩。

（四）并发症护理

1. 深静脉血栓形成护理　观察肢体有无肿胀、疼痛、皮温升高等深静脉血栓的表现，出现血栓时患肢制动，禁止热敷、按摩、理疗及在患肢输液，遵医嘱抗血栓治疗。

2. 失用性肌萎缩和关节僵硬病人护理　双足背伸置于功能位，预防足下垂；指导和鼓励病人行能活动肢体的主动运动；帮助病人被动锻炼不能活动的肢体，进行肌肉按摩。

3. 泌尿系统感染预防　观察尿液量、颜色、性状有无异常，及时通知医师，鼓励饮水，保持会阴部清洁，留置尿管者每天会阴护理 2 次。

4. 肺部感染预防　指导病人多饮水，深呼吸、咳嗽、咳痰；协助叩背，必要时雾化吸入，保持呼吸道通畅；用呼吸器进行呼吸训练，预防肺部并发症。

5. 压疮预防

（1）皮肤护理　保持皮肤清洁，使用清水或 PH 为中性的皮肤清洁剂，不可用力擦洗或按摩骨隆突部位皮肤。

（2）局部减压　应至少每 2 小时翻身一次，翻身和搬运时避免拖、拉、拽等损伤皮肤的动作。坐位病人每 15～30 分钟减压 1 次，每次 15～30 秒，避免骨隆突处皮肤继续受压。

四、健康指导

（一）住院期

1. 告知病人及家属慎用热水袋，应用热水袋时水温不超过 50℃；擦浴、洗脚时水温低于正常人（控制水温在 37～42℃），避免烫伤；冬天做好保暖，防止冻伤。

2. 指导病人进食高蛋白、高能量、高维生素、富含纤维的食物，多饮水，必要时使用缓泻剂，预防便秘。

（二）居家期

1. 鼓励病人做力所能及的事情；教会家属协助病人被动活动瘫痪肢体，按摩下肢肌肉；继续康复训练和神经功能恢复治疗，增强自理能力。

2. 不能自行排尿者指导病人及家属进行间歇导尿，预防长期留置尿管引起泌尿道感染。

3. 告知病人定期返院复查，出现发热、咳嗽咳痰无力、气促，尿液颜色改变、压疮等及时就诊。

第十八节　截　肢　手　术

一、概述

截肢（amputation）术是指经骨或关节将肢体截除的外科手段。截肢的目的是将没有生理功能、已失去生存能力和危害健康的肢体截除，并通过体疗训练和安装假肢，使该残肢发挥其应有的作用，重建具有生理功能的残端。

二、病情观察与评估

（一）生命体征

监测生命体征，观察病人有无发热、血压异常。

（二）症状体征

1. 肿瘤病人观察有无乏力、消瘦、贫血、疼痛。

2. 感染、糖尿病足病人观察有无发热、溃疡、坏疽。

3. 创伤病人观察患肢皮肤颜色、皮温、肢端感觉、运动及足背动脉搏动，有无伤口出血、休克及其他危及生命的合并损伤。

（三）安全评估

1. 评估病人有无因疼痛、烦躁、下肢功能障碍或视物模糊导致跌倒 / 坠床的危险。

2. 评估病人有无因消瘦、低蛋白、高热、活动受限等导致压疮的危险。

3. 评估病人对疾病的认知程度及心理承受能力，有无因自我形象紊乱导致焦虑、恐惧、悲观、甚至自杀等。

三、护理措施

（一）术前护理

1. 毁损伤护理　观察神志，监测生命体征，建立静脉通道，配合医师止血，遵医嘱肌注破伤风，积极行术前准备。

2. 心理护理　主动关心病人，了解疾病对病人及家庭带来的影响，有针对性地进行心理护理，缓解病人及家属的焦虑、紧张情绪；提供安装假肢的信息及新进展。

3. 感染护理　监测体温，留取细菌培养标本，遵医嘱使用抗生素；气性坏疽病人严格执行接触隔离，预防医院交叉感染。

4. 并发症护理　创伤病人观察有无急性肾衰竭及高钾血症征象，准确记录尿量及性状，必要时记录每小时尿量，保持水、电解质平衡。

5. 血糖控制　糖尿病病人监测血糖，遵医嘱使用降糖药，观察用药反应。

6. 访视与评估　查看病人手术部位标识，了解术前准备完善情况，评估病人全身皮肤状况，高风险病人申报难免压疮。

7. 手术交接　与手术室工作人员核对病人信息、手术部位标识、药品及病人相关资料，完成交接记录。

（二）术中护理

1. 物品准备　肢体手术基础器械、摆锯、线锯、气压止血仪、骨蜡。

2. 建立静脉通道　输液器连接三通管，采用 18G 静脉留置针建立静脉通道。下肢手术建立于对侧上肢，上肢手术建立于对侧下肢。

3. 安置体位　平卧位，保护受压皮肤，重点保护骶尾部、足跟悬空。

4. 术中观察　观察生命体征、术中出血量，气压止血仪运行情况，每 2 小时监测体温并记录。体温低于 36℃时，采取加温措施。

5. 引流管护理　安置引流条或引流管，标识清楚、妥善固定并保持通畅。

6. 残肢处置　做好登记，按流程处置并通知病人家属。

（三）术后护理

1. 病人交接　核对病人信息，了解手术方式及术中情况，交接生命体征、管路、皮肤情况及物品等并记录。

2. 残肢护理　术后 24～48 小时抬高残肢，之后残端肢体置于伸展、内收位。观察肢体残端有无出血、渗液、水肿、水疱、炎症、皮肤坏死等。

3. 功能锻炼

（1）术后残肢行屈、伸、外展、内收活动。上肢截肢病人指导肩关节进行外展、内收及旋转运动；下肢截肢者指导俯卧位练习大腿内收、后伸。

（2）指导残肢肌肉运动、抗阻力运动和加压按摩。

（3）伤口愈合后每日用弹力绷带包扎残端，并行残端按摩、拍打、蹬踩，以增加残端负重能力，为安装假肢做准备。

4. 并发症护理

（1）出血和血肿形成护理：观察伤口渗血及残端情况，防止残端血管结扎线脱落导致大出血。

（2）伤口感染处理：多见于开放性损伤、糖尿病病人。出现残端伤口有臭味，体温、白细胞计数、C 反应蛋白升高等感染征象时，通知医师，保持伤口敷料清洁，引流通畅，遵医嘱使用抗生素，佩戴假肢后保持残端皮肤清洁。

（3）幻肢痛病人护理：心理疏导、转移其注意力、运用镜子疗法，残肢端热敷；必要时遵医嘱使用镇静剂、止痛药；对于长期顽固性疼痛可行理疗、封闭、神经阻断、冬眠疗法等方法。

（4）关节挛缩病人护理：下肢截肢术后关节挛缩会影响假肢的装配。术后鼓励病人伸髋和伸膝锻炼，保持髋、膝关节于伸直位，避免卧位时残端下垫软枕及长期坐位而致髋、膝关节屈曲挛缩。

四、健康指导

（一）住院期

1. 告知病人功能锻炼的意义、持续锻炼的时间，教会其功能锻炼的方法。

2. 教会病人使用轮椅或拐杖。

3. 告知病人注意安全，防止跌倒。

（二）居家期

1. 教会病人残肢护理，用中性肥皂清洗残肢，但不可浸泡或在残肢上涂擦冷霜或油，以免软化残肢的皮肤。

2. 保持假肢清洁并在穿戴之前晾干。

3. 告知病人残端皮肤出现压痛、发红或其他皮肤受到刺激或撕裂现象时立即就医。

4. 门诊随访，定期复查。

第十三章

整形外科疾病护理

第一节　整形外科疾病一般护理

一、病情观察和评估

（一）生命体征

监测生命体征，观察病人有无体温、脉搏、呼吸、血压异常。

（二）症状体征

观察患部皮肤有无皮疹、疖肿、破溃；有无瘢痕及关节畸形、活动受限等。

（三）安全评估

1. 评估病人有无因年龄小而引起走失、坠床的危险。

2. 评估病人有无因组织缺损或形体畸形而引起的焦虑、自闭、抑郁等心理问题。

二、护理措施

（一）术前护理

1. 心理护理　无论是先天性畸形，还是后天性创伤，整形外科病人大多有强烈的自卑感和孤独感，多疑、敏感。护理人员应充分了解病人的心理特点，热情接待病人，加强与病人及家属的沟通，在交谈和操作时注意保护病人隐私。初次接受治疗的病人常常对手术抱有不切实际的期望，护士应协助医师予以解释，减轻病人的焦虑紧张情绪，积极配合手术治疗。

2. 术前训练　带蒂皮瓣转移病人术前行固定姿势训练，骶尾部、肩背部游离皮瓣转移病人行俯卧位训练。术后需卧床者需提前练习床上大小便及正确使用便器。

3. 皮肤护理　保持术区皮肤清洁，对瘢痕挛缩部位的积垢应用温肥皂水浸泡后用小镊子或棉签清除。

4. 协助完善相关检查 协助行血常规、凝血时间、输血全套、X线、心电图、B超等检查，显微外科手术前需行血管彩超检查。

5. 术前准备 术前协助病人取下活动性义齿、饰品等，贵重物品交家属保管；测量生命体征，发现血压、体温异常，女性月经来潮等情况通知医师。

6. 访视与评估 查看病人手术部位标识，了解术前准备完善情况，评估病人全身皮肤状况。

7. 手术交接 与手术室工作人员核对病人信息、手术部位标识、药品及病人相关资料，完成交接记录。

（二）术中护理

1. 物品准备 整形科手术基本器械，电外科基本设备。

2. 风险评估 了解术前特殊检查结果，如输血全套、出凝血时间等。评估病人全身皮肤状况，预计手术时间超过2小时者，重点评估骶尾部、腘窝以及足跟等部位皮肤状况，高危病人申报难免压疮。

3. 麻醉前核查 麻醉医师主持与手术医师、手术护士三方共同核查病人信息、手术信息、知情同意、设备、物品准备等情况，确认术前备血、抗菌药物皮试结果以及影像学检查结果。

4. 体位安置 根据手术需要安置体位，保护骨突部位及受压皮肤。

5. 物品清点 在术前、关闭切口前以及关闭切口后、缝合皮肤后清点手术物品，包括类别、数目，检查完整性并记录。

6. 切皮前核查 手术医师主持三方核查，共同确认病人信息、手术信息、物品准备就绪、抗菌药物输注等情况。

7. 术中观察 观察生命体征、术中出血量、静脉输液是否通畅及有无渗漏、仪器设备运行情况。手术持续时间超过2小时者监测体温，低于36℃时，采取加温措施，观察受压部位皮肤情况并记录。

8. 记录各类手术记录单，如手术安全核查表、手术风险评估表、临床护理记录单、临时医嘱单、手术护理记录清点单、病人交接记录单等。

9. 出室前核查 手术护士主持三方核查，共同确认实际手术方式、清点用物结果、送检标本、皮肤状况及病人去向。

10. 出室交接 手术护士与麻醉医师共同护送病人出手术间，与麻醉复苏室、重症监护室或病房责任护士交接生命体征、出入量、管路、全身皮肤情况及物品等。

11. 标本送检 巡回护士、洗手护士、手术医师共同核对标本无误后，由洗手护士送检标本。

（三）术后护理

1. 病人交接 核对病人信息，了解手术方式及术中情况，交接生命体征、管路、皮肤情况及物品等并记录。

2. 呼吸道护理 保持呼吸道通畅，及时清除呼吸道分泌物或呕吐物，防止误吸和窒息。协助翻身拍背，进行深呼吸和有效咳嗽、排痰。

3. 切口护理 观察血压、心率变化，观察伤口有无红肿和渗血，有红肿可遵医嘱给予烤灯照射，有渗血可用记号笔画出渗血范围，观察有无扩大。

4. 皮瓣护理 观察皮瓣颜色、温度、肿胀等情况，四肢术后病人应重点观察肢端循环及活动情况。

5. 体位护理 全麻未清醒去枕平卧，头偏向一侧；清醒后，四肢部位术后应抬高患肢，头、面、颈部术后抬高床头，腹部及股部术后取屈膝位，带蒂皮瓣转移病人术后按不同部位取固定姿势。

6. 引流管护理 妥善固定、标识清楚，保持通畅；防止扭曲、打折和脱落；保持引流袋低于引流部位以下。记录引流液的颜色、量及性状。

7. 疼痛护理 动态评估疼痛的性质、程度、规律等。疼痛评分≤4分时，采取分散注意力、放松措施缓解疼痛；疼痛评分>4分时，通知医师，遵医嘱使用止痛药物，观察用药反应。指导病人采取分散注意力、深呼吸、听轻音乐等措施缓解疼痛，有自控镇痛泵的病人教会其使用方法。

8. 皮肤护理 保持床单位平整、清洁、干燥，避免摩擦力和剪切力，定时协助翻身，骨突部位做好保护，必要时使用气垫床。

三、健康指导

（一）住院期

1. 告知病人疾病及手术相关知识，及留置血浆引流管的注意事项等。

2. 下肢取皮、植皮术后需卧床一周，头面颈部皮瓣移植者每次下床不超过30分钟，避免皮瓣供血不足。

（二）居家期

1. 告知病人伤口完全愈合后每日用热毛巾湿敷移植皮片，涂抹护肤霜，按摩15~30分钟。

2. 半年内避免阳光直射植皮区，组织再造和填充后避免暴力挤压、碰撞。

3. 伤口愈合后需行患肢肌肉收缩和舒张、关节屈伸、旋转、内收、外展等运动，并教会病人健肢带动患肢的运动方法。

4. 使用弹力绷带加压包扎3~6个月，拆线后涂软化瘢痕的药物。

第二节　显微外科手术

一、概述

显微外科手术是在手术放大镜或手术显微镜下，借助于精密的显微外科器械进行高度精细、高度无创手术操作的一种外科手术技术。其原则是以供区最小的牺牲修复受区的缺损或畸形。

二、病情观察与评估

（一）生命体征
监测生命体征，观察病人有无发热等呼吸道感染症状。

（二）症状体征
1. 观察病人皮肤有无破损、感染等。
2. 观察病人有无周围血管病变。

（三）安全评估
评估病人有无焦虑、抑郁、自卑、自闭等心理问题。

三、护理措施

（一）术前护理
1. 皮肤护理　严禁在手术区域内行静脉输液、肌肉注射、采血等侵入性操作，供区与受区皮肤有皮疹、破溃等情况及时通知医师。
2. 协助术前检查　检查血管彩超，了解供、受区吻合血管粗细和血流量大小。
3. 访视与评估　查看病人手术部位标识，了解术前准备完善情况，评估病人骶尾部和足跟部皮肤状况，高风险病人申报难免压疮。
4. 手术交接　与手术室工作人员核对病人信息、手术部位标识、药品及病人相关资料，完成交接记录。

（二）术中护理
1. 准备物品　整形手术基本器械、显微器械、特殊缝线、抗菌药物。
2. 建立静脉通道　输液器连接延长三通管，采用18G静脉留置针于健侧肢体建立静脉通道。
3. 安置体位　根据手术需要安置体位。
4. 术中观察　观察生命体征、观察受压部位皮肤、每2小时监测体温并记录，做好保暖。

（三）术后护理

1. 病人交接　核对病人信息，了解手术方式及术中情况，交接生命体征、管路、皮肤情况及物品等并记录。

2. 保暖　保持室温在 25～28℃，加强病人全身及移植物局部保暖，必要时可用 60W 灯泡或红外线灯照射，距离移植物至少 50cm。

3. 体位护理　病人卧床 1～2 周，手术区域制动，保持组织移植部位略高于心脏水平。

4. 皮瓣的观察和护理　术后 3～5 天，尤其是 24 小时内易发生移植皮瓣血管危象，需密切观察皮瓣血运。24 小时内应半小时观察 1 次，24 小时后每 1～2 小时观察 1 次，3 天后 2～4 小时观察 1 次，5～7 日后每日观察 2～4 次。发现异常及时通知医师。

（1）皮肤色泽：皮瓣色泽红润提示血运良好，发绀或苍白提示血运障碍。静脉回流不畅时，皮肤变色过程为"红色→紫红→发绀→紫黑→出现水泡"；动脉供血不足时，肤色由红色变为苍白，逐渐干瘪。部分缺血时，移植物边缘可见红白相间的花斑。

（2）皮肤温度：用皮温测量仪测皮瓣温度，与受皮区周围皮温比较。移植物皮温高于健部 1～1.5℃提示血运良好，若温差大于 3℃，提示血运障碍。测量皮温时需避免干扰因素：若有烤灯照射，应于治疗结束 20 分钟后测量；测试点位于皮瓣中央；测试时间不少于 30 秒，每个点压力均匀。

（3）指压反应：用玻璃棒压迫皮瓣表面使之苍白，移去玻璃棒时，应在 1～2 秒内转为红润。充盈时间缩短，提示毛细血管内血液淤滞，静脉回流障碍；若充盈时间超过 5 秒，提示动脉供血不足。

（4）皮瓣肿胀程度：正常情况下，术后 2～3 日皮瓣轻度肿胀。静脉回流不畅时皮瓣肿胀加重，重者可见水疱；动脉血供不足时则肿胀不明显，皮瓣皮纹增多，甚至呈干瘪状。

5. 用药护理　使用抗凝和扩血管药物病人，观察有无皮肤瘀斑、瘀点及牙龈出血等出血倾向并做好记录。

6. 饮食护理　麻醉清醒后进清淡高纤维饮食，口腔、面颊、颏颈部手术后不能经口进食或进食困难者进食流质饮食 3～5 日。外阴部位手术者遵医嘱给予无渣饮食。

四、健康指导

（一）住院期

1. 告知病人术前 2 周戒烟、戒酒。

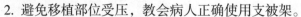

2. 避免移植部位受压，教会病人正确使用支被架。

（二）居家期

1. 避免剧烈活动和强体力劳动。

2. 指导病人保护移植物

（1）拆线后，伤口无红肿渗液时可沐浴，勿用力搓洗。

（2）术后两周开始戴弹力保护套，防止瘢痕过度增生。

（3）术后6个月内遇冷遇热时先用健康皮肤测试温度，冬季患肢保暖。

3. 手指再造病人术后2周开始进行主动功能训练，可同时辅以物理治疗，促进功能恢复。

第三节　皮肤软组织扩张术

一、概述

皮肤软组织扩张术（skin soft tissue expansion）是指将皮肤组织扩张器植入正常皮肤组织下，通过注射壶向扩张囊内注射液体，用以增加扩张器容量，使组织和表皮细胞的分裂增殖及细胞间隙拉大，从而增加皮肤面积，利用新增加的皮肤软组织进行组织修复和器官再造的一种方法。

二、病情观察与评估

（一）生命体征

监测生命体征，观察病人有无发热等呼吸道感染症状。

（二）症状体征

评估病人植入部位有无破损、感染、皮肤炎症。

（三）安全评估

评估病人有无因组织缺损、体表瘢痕引起的焦虑、自卑等心理问题。

三、护理措施

（一）术前护理

1. **心理护理**　病人因体表瘢痕或组织缺损易产生自卑心理，护士应关心理解病人，讲解扩张器植入后外观形态会有不良改变，提高病人术后心理应对能力。

2. **皮肤准备**　检查皮肤有无破损，术前1日清洁头面部。

3. **访视与评估**　查看病人手术部位标识，了解术前准备完善情况，评估病人全身皮肤状况。

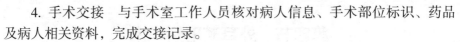

4. 手术交接　与手术室工作人员核对病人信息、手术部位标识、药品及病人相关资料，完成交接记录。

（二）术中护理

1. 准备物品　整形手术基本器械、扩张器。

2. 建立静脉通道　输液器连接延长三通管，采用20G静脉留置针于健侧肢体建立静脉通道。

3. 安置体位　平卧位，双手置于体侧。

4. 术中观察　观察生命体征。

（三）术后护理

1. 病人交接　核对病人信息，了解手术方式及术中情况，交接生命体征、管路、皮肤情况及物品等并记录。

2. 体位护理　病人清醒后平卧3～5天，头颈部扩张器植入后，严格控制头颈部活动，少说话、少咀嚼，防止出血及血肿形成。

3. 血浆引流管护理　面颈部血管丰富，为防止血肿形成，术中将安置引流管，术后需观察负压引流是否通畅，引流液的性质、颜色及量，若引流量每小时>100ml，应立即报告医师处理，3天后无特殊拔除引流管。

4. 切口护理　观察切口部位有无渗血渗液，切口周围有无膨隆、红肿等。

四、健康指导

（一）住院期

1. 指导病人进食清淡、营养、易消化饮食，全流质饮食3～5天。

2. 告知病人避免术区受压。

（二）居家期

1. 告知病人保护术区，包括扩张器和注水壶所在区域。

（1）避免暴力、锐器等直接作用于扩张皮瓣表面。

（2）着宽松、柔软的棉质衣物，颈部扩张器植入病人最好剪去领口以免摩擦扩张器埋植部位。

（3）埋植扩张器局部可涂凡士林、甘油或婴儿护肤用品，不宜使用化妆品。

（4）扩张器埋植区域防烫，防晒，防蚊虫叮咬。

2. 不宜进行剧烈运动，注意清洁卫生，勤换衣物，尽量多沐浴，避免用力搓洗。

3. 切口完全愈合后可行注水，每次注水间隔3～7天。注水间期发生皮瓣发红或扩张器突然变软，应立即就医。

第四节　外耳畸形矫正术

一、概述

先天性小耳畸形（microtia）是由于胚胎时期第一、二鳃弓及其第一鳃沟的发育异常引起的外、中耳畸形，多伴有同侧下颌骨和面部软组织的发育不良，涉及颅颌面的畸形。手术是治疗小耳畸形唯一有效的方法。

二、病情观察与评估

（一）生命体征
监测生命体征，观察病人有无体温、脉搏、呼吸、血压异常。

（二）症状体征
1. 评估病人是否有听力障碍。
2. 观察病人耳周皮肤是否有疖肿、破溃等。

（三）安全评估
评估病人有无因外貌畸形导致焦虑、孤僻等心理问题。

三、护理措施

（一）术前护理
1. 心理护理　病人因畸形易导致心理发育障碍，部分病人合并听力障碍，护理人员应热情接待病人，向病人及家属介绍手术方式，告知耳廓再造仅能改善外形，不能修复内耳及听力。

2. 皮肤准备　检查残耳组织及其周围皮肤有无感染、瘢痕。术前 2～3 天每天清洁外耳道及耳廓，去除耳垢，剃除耳周 5～10cm 内的头发，术前 1 日洗头。

3. 若病人有口腔溃疡、呼吸道感染、咽部炎症等，及时告知医师。

4. 访视与评估　查看病人手术部位标识，了解术前准备完善情况，评估病人全身皮肤状况。

5. 手术交接　与手术室工作人员核对病人信息、手术部位标识、药品及病人相关资料，完成交接记录。

（二）术中护理
1. 物品准备　整形手术基本器械、钢丝、取皮刀、外耳道模型。

2. 建立静脉通道　输液器连接延长三通管，采用 20G 静脉留置针于下肢建立静脉通道。

3. 安置体位　仰卧位，头偏向健侧，头圈固定，双手置于体侧，保护耳廓、肩胛、骶尾、足跟部位受压皮肤。

4. 管道护理　安置引流条，做好标识并妥善固定，防脱落。

（三）术后护理

1. 病人交接　核对病人信息，了解手术方式及术中情况，交接生命体征、管路、皮肤情况及物品等并记录。

2. 观察病人呼吸频率、节律，出现呼吸困难、烦躁不安及缺氧等气胸症状，给予吸氧，立即通知医师。

3. 体位护理　全麻清醒后抬高床头 20°～30°，避免压迫再造耳。

4. 切口护理　观察切口敷料是否清洁干燥，再造耳血运、外耳支架与皮瓣的贴合情况，观察病人有无耳后明显胀痛等血肿形成的症状。

四、健康指导

（一）住院期

1. 告知病人禁止患侧卧位。

2. 切勿强行撕扯再造耳痂皮，应待其自行脱落，胸部伤口可在拆线 48 小时后清洗。

（二）居家期

1. 保护再造耳，避免烫伤、冻伤、切割伤和暴力碰撞，可戴耳罩保护，夏季防蚊虫叮咬。

2. 若耳部有痤疮、疖肿等，及时就医。

3. 耳甲腔成形术后用棉球填塞耳甲部位 3 个月。

4. 门诊随访，术后 3 个月复查。

第五节　颈部瘢痕挛缩畸形

一、概述

颈部瘢痕挛缩（scar contracture deformity of the neck）是整形外科常见的疾病，多由颈部深度烧伤继发瘢痕增生、挛缩而形成，常造成头颈部运动受限，严重者可导致下颌、下唇运动受限、甚至使病人眼睑、鼻翼、口角、面部等皮肤牵拉变形或外翻。儿童会影响到颈部及下颌的正常发育。

二、病情观察和评估

（一）生命体征
监测生命体征，观察病人有无体温、脉搏、呼吸、血压异常。

（二）症状体征
评估瘢痕挛缩的范围及对运动功能的影响程度。

（三）安全评估
评估病人有无因面容损毁引起的焦虑、自我封闭、抑郁等心理问题。

三、护理措施

（一）术前护理
1. 心理护理　颈部瘢痕造成病人外观毁损、功能受限，病人易产生自卑、自闭等心理问题，护士应及时给予心理支持。如实告知手术能部分改善被毁损的容貌，但不能完全恢复。

2. 皮肤准备　术前 3 天开始用温水清洗皮肤，每日 2 次；对凹凸不平积垢较多的瘢痕，可用温肥皂水浸泡后用小镊子或棉签清除。

3. 访视与评估　查看病人手术部位标识，了解术前准备完善情况，评估病人全身皮肤状况，高风险病人申报难免压疮。

4. 手术交接　与手术室工作人员核对病人信息、手术部位标识、药品及病人相关资料，完成交接记录。

（二）术中护理
1. 准备物品　整形手术基本器械、取皮刀。

2. 建立静脉通道　输液器连接延长三通管，采用 18G 静脉留置针于下肢建立静脉通道。

3. 安置体位　仰卧位，双手置于体侧，枕部头圈固定，保护肩胛、骶尾、足跟部位受压皮肤。

（三）术后护理
1. 病人交接　核对病人信息，了解手术方式及术中情况，交接生命体征、管路、皮肤情况及物品等并记录。

2. 体位护理　麻醉清醒后给予肩下垫枕头，去枕后仰卧位，头颈部制动 1 周，避免皮片挛缩。翻身时保持头、颈、躯干在同一水平位。术后 5 ~ 7 天可抬高床头 30° ~ 45°，保持面颈部高于心脏水平位。

3. 饮食护理　术后当天禁食，第二天逐步由流质过渡到软食，吞咽动作应轻柔。

4. 呼吸道护理　及时清除口咽部分泌物，床旁备吸痰装置。发现呼吸困难即刻通知医师，检查切口敷料包扎是否过紧，有无咽部水肿或颈部皮下血肿压迫。

5. 支具使用　术后 2 周开始佩戴颈托，保持颈部伸展、前屈的形态。告知病人佩戴颈托 6 个月。若皮片有皱褶或有瘢痕复发的趋势，延长佩戴时间。颈托面积应超过整个植皮区，颈托不易过紧，避免呼吸和吞咽受限。

四、健康指导

（一）住院期

1. 每次进食后清洗口腔，食物温度略低于体温。
2. 教会病人家属按摩骨突部位，减少强迫体位引起的不适。

（二）居家期

1. 指导病人保持肩部垫枕、头部后仰卧位至颈托摘除后 1 年半。
2. 颈部功能锻炼：前后屈伸颈部 10 次，向左、右侧颈各 10 次，旋转颈部 10 次，每次 5～10 分钟，持续半年。
3. 坚持局部涂抹婴儿润肤霜 6 个月，防晒、防冻、防烫。
4. 门诊随访　术后 3～6 个月复查。

第六节　先天性并指与多指畸形矫正术

一、概述

先天性多指畸形（congenitalpolydactyly）是指正常手指以外的手指赘生，或者是手指的指骨赘生，或是单纯软组织成分赘生，或是掌骨赘生等，均属于多指畸形的范围。先天性并指畸形（congenitalsyndactyly）是指两个以上手指部分或全部病理性相连。并指也是先天性上肢畸形中最多见的病种之一。

二、病情观察与评估

（一）生命体征

监测生命体征，观察病人有无体温、脉搏、呼吸、血压异常。

（二）症状体征

1. 评估病人并指或多指的畸形程度。
2. 观察病人患肢皮肤是否有破溃、疖肿、皮疹等。

（三）安全评估

1. 评估病人有无因年龄过小而引起坠床的危险。

2. 评估病人有无因年龄过小而引起走失的危险。

三、护理措施

（一）术前护理

1. 皮肤准备 入院后每日用温水泡手 15 分钟，清除污垢，清洁皮肤。手术部位皮肤感染或破损者治愈后方可手术。

2. 访视与评估 查看病人手术部位标识，了解术前准备完善情况。

3. 手术交接 与手术室工作人员核对病人信息、手术部位标识、药品及病人相关资料，完成交接记录。

（二）术中护理

1. 准备物品 整形手术基本器械、克氏针、手摇钻。

2. 建立静脉通道 输液器连接延长三通管，采用 20G 静脉留置针在下肢建立静脉通道。

3. 安置体位 仰卧位，健侧上肢置于体侧，患侧上肢外展，保护受压部位皮肤。

4. 标本送检 巡回护士、洗手护士、手术医师共同核对标本无误后，由洗手护士送检标本。

（三）术后护理

1. 病人交接 核对病人信息，了解手术方式及术中情况，交接生命体征、管路、皮肤情况及物品等并记录。

2. 呼吸道护理 间断吸氧、持续心电监护及血氧饱和度监测。加强呼吸道管理，协助患儿叩背咳痰，必要时吸痰。

3. 体位护理 平卧位，患肢垫枕抬高 20° ~ 30°，高于心脏 5 ~ 8cm。

4. 观察指端皮肤颜色、温度、肿胀、感觉运动及切口渗血情况，如有异常及时报告医师。

5. 外固定的护理 如有石膏固定或外固定支架，需保持局部稳定，3 周内制动，观察肢端血运情况。

6. 疼痛护理 根据面部评分图（FES）评估患儿疼痛程度，遵医嘱使用止痛药。

四、健康指导

（一）住院期

指导病人下床时使用前臂吊带悬吊患肢，注意保暖。

（二）居家期

1. 指导家属防止患儿局部烫伤、冻伤。

2. 指导家属为患儿戴弹力指套 6 个月。

3. 告知家属待患儿伤口和关节囊充分愈合后做手指屈伸运动，每次 5～10 分钟，每天 2～3 次。

4. 术后 3～6 个月复查。

第十四章

小儿外科疾病护理

第一节　小儿外科一般护理

一、病情观察与评估

（一）生命体征
监测生命体征，观察患儿有无体温、脉搏、呼吸、血压异常。

（二）症状体征
1. 观察患儿意识状态，评估有无意识障碍。
2. 评估患儿生长发育与营养状况，评估有无生长发育迟缓、营养不良；观察有无发育畸形等。
3. 观察患儿有无脱水、呕吐、腹胀、疼痛、出血、休克等症状或体征。

（三）安全评估
1. 评估患儿是否因年龄和疾病原因有跌倒/坠床、烫伤、误吸、吞食异物、误饮误服、走失等危险。
2. 评估患儿配合度及家庭支持状况。

二、护理措施

（一）术前护理
1. 急救护理　患儿出现脉率增快、血压降低、烦躁不安、四肢冰冷等休克征象时，立即吸氧、心电监护、监测生命体征，建立 2 条以上静脉通道，遵医嘱补充血容量、纠正酸中毒，必要时做好急诊手术准备。
2. 病室环境　新生儿室温 22～24℃，相对湿度 55%～65%；婴幼儿室温 20～22℃，相对湿度 55%～65%；年长儿室温 18～20℃，相对湿度 50%～60%。
3. 安全护理　远离尖锐、高温等危险物品；正确喂食防误吸、窒息；安置床栏防跌倒/坠床；烦躁、不配合患儿适当给予约束。

4. 心理护理 关心患儿及家属，进行有效沟通，消除焦虑与恐惧心理，注意保护患儿隐私。

5. 完善检查 协助完成血常规、出凝血时间、输血全套检查；需要时做心电图、X线、B超、CT、MRI等检查。

6. 术前准备

（1）根据病情需要，指导年长儿练习深呼吸、咳嗽咳痰及卧床排便等。

（2）清洁手术部位的皮肤。腹腔镜手术需用石蜡油清洁脐孔。婴幼儿通常不备皮，需要备皮者于术前半小时小心剃除毛发，避免刮伤皮肤。

（3）遵医嘱行药物敏感试验。

（4）通常婴幼儿术前禁食禁饮4~6小时，小儿禁食禁饮6~8小时。水及清饮料术前禁饮时间2~3小时，母乳禁饮时间4小时，奶粉及奶制品禁饮时间6小时，固体食物禁食时间8小时。如有消化道梗阻及呕吐误吸高风险时，适当延长禁食时间。

（5）测量生命体征，发现血压、体温异常，少女月经来潮通知医师。

（6）根据病情，遵医嘱安置胃管、尿管或灌肠等。

（7）术晨建立静脉通道，遵医嘱补液。

（8）入手术室前排空小便，婴幼儿更换干净尿裤。

7. 访视与评估 了解患儿手术部位标识，术前准备完善情况，评估患儿全身皮肤状况，高风险患儿申报难免压疮。

8. 手术交接 与手术室工作人员核对患儿信息、手术部位标识、药品及病历资料，完成交接记录。

（二）术中护理

1. 物品准备 小儿外科手术基本器械，电外科基本设备。

2. 风险评估 了解患儿术前特殊检查结果，如输血全套、出凝血时间等。评估患儿全身皮肤状况，预计手术时间超过2小时时，重点评估骶尾部、腘窝以及足跟等部位皮肤状况。

3. 麻醉前核查 麻醉医师主持与手术医师、手术护士三方共同核查患儿信息、手术信息、知情同意、设备、物品准备等情况，确认术前备血、抗菌药物皮试结果以及影像学检查结果。

4. 体位安置 根据手术需要安置体位，保护患儿骨突部位及受压皮肤。

5. 物品清点 在术前、关闭体腔前以及关闭体腔后清点手术物品，包括类别、数目，检查完整性并记录。

6. 切皮前核查 手术医师主持三方核查，共同确认患儿信息、手术信息、物品准备就绪、抗菌药物输注等情况。

7. 术中观察 观察患儿生命体征、受压皮肤颜色及温度、术中出血量、静脉输液是否通畅及有无渗漏、仪器设备运行情况。手术持续时间超过 2 小时时，每 2 小时监测体温 1 次并记录。做好患儿保暖措施。

8. 术中记录　及时记录各类手术护理记录单，包括手术风险评估表、临床护理记录单、手术护理记录清点单、临时医嘱单、手术安全核查表、病人交接记录单等。

9. 出室前核查　手术护士主持三方核查，共同确认实际手术方式、清点用物结果、送检标本、皮肤状况及患儿去向。

10. 出室交接　手术护士与麻醉医师共同护送患儿出手术间，与麻醉复苏室、重症监护室或病房责任护士交接生命体征、出入量、管路、全身皮肤情况及物品等。

11. 标本送检　巡回护士、洗手护士、手术医师共同核对标本无误后，由洗手护士送检标本。

（三）术后护理

1. 患儿交接　核对患儿信息，了解手术方式及术中情况，交接生命体征、管路、皮肤情况及物品等并记录。

2. 遵医嘱吸氧及心电监护，监测生命体征。

3. 合理安排输液及用药的顺序和速度，记录 24 小时出入量。

4. 呼吸道护理　保持呼吸道通畅，及时清除呼吸道分泌物或呕吐物，防止误吸和窒息。协助翻身叩背，进行深呼吸和有效咳嗽、排痰。

5. 出血护理　观察患儿有无烦躁、心率增快、血压下降等失血性休克表现；观察切口敷料有无渗血、引流液的性状、量和颜色变化。发现大出血及时报告医师，遵医嘱加快输液并做好再次手术准备。

6. 饮食护理　麻醉清醒后 6 小时先饮少量温开水，无呛咳、呕吐、腹胀等不适后再进食。胃肠道手术患儿禁食至肠蠕动恢复后再遵医嘱进食。手术当日饮食应清淡易消化，少量多餐。一般给予高热量、高蛋白、高维生素饮食。

7. 体位及活动　全麻未清醒时去枕平卧，头偏向一侧；麻醉清醒后，颈部手术取头高位；胸、腹部手术取半卧位；骶尾部和臀部手术取侧卧位或俯卧位；四肢手术应抬高患肢。根据病情指导早期活动及功能锻炼，促进恢复。

8. 切口护理　保持敷料清洁干燥，固定稳妥，如有渗血、渗液及时更换。

9. 管道护理　妥善固定各管道，标识清楚，保持引流通畅，防止扭曲、打折或脱落。

10. 疼痛管理　根据患儿年龄选择 Wong-Baker 面部表情量表、CRIES

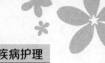

或 FLACC 评分量表评估疼痛程度。疼痛评分≤4 分时，给予安抚患儿，减少刺激，分散患儿注意力等缓解疼痛；疼痛评分 >4 分时，通知医师，遵医嘱使用止痛药物，观察用药反应。

11. 维持正常体温　低体温患儿注意保暖。高热患儿尽可能减少衣物，体温超过 38.5℃行物理降温，必要时遵医嘱药物降温。

12. 皮肤护理　定时翻身，保护受压及骨突部位皮肤，预防压疮。婴幼儿及时更换尿布，保持皮肤清洁干燥，预防红臀或皮肤感染。

三、健康指导

（一）住院期

1. 告知注意患儿安全，防止患儿发生意外伤害。

2. 告知检查注意事项，手术及麻醉的方式，药物的主要作用和不良反应。

3. 指导配合完成术前准备。

4. 教会术后活动及功能锻炼的方法。

（二）居家期

1. 教会病情监测，如有异常及时就医。

2. 告知注意休息，适当锻炼，增强体质。养成良好的饮食及卫生习惯。

3. 定期复查，门诊随访。

第二节　先天性肌性斜颈

一、概述

先天性肌性斜颈（congenital muscular torticollis）是指由于一侧胸锁乳突肌挛缩所导致的头颈部向患侧倾斜、下颌转向健侧的一种先天性畸形。1 岁以内的患儿可行手法推拿，局部理疗，姿势矫正等非手术治疗。手法治疗失败或 1 岁以上患儿需手术治疗。

二、病情观察与评估

（一）生命体征

监测生命体征，观察有无体温、脉搏、呼吸、血压异常。

（二）症状体征

1. 观察患儿头颈偏斜程度，面部五官是否对称。

2. 了解患儿有无复视现象。

3. 询问有无颈肩部损伤、眼科疾患等。

（三）安全评估

1. 评估患儿有无因年龄或复视导致跌倒／坠床、外伤等危险。

2. 评估患儿是否因畸形而产生焦虑、自闭、抑郁等不良心理。

三、护理措施

（一）非手术疗法护理

1. 手法牵拉　固定患侧肩部，逐渐将头偏向健侧，下颌转向患侧，并逐渐向肩部转动，同时按摩牵拉患侧胸锁乳突肌，每日 3～4 次，每次 10～15 分钟。按摩时手法要轻柔、缓慢，旋转角度逐渐加大。

2. 姿势矫正　晚上睡觉时用沙袋或定制的定型枕保持头颈部于矫正位。平时注意用光线、玩具、卧位姿势等诱使患儿头颈向患侧旋转。

（二）术前护理

1. 心理护理　较大患儿因身体畸形，往往产生不良心理，针对患儿的心理进行疏导，取得配合。

2. 完善检查　协助完成特殊检查颈椎 X 线和 B 超检查。

3. 头部活动训练　指导做头部被动牵伸运动，防止术后切口粘连。

4. 访视与评估　了解患儿手术部位标识，术前准备完善情况，评估患儿全身皮肤状况，高风险患儿采取预防压疮措施。

5. 手术交接　与手术室工作人员核对患儿信息、手术部位标识、药品及患儿相关资料，完成交接记录。

（三）术中护理

1. 物品准备　小儿手术基本器械。

2. 建立静脉通道　输液器连接延长三通管，采用 22G 静脉留置针于四肢建立静脉通道。

3. 安置体位　患儿取仰头平卧位，肩部垫高，头偏向健侧，双手置于体侧，保护肩胛、骶尾、足跟部位受压皮肤。

4. 术中观察　观察受压部位肤色及皮温、术中出血量、静脉通道是否通畅。做好保暖工作。

（四）术后护理

1. 患儿交接　核对患儿信息，了解手术方式及术中情况，交接生命体征、管路、皮肤情况及物品等并记录。

2. 遵医嘱吸氧，监测生命体征，行心电监护和血氧饱和度监测。

3. 呼吸道护理　保持呼吸道通畅，注意观察有无气管压迫症状。

4. 切口护理　观察颈部切口敷料情况，保持清洁干燥、固定稳妥，如

有渗血、渗液及时更换。

5. 神经损伤观察 观察患侧肩部感觉及活动情况，注意有无副神经损伤表现。

6. 牵引 / 颈托固定护理

（1）需枕颌带牵引的患儿，抬高床头，肩部垫软枕，头颈部向健侧偏移 20°~30°，呈略过度矫正位。

（2）牵引重量一般为 1~2kg，应根据病情调整，不超过体重的 1/10，以患儿主诉无头痛、头晕为宜。如有头疼、头晕、恶心、呕吐、肢体麻木等及时减量并通知医师。

（3）保持牵引持续有效。牵引砝码要离地，牵引绳不能受压并且与颈椎纵轴在一直线，枕颌带两侧吊环要分开，枕颌带不能下滑以免压迫气管和血管。

（4）牵引 7~10 天后行颈托或支具固定 6 周。

（5）无牵引者术后 2~3 天可开始用颈托固定于矫正位，维持 2~3 个月。

（6）注意保护下颌、耳廓及枕后皮肤，防止发生压疮。

7. 活动及锻炼

（1）下颌关节锻炼：牵引或外固定期间每次进餐前后反复做张口和闭口活动。

（2）视力锻炼：复视患儿行视力锻炼，将一物体放在距离患儿 1.5m 处，让患儿集中注视，每次 30~60 分钟，每日 3 次。

（3）头颈部锻炼：术后 1 周，颈部可适当活动或物理治疗。切口周围可做按摩，减轻粘连。切口拆线后，指导或协助患儿行下颏向患侧、枕向健侧旋转的活动。锻炼时遵循循序渐进的原则。

8. 跌倒 / 坠床预防 有复视的患儿加强看护，尤其注意预防跌倒 / 坠床。

四、健康指导

（一）住院期

1. 告知牵引期间不能擅自停止牵引、改变体位及增减牵引重量。

2. 指导功能锻炼，讲解注意事项。

3. 指导保持头颈部于矫正位。

4. 告知家长因术后胸锁乳突肌残端会回缩，术后颈部常会出现一个包块，需 3~4 个月才会消失，减少家长的担忧。

（二）居家期

1. 告知保守疗法要坚持 6 个月至 1 年。

2. 告知坚持头颈部外固定 2~3 个月。

3. 告知纠正斜颈应持之以恒，家属要密切观察纠正情况，直至患儿能自行保持头部于正常位置为止。

4. 遵医嘱定期复诊。

第三节　漏　斗　胸

一、概述

漏斗胸（pectus excavatum）是最常见的先天性胸壁畸形。其主要特征为胸骨柄下缘至剑突上缘胸骨体向背侧倾斜凹陷，两侧下部肋软骨也同时向背侧弯曲，使前胸下部呈漏斗状，胸腔容积和胸廓前后径减少。手术是治疗漏斗胸唯一有效的方法。

二、病情观察与评估

（一）生命体征

监测生命体征，观察有无呼吸急促、心悸等。

（二）症状体征

1. 观察胸壁凹陷畸形是否对称，是否伴有肩前倾、后背弓、腹膨隆、胸肌发育不良、扁平胸等。

2. 观察患儿有无运动耐量减退表现，稍事体力活动后有心悸、气急等症状。

3. 观察患儿有无生长发育迟缓、体弱消瘦，了解是否反复发生呼吸道感染。

（三）安全评估

1. 评估患儿有无因胸壁畸形导致性格孤僻内向、精神消沉、自卑等不良心理。

2. 评估患儿是否因年龄或运动耐量减退导致跌倒/坠床、外伤的危险。

3. 评估患儿配合度及家庭支持状况。

三、护理措施

（一）术前护理

1. 心理护理　保护患儿隐私，针对患儿的心理进行疏导，取得配合。

2. 呼吸功能训练　练习深呼吸、有效咳嗽排痰、吹气球等。

3. 休息及活动　运动耐量减退患儿应注意休息，适当活动。

4. 完善检查　协助完善胸部 X 线、胸部 CT、肺功能检查、心电图、超声心动图等检查，计算漏斗胸指数。

5. 访视与评估　了解患儿手术部位标识，术前准备完善情况，评估患儿全身皮肤状况，高风险患儿申报难免压疮。

6. 手术交接　与手术室工作人员核对患儿信息、手术部位标识、药品及患儿相关资料，完成交接记录。

（二）术中护理

1. 物品准备　漏斗胸手术基本器械，矫形钢板及工具、抗菌药物、特殊缝线等。

2. 建立静脉通道　输液器连接延长三通管，采用 22G 静脉留置针于上肢建立静脉通道。

3. 安置体位　取平卧位，患儿双手外展 90° 于托手板上，保护肩胛、骶尾、足跟部位受压皮肤。

4. 术中观察　观察受压部位肤色及皮温、术中出血量、静脉通道是否通畅，术中翻转钢板时，密切关注患儿血压与心率。

（三）术后护理

1. 患儿交接　核对患儿信息，了解手术方式及术中情况，交接生命体征、管路、皮肤情况及物品等并记录。

2. 遵医嘱吸氧，行心电监护及血氧饱和度监测，观察生命体征。

3. 合理安排输液及用药的顺序和速度，记录 24 小时出入量。

4. 呼吸道护理

（1）观察患儿有无反常呼吸、呼吸困难、气胸等。如有异常及时通知医师处理。

（2）保持呼吸道通畅，协助患儿咳嗽咳痰，及时清除呼吸道分泌物，必要时吸痰。痰液黏稠不易咳出者，可行雾化吸入，避免翻身和肺部叩打，以免造成医源性气胸。

（3）呼吸功能训练，鼓励患儿做深呼吸，术后 1 日可开始练习吹气球（3 次 / 日，每次 5 分钟），促进肺功能的恢复。

5. 体位及活动

（1）术后取平卧位，禁止侧卧位或俯卧位。术后 6 小时根据病情可取半卧位。

（2）术后 24 小时内严禁翻身，勿弯曲、转动胸腰部。术后 24 小时可遵医嘱下床活动。

（3）扶患儿坐起时，双手托起患儿肩背部，保持胸背部挺直，不可单独牵拉患儿上肢或托举腋下。

6. 疼痛护理　使用镇痛泵，注意镇痛效果及药物的副反应。安抚患儿，转移注意力，给予心理支持。咳嗽时轻轻护住胸壁两侧切口周围，减轻疼痛，切忌按压切口。

7. 切口护理　观察切口周围有无皮下气肿，切口敷料有无渗血、渗液，保持敷料清洁干燥。

8. 营养支持　术后患儿可因疼痛或胸骨抬高后膈肌紧张及牵拉胃肠组织影响食欲，应鼓励患儿进食。消瘦的患儿遵医嘱给予营养支持。

9. 压疮预防　患儿因消瘦、疼痛及卧位受限，应注意受压皮肤护理，定时托起骶尾部减压，必要时使用气垫床，预防压疮的发生。

10. 姿势锻炼　根据患儿情况，术后 1 日起可指导患儿进行头、肩、臀、足跟部靠墙站立，每次 15~20 分钟，每日 2~3 次，纠正肩部前倾、驼背等不良姿势。站立、行走时注意保持抬头挺胸的姿势。

11. 并发症护理

（1）气胸：气胸是手术后最易出现的并发症。多发生在大龄患儿。少量气胸无需特殊处理，量多的气胸根据情况可行胸腔穿刺或胸腔闭式引流。术后持续血氧饱和度监测，密切观察患儿呼吸频率及节律变化，检查伤口周围皮肤有无捻发感，听诊两肺呼吸音是否清晰一致，可早期发现气胸。

（2）胸腔积液：多数为少量反应性积液，通常无需特殊处理，术后 1 月复查胸片，绝大多数病例可完全吸收。量多的胸腔积液根据情况行胸腔穿刺或胸腔闭式引流，密切观察患儿呼吸及血氧饱和度情况。

（3）钢板移位：明显移位者，发现后应立即再次手术固定。轻度移位如倾斜、下移等需进一步动态观察钢板位置（X 线），注意保持正确的卧位、姿势，掌握活动标准，防止跌倒、碰撞加重移位的发生。

四、健康指导

（一）住院期

1. 指导做深呼吸、有效咳嗽排痰、吹气球训练。

2. 告知患儿及家长卧位及活动注意事项，防止钢板移位。

3. 告知患儿及家属姿态锻炼的重要性，鼓励患儿坚持姿态锻炼。

（二）居家期

1. 告知患儿术后 1 个月内不做弯腰、扭腰或翻滚等动作，保持背部平直。2 个月内不负重，不搬重物。3 个月内避免剧烈及对抗性运动。

2. 告知外伤、跌倒、剧烈碰撞后及时就医。

3. 遵医嘱定期复查，了解矫形板位置及矫形效果。

4. 术后 2.5~3 年，在患儿胸壁足以支撑胸骨时去除钢板。

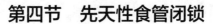

第四节　先天性食管闭锁

一、概述

先天性食管闭锁（congenital esophageal atresia，CEA）是先天性食管闭锁与气管食管瘘的简称，是一种严重的先天畸形。多见于早产未成熟儿，常伴有其他畸形。手术治疗以矫正畸形，重新建立消化道通路并且消除气管食管瘘为原则。早期实施诊断手术患儿成活率可达 90%，晚期因并发肺炎死亡率较高。

二、病情观察与评估

（一）生命体征

监测生命体征，观察有无发热、体温不升及呼吸困难、发绀等表现。

（二）症状体征

1. 观察患儿精神状态和反应，有无脱水、消瘦、营养不良，及其他发育畸形。

2. 观察患儿有无进食后即出现剧烈呛咳及呕吐。

3. 观察有无发绀、气急、肺部湿啰音等肺炎及肺不张症状。

4. 观察有无腹部膨胀或呈舟状腹，叩诊呈鼓音。

（三）安全评估

评估患儿是否有唾液反流导致误吸的危险。

三、护理措施

（一）术前护理

1. 心理护理　关心患儿及家属，告知家属积极治疗的必要性和急迫性，取得理解、配合。

2. 暖箱护理　入暖箱保暖，暖箱温度 28～32℃，湿度 55%～65%。

3. 持续心电监护及氧饱和度监测，箱内吸氧 5～6L/min。

4. 呼吸道护理

（1）呼吸困难甚至呼吸衰竭的患儿及时行呼吸机辅助呼吸。

（2）高斜坡侧卧位休息（抬高床头 30°～40°），使膈肌和内脏下降，利于改善呼吸。

（3）及时吸痰，每 15 分钟吸引呼吸道、口腔及咽喉的分泌物，防止吸入性肺炎。

（4）预防呼吸道分泌物黏稠，保持箱内湿度和遵医嘱行雾化吸入。

（5）定时翻身叩背，促进患儿肺扩张。

5. 胃管护理　在食管盲端内安置胃管，持续胃肠减压，每15分钟一次用空针抽吸食管盲端分泌物，防止唾液反流。

6. 饮食与营养　禁饮禁食，给予静脉营养支持。

7. 监测血气分析及生化结果，积极纠正水电解质紊乱及酸碱失衡。

8. 控制输液量及输液速度，使用输液泵输液，准确记录24小时出入量。

9. 预防感染

（1）遵医嘱用广谱抗生素，治疗预防肺炎。

（2）口腔护理每日2次，观察、预防口腔感染。

（3）脐部护理每日1次，保持脐部干燥，预防脐炎。

（4）保持皮肤清洁，每日擦浴1～2次；修剪指甲，戴手套，防止患儿抓伤皮肤；及时更换尿布及便后清洁肛周皮肤，避免红臀。

（5）严格落实手卫生，定时消毒、更换暖箱，每日空气消毒和地面消毒。

10. 舒适护理　保证患儿睡眠，尽量减少不良刺激，集中进行治疗护理，避免光线直射患儿。适当抚触患儿，用浴巾在患儿周围成鸟巢状，增加安全感及舒适感。

11. 访视与评估　了解患儿手术部位标识，术前准备完善情况，评估患儿全身皮肤状况，高风险患儿申报难免压疮。

12. 手术交接　与手术室工作人员核对患儿信息、手术部位标识、药品及患儿相关资料，完成交接记录。

（二）术中护理

1. 物品准备　小儿胸部手术基本器械，新生儿专用器械、新生儿胸部撑开器、暖风机、抗菌药物等。

2. 建立静脉通道　输液器连接延长三通管，采用22G静脉留置针于左上肢建立静脉通道。

3. 安置体位　左侧卧位，右上肢用保护垫包裹后悬挂于麻醉架上，保护新生儿受压皮肤，重点保护面颈部和髋部皮肤。

4. 术中观察　观察术中出血量、动脉和静脉通道及胃肠减压管是否通畅、动态监测患儿体温，做好保暖，观察受压部位皮肤情况。

5. 执行隔离技术　遵循隔离基本原则，严格执行隔离技术。

6. 引流管护理　胃管及胸腔闭式引流管，标识清楚、妥善固定并保持通畅。

（三）术后护理

1. 患儿交接　核对患儿信息，了解手术方式及术中情况，交接生命体

征、管路、皮肤情况及物品等并记录。

2. 持续心电监护及血氧饱和度监测，观察生命体征、血气分析及生化结果等。

3. 呼吸道护理

（1）呼吸机辅助呼吸，待自主呼吸平稳后拔管停机，改为面罩吸氧 3～5L/min，血氧饱和度维持在 95% 以上后改为鼻导管 0.5～1L/min 或箱内吸氧5～6L/min。

（2）保持呼吸道通畅，协助翻身拍背，及时吸痰。

（3）注意吸痰插管深度，不得超过气管瘘的位置，以免损伤结扎的瘘管造成复发或吻合口瘘。

4. 管道护理　妥善固定各种管道，标识清楚，保持引流通畅，观察记录引流液的颜色，性质及量。

（1）胃管：悬挂重要管道警示标志，提醒防止脱落。适当约束患儿上肢，防止抓脱胃管。标识置管长度，每班检查有无滑脱。通常术后 7 天造影，无吻合口瘘可拔管，有吻合口瘘根据病情延长拔管时间。

（2）胸腔闭式引流管：保持无菌及密闭，观察水柱波动情况，注意有无肺不张及吻合口瘘的表现。

（3）颈部造瘘及胃造瘘管：应加强瘘口护理，观察周围有无皮下气肿。保持切口敷料清洁干燥。

5. 饮食与营养

（1）禁饮禁食，给予静脉营养支持治疗。

（2）拔除胃管后经口人工喂养，注意控制总量，逐渐加量。拔管当日进食糖水，首次 5% 葡萄糖注射液 5ml，1 小时后无呕吐再次喂 10ml，无呕吐者每 2～4 小时喂 1 次，每次增加 5ml，增至 30ml 则不再增加。之后逐日根据病情及耐受情况由 1/4～1/2 稀释奶逐渐过渡到进食配方奶或母乳喂养。

（3）观察有无胃食管反流症状。

（4）哺喂时右侧半卧位，喂后抱起拍背。

（5）胃造瘘患儿管喂时压力不宜过大。

6. 并发症护理

（1）肺炎及肺不张：高斜坡卧位，加强呼吸道管理，合理应用抗生素。

（2）吻合口瘘：保持胸腔持续负压引流，继续抗炎和全身营养支持疗法，绝大多数瘘会自行闭合，必要时再手术修补。

（3）吻合口狭窄：与吻合技术及术后伤口感染有关。预防控制感染，遵医嘱根据狭窄程度给予食管扩张。

四、健康指导

（一）住院期

1. 告知家属疾病的相关知识，取得配合。
2. 指导保持各种管道通畅，避免污染和脱落。
3. 指导严格按医嘱执行饮食计划，掌握正确喂养方法，防止误吸。

（二）居家期

1. 告知加强保暖，预防呼吸道感染。
2. 注意喂养方法及饮食卫生，防止腹胀、腹泻等。
3. 告知如有吞咽困难，呕吐、拒食、发热等及时就医。
4. 吻合口狭窄需行食管扩张的患儿应坚持定期食管扩张。
5. 遵医嘱定期复诊。

第五节　腹　股　沟　疝

一、概述

腹股沟疝（inguinal hernia）是发生在腹股沟的腹外疝，包括腹股沟斜疝和直疝。小儿腹股沟疝绝大多数为腹股沟斜疝，是腹腔脏器（肠管或大网膜或卵巢、输卵管）经未完全闭塞的鞘状突进入疝囊而发病。临床表现为当腹压增高时，腹股沟区或阴囊出现可回纳性包块，休息或平卧时消失，局部有坠胀感。

二、病情观察与评估

（一）生命体征

监测生命体征，观察患儿有无体温、脉搏、呼吸、血压异常。

（二）症状体征

1. 观察腹股沟或阴囊处有无肿块，肿块是否可回纳。
2. 观察有无腹胀、呕吐情况。
3. 评估有无咳嗽、便秘、排尿困难等诱发因素。

（三）安全评估

评估患儿是否有焦虑、恐惧等心理不安的表现。

三、护理措施

（一）术前护理

1. 心理护理　关心患儿及家属，减轻焦虑、恐惧心理。

2. 预防疝脱出 避免腹压增高，治疗咳嗽、便秘及排尿困难，勿让患儿剧烈活动、哭闹等。巨大疝及疝嵌顿的患儿多卧床休息，抬高臀部。发现疝脱出给予平卧，及时通知医师还纳处理。

3. 急诊手术准备 嵌顿疝或绞窄性疝的患儿遵医嘱给予禁食、胃肠减压，静脉补液，纠正水、电解质和酸碱失衡，必要时合血备用。

4. 访视与评估 了解患儿手术部位标识，术前准备完善情况，评估患儿全身皮肤状况。

5. 手术交接 与手术室工作人员核对患儿信息、手术部位标识、药品及患儿相关资料，完成交接记录。

（二）术中护理

1. 物品准备 小儿疝手术基本器械。

2. 建立静脉通道 输液器连接延长三通管，采用 20G 或 22G 静脉留置针于左上肢建立静脉通道。

3. 安置体位 平卧位双手置于体侧，垫高骶尾部，保护肩胛、骶尾、足跟部位受压皮肤。

4. 术中观察 观察术中生命体征。

（三）术后护理

1. 患儿交接 核对患儿信息，了解手术方式及术中情况，交接生命体征、管路、皮肤情况及物品等并记录。

2. 遵医嘱吸氧及心电监护，观察生命体征，保持呼吸道通畅。

3. 切口护理 观察切口有无渗血渗液，保持敷料清洁，避免大小便污染切口。

4. 阴囊水肿护理 观察阴囊水肿情况，肿胀明显者可托起阴囊。

5. 饮食护理 麻醉清醒 6 小时后可先进少量温开水，若无呛咳、呕吐，即可恢复饮食。嵌顿疝患儿术后禁食至肠蠕动恢复，拔除胃管后开始进食。

6. 疼痛护理 安抚患儿，合理镇痛，避免剧烈哭闹及活动。

四、健康指导

（一）住院期

术后避免患儿剧烈活动、过度哭闹、咳嗽、便秘等，以免腹压升高。

（二）居家期

1. 术后 3 个月内避免剧烈活动，避免诱发因素，预防疝复发。

2. 观察患儿的腹股沟或阴囊处是否存在时隐时现的肿块。

3. 定期门诊复查。

第六节　先天性肥厚性幽门狭窄

一、概述

先天性肥厚性幽门狭窄（congenital hypertrophic pyloric stenosis）是指因幽门环肌层增生肥厚导致胃内容物通过障碍，引起剧烈呕吐的疾病。典型临床表现为出生后 2～4 周出现呕吐，且进行性加重，呕吐后患儿有强烈的觅食反应。诊断明确应限期手术。

二、病情观察与评估

（一）生命体征
监测生命体征，观察有无体温、脉搏、呼吸异常。

（二）症状体征
1. 评估患儿精神状态和反应。
2. 评估营养状况，观察有无脱水及营养不良。消瘦患儿注意观察有无硬肿症。
3. 观察呕吐的次数、性质、量及呕吐方式。
4. 观察有无呼吸浅慢、嗜睡、手足麻木或抽搐、喉痉挛等低氯性碱中毒的表现。
5. 观察上腹是否膨隆，有无胃蠕动波及右上腹触及橄榄样肿块。

（三）安全评估
评估患儿是否有呕吐导致误吸的危险。

三、护理措施

（一）术前护理
1. 保持呼吸道通畅　床旁备吸痰装置，呕吐频繁、剧烈的患儿禁饮禁食、必要时安置胃肠减压，预防呕吐误吸。
2. 纠正水电解质紊乱，合并吸入性肺炎患儿遵医嘱给予抗生素治疗。
3. 使用输液泵输液。记录 24 小时出入量。
4. 营养支持
（1）禁饮禁食患儿，给予静脉营养支持。
（2）贫血或严重营养不良患儿遵医嘱补充全血、血浆或白蛋白。
（3）观察营养状况及体重变化，每周测体重 2～3 次。
5. 温盐水洗胃　梗阻严重者术前遵医嘱给予 3% 温盐水洗胃以减轻胃黏

膜水肿。

6. 访视与评估　了解患儿手术部位标识，术前准备完善情况，评估患儿全身皮肤状况，高风险患儿申报难免压疮。

7. 手术交接　与手术室工作人员核对患儿信息、手术部位标识、药品及患儿相关资料，完成交接记录。

（二）术中护理

1. 物品准备　小儿手术基本器械、超声刀、暖风机、抗菌药物。

2. 建立静脉通道　输液器连接延长三通管，采用 22G 于左上肢建立静脉通道。

3. 安置体位　平卧位双手置于体侧，垫高肩背部，保护骶尾部、足跟部位受压皮肤。

4. 术中观察　观察术中出血量、静脉通道及胃肠减压管是否通畅。动态监测体温，做好保暖，受压部位皮肤情况。

5. 执行隔离技术　遵循隔离基本原则，严格执行隔离技术。

6. 引流管护理　安置胃管及腹腔引流管，标识清楚、妥善固定并保持通畅。

（三）术后护理

1. 患儿交接　核对患儿信息，了解手术方式及术中情况，交接生命体征、管路、皮肤情况及物品等并记录。

2. 遵医嘱吸氧，观察生命体征，行心电监护和血氧饱和度监测。

3. 呕吐护理　保持呼吸道通畅，防止呕吐误吸。观察呕吐情况，一般术后 2～3 天仍有呕吐现象，无需特殊处理，继续观察；如呕吐频繁，腹胀明显，及时报告医师，暂停喂养，必要时胃肠减压。

4. 饮食护理

（1）通常手术当天禁食。术后早期仍有呕吐的患儿，适当延长禁食时间。

（2）一般术后 1 日开始喂食糖水（如病情允许术后 6 小时可遵医嘱给水喂养），每 2～3 小时 1 次，每次 10～15ml，喂 2～3 次无呕吐后，试喂少量配方奶或母乳，并于术后 3～5 天内逐步增加奶量到正常日需量。

（3）试喂期间切勿让患儿进食过快，以免吞入大量气体而诱发呕吐。

（4）注意少量多次喂养，食奶后拍背，使胃内气体排出，并竖抱片刻。喂奶前完成换尿布、洗澡等，喂奶后不做剧烈活动。

5. 营养监测　观察体重、皮下脂肪、营养状况较术前有无改善。

6. 胃管护理　术后一般持续胃肠减压 12～24 小时，妥善固定胃管，保持通畅，观察记录胃液的颜色、性状、量。

7. 切口护理　保持切口敷料清洁干燥，注意有无渗血、渗液。安抚患儿，避免剧烈哭闹使切口张力增加。

8. 体位与活动　给予斜坡右侧卧位。协助翻身、拍背及抱起活动。

四、健康指导

（一）住院期
指导正确喂养，防止呕吐误吸。

（二）居家期
1. 加强营养，关注患儿体重增加情况。

2. 如出现反复呕吐及时就诊。

3. 定期门诊复查。

第七节　肠　套　叠

一、概述

肠套叠（intussusception）是指部分肠管及其相应的肠系膜套入邻近肠腔引起的肠梗阻，是婴儿期常见的急腹症。临床表现为阵发性腹痛，腹部腊肠样肿块，果酱样血便，反射性呕吐，晚期可出现腹膜刺激征和中毒症状，应及早诊断、处理。早期患儿通过肛门指诊发现果酱样黏液血便，对诊断极有价值。

二、病情观察与评估

（一）生命体征
监测生命体征，观察有无高热，脉搏、呼吸加快，血压异常等表现。

（二）症状体征
1. 观察患儿意识、营养发育状况，注意有无面色苍白、脱水、烦躁不安或萎靡不振、反应低下等酸中毒及休克表现。

2. 阵发性腹痛，婴幼儿表现为阵发性哭闹不安。观察有无腹胀、压痛、反跳痛、肌紧张。

3. 观察腹部有无腊肠样肿块。

4. 观察是否解果酱样黏液血便。

5. 观察有无呕吐及呕吐物性质、量、气味等。

（三）安全评估
1. 评估患儿有无因疼痛、烦躁导致跌倒/坠床的危险。

2. 评估患儿有无呕吐导致误吸的危险。

三、护理措施

（一）非手术治疗（空气灌肠）

1. 空气灌肠准备　禁饮禁食，可遵医嘱给予镇静、解痉剂。

2. 空气灌肠后护理

（1）需留院观察，遵医嘱暂禁食，必要时补液治疗。

（2）复位成功表现：①患儿安静入睡，不再哭闹，停止呕吐；②腹部肿块消失；③口服活性炭 0.5g 于 6～8 小时后可见大便内炭末排出；④肛门排气以及排出黄色大便，或先有少许血便，继而排出黄色大便。

（3）如患儿仍烦躁不安，阵发性哭闹，腹部包块仍在，应怀疑未复位或又重新套叠，应立即通知医师进一步处理。

（二）术前护理

1. 心理护理　安抚患儿及家属，进行有效沟通，减轻焦虑、恐惧心理，取得理解与配合。

2. 禁饮禁食，遵医嘱补液、抗感染治疗，纠正脱水、酸中毒及休克状况，必要时备血。

3. 呕吐护理　呕吐患儿注意预防误吸，必要时行胃肠减压。

4. 访视与评估　了解患儿手术部位标识，术前准备完善情况，评估患儿全身皮肤状况，高风险患儿申报难免压疮。

5. 手术交接　与手术室工作人员核对患儿信息、手术部位标识、药品及患儿相关资料，完成交接记录。

（三）术中护理

1. 物品准备　小儿腹部手术基本器械、婴幼儿专用器械、暖风机。

2. 建立静脉通道　输液器连接延长三通管，采用 22G 静脉留置针于左上肢建立静脉通道。

3. 安置体位　平卧位双手置于体侧，垫高肩背，保护肩胛、骶尾、足跟部位受压皮肤。

4. 术中观察　观察术中出血量、静脉通道及胃肠减压管是否通畅。动态监测体温，做好保暖，观察受压部位皮肤情况。

5. 执行隔离技术　遵循手术隔离原则，严格执行隔离技术。

6. 引流管护理　留置胃管及腹腔引流管，标识清楚、妥善固定并保持通畅。

（四）术后护理

1. 患儿交接　核对患儿信息，了解手术方式及术中情况，交接生命体征、管路、皮肤情况及物品等并记录。

2. 给予吸氧，观察生命体征，行心电监护和血氧饱和度监测。

3. 呼吸道护理　保持呼吸道通畅，协助翻身叩背及咳嗽排痰，必要时吸痰。

4. 出血护理　观察患儿有无烦躁、心率增快、血压下降等失血性休克表现；观察切口敷料有无渗血、引流液的性状、量和颜色变化。

5. 营养支持　遵医嘱静脉补充水、电解质。营养不良患儿加强营养支持治疗，可遵医嘱输血或给予人血白蛋白，以促进切口愈合。

6. 饮食护理　灌肠复位后暂禁饮禁食，待患儿精神状态佳，有黄色大便排出，肠鸣音恢复正常，先试饮水无不适后可进流质或半流质，注意少量多餐，循序渐进；手术患儿术后禁食禁饮，待肠功能恢复，拔除胃管后可遵医嘱逐步进食。

7. 体位护理　麻醉清醒后 6 小时给予半卧位或斜坡卧位。

8. 切口护理　观察切口敷料有无渗血、渗液，保持敷料清洁干燥，预防切口感染，警惕切口裂开及吻合口瘘的发生。避免患儿剧烈哭闹，引起腹胀和增加切口张力，可给予腹带包扎。

9. 管道护理　有血浆引流管或胃管者妥善固定，防止脱落，保持引流通畅。

10. 疼痛护理　评估疼痛程度，遵医嘱使用镇痛泵或镇静剂。

11. 并发症护理

（1）肠穿孔：如患儿剧烈腹痛、腹胀、呕吐，X 线检查有膈下游离气体提示肠穿孔。给予禁食禁饮，胃肠减压，积极准备手术。

（2）肠坏死：出现剧烈腹痛、腹胀，消化道出血倾向，患儿一般情况差，B 超示腹腔积液或腹穿抽出血性液提示肠坏死。禁食禁饮，胃肠减压，积极准备手术。

（3）吻合口瘘：行肠切除术的患儿术后腹肌紧张，切口有胃肠液溢出。及时报告医师，加强营养支持和抗感染治疗等。

四、健康指导

（一）住院期

1. 告知空气灌肠的目的、配合及复位后的表现。指导观察排便情况，注意大便颜色、性状及活性炭是否排出。

2. 告知引流管的作用及重要性，避免污染和脱出。

3. 讲解术后早期活动目的及重要性，指导早期活动。

（二）居家期

1. 教会观察肠套叠复发的表现，如有异常及时就医。

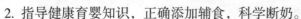

2. 指导健康育婴知识，正确添加辅食，科学断奶。

3. 注意饮食健康，禁食过敏食物，不暴饮暴食，进食后不剧烈运动。

4. 保持大便通畅，及时治疗肠道细菌、病毒、寄生虫感染，避免肠炎、腹泻、高热等诱发因素。

5. 遵医嘱定期复诊。

第八节　小儿急性阑尾炎

一、概述

急性阑尾炎（acute appendicitis）是一种小儿常见的急腹症，其主要病因是阑尾腔梗阻和病原菌感染。转移性右下腹痛和固定的右下腹压痛是急性阑尾炎典型表现。小儿急性阑尾炎的病情发展较快且严重，一般年龄越小，临床表现越不典型，病情进展越快，误诊率、穿孔率高。

二、病情观察与评估

（一）生命体征
监测生命体征，观察患儿有无体温、脉搏、呼吸、血压异常。

（二）症状体征
1. 观察患儿意识及精神状态，注意有无精神萎靡及脱水等表现。

2. 评估患儿腹痛程度，观察有无压痛、反跳痛、肌紧张，观察是否喜右侧曲髋卧位。

3. 观察患儿有无恶心、呕吐、腹泻。

（三）安全评估
1. 评估患儿有无因疼痛引起跌倒/坠床、外伤的危险。

2. 评估年长患儿对疾病的认知程度，是否对住院感到焦虑、恐惧等。

三、护理措施

（一）术前护理
1. 心理护理　安抚患儿及家属，减轻患儿及家属焦虑、恐惧心理，取得理解与配合。

2. 饮食与营养　禁饮禁食，呕吐、腹胀明显时给予胃肠减压。给予输液纠正水电解质紊乱。

3. 控制感染　取半卧位或斜坡卧位使感染局限化。禁服泻药及灌肠，防止肠蠕动加快、肠内压增高，导致炎症扩散或阑尾穿孔。遵医嘱给予抗生

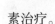

素治疗。

4. 疼痛护理 禁用镇痛药以免掩盖病情。

5. 术前准备 术前禁饮禁食6~8小时，必要时遵医嘱安置胃肠减压缩短术前等待的时间。

6. 访视与评估 了解患儿手术部位标识，术前准备完善情况，评估患儿全身皮肤状况。

7. 手术交接 与手术室工作人员核对患儿信息、手术部位标识、药品及患儿相关资料，完成交接记录。

（二）术中护理

1. 物品准备 阑尾手术基本器械、暖风机、抗菌药物、烟卷引流条等。

2. 建立静脉通道 输液器连接延长三通管，采用20G静脉留置针于左上肢建立静脉通道。

3. 安置体位 平卧位双手置于体侧，保护肩胛、骶尾、足跟部位受压皮肤。

4. 术中观察 观察患儿体温和静脉通道是否通畅。

5. 执行隔离技术 遵循隔离基本原则，严格执行隔离技术。

6. 引流管护理 留置胃管及腹腔引流管，标识清楚、妥善固定并保持通畅。

7. 标本送检 确认标本无误后由洗手护士及时送检，避免遗失。

（三）术后护理

1. 患儿交接 核对患儿信息，了解手术方式及术中情况，交接生命体征、管路、皮肤情况及物品等并记录。

2. 遵医嘱吸氧，观察生命体征，行心电监护和血氧饱和度监测。

3. 出血护理 观察患儿有无烦躁、心率增快、血压下降等休克表现；观察切口敷料有无渗血、引流液的性状、量和颜色变化。

4. 管道护理 妥善固定各种管道，保持引流通畅，防止管道脱落。胃管待腹胀缓解，肠蠕动恢复后拔除。切口内置引流条通常术后2~3天拔除。血浆引流管根据引流情况决定拔除时间。

5. 饮食护理 轻症患儿术后当日禁食禁饮，术后1日进流质，术后2日进半流质饮食，术后3~4日过渡到普食；重症患儿禁食至肛门排气、肠蠕动恢复后逐步由流质、半流质过渡到普食。注意少量多餐，饮食要清淡易消化，避免进食牛奶、豆制品等产气食物引起腹胀。

6. 体位与活动 术后6小时后半卧位或斜坡卧位。鼓励早期活动，轻症患儿手术当天下床活动，重症患儿协助床上翻身及活动，促进肠蠕动恢复，防止肠粘连或肠梗阻。

7. 疼痛护理　术后积极镇痛，采取有效减轻疼痛的方法，观察镇痛效果及有无副反应。使用镇痛泵者，告知患儿家属使用方法。

8. 切口护理　保持切口敷料清洁干燥，患儿出现体温升高，切口部位红、肿、压痛等切口感染表现，及时通知医师，协助处理。

9. 排便护理　观察肛门排气及排便情况，注意有无里急后重，黏冻、脓液便排出，或伴尿频、排尿困难等盆腔脓肿表现。

四、健康指导

（一）住院期

1. 告知禁饮禁食的目的和重要性。

2. 告知半卧位及术后早期活动的目的和重要性，指导术后早期活动。

3. 保护切口敷料及引流管，防止污染和脱落。

（二）居家期

1. 若出现呕吐、腹痛、腹胀等肠梗阻、肠粘连症状及时就医。

2. 保持良好的饮食习惯，避免过食生冷、油腻、刺激性食物，餐后不做跳跃、奔跑等剧烈运动。

3. 积极参加体育锻炼，增强体质，提高免疫能力。

4. 平时要保持大便通畅，及时治疗便秘及肠道寄生虫。

5. 如果有慢性阑尾炎病史，注意避免复发。

6. 定期门诊复查。

第九节　先天性巨结肠

一、概述

先天性巨结肠（congenital megacolon；Hirschsprung's disease，HD）又称无神经节细胞症（aganglionosis）是由于结肠远端和直肠缺乏神经节细胞，从而导致该肠段痉挛性狭窄，近端结肠继发性扩张肥厚的先天性肠道发育畸形。呕吐、腹胀和便秘是本病的特点。

二、病情观察与评估

（一）生命体征

监测生命体征，观察有无体温、脉搏、呼吸、血压异常。

（二）症状体征

1. 观察有无恶心、呕吐、腹痛等急性肠梗阻的表现。

2. 观察腹胀程度及腹部体征，可见肠型，肠鸣音亢进。直肠指检可激发排便反射。

3. 胎便延迟，24～48 小时无胎便排出或仅有少量排出。

4. 观察患儿有无食欲缺乏、消瘦、营养不良、贫血或生长发育迟缓等情况。

（三）安全评估

评估患儿有无因呕吐导致误吸的危险。

三、护理措施

（一）术前护理

1. 心理护理　关心患儿及家属，减轻焦虑、恐惧心理，取得配合。

2. 监测腹围和体重　每日测量腹围，每周测量体重。

3. 饮食与营养　给予高热量、高蛋白、高维生素、易消化、少渣饮食。营养不良、低蛋白血症患儿加强营养支持，纠正贫血。

4. 呕吐护理　呕吐频繁或有急性肠梗阻的表现的患儿，禁食禁饮，行胃肠减压，防止误吸。

5. 解除便秘

（1）可遵医嘱口服缓泻剂、润滑剂，帮助排便。

（2）使用开塞露、扩肛等刺激括约肌，诱发排便。

（3）生理盐水回流灌肠，每日 1 次。使用等渗盐水忌用清水，防止水中毒。灌洗出入量要求相等。有粪石、灌肠后不能排出或排出不足时可注入适量液体石蜡保留灌肠。

6. 术前肠道准备

（1）术前 7～14 天开始生理盐水回流灌肠，每日 1 次，必要时可每日2 次。

（2）术前晚及术晨清洁灌肠。

（3）术前 3 天口服肠道抑菌药。

（4）术前 2 天改流质饮食，术前晚开始禁食禁饮。

（5）术晨安置胃管。

7. 访视与评估　了解患儿手术部位标识，术前准备完善情况，评估患儿全身皮肤状况，高风险患儿申报难免压疮。

8. 手术交接　与手术室工作人员核对患儿信息、手术部位标识、药品及患儿相关资料，完成交接记录。

（二）术中护理

1. 物品准备　小儿腹部基本器械、特殊专用器械、乳突撑开器、超声刀、暖风机、针状电极、抗菌药物等。

2. 建立静脉通道 输液器连接延长三通管，采用 22G 留置针于左上肢建立静脉通道。

3. 安置体位 按截石位常规摆置手术体位，双手置于体侧，保护骶尾部和腘窝处。

4. 术中观察 观察术中出血量、静脉通道及胃肠减压管是否通畅。动态监测体温，做好保暖。

5. 执行隔离技术 遵循术中隔离基本原则，严格执行隔离技术。

6. 引流管护理 留置胃管及腹腔引流管，标识清楚、妥善固定并保持通畅。

7. 标本送检 清点标本数量，确认标本无误后由洗手护士及时送检，避免遗失。

（三）术后护理

1. 患儿交接 核对患儿信息，了解手术方式及术中情况，交接生命体征、管路、皮肤情况及物品等并记录。

2. 遵医嘱吸氧，行心电监护和血氧饱和度监测，观察生命体征。

3. 切口、肛门护理

（1）观察切口有无渗血、渗液。

（2）及时清理大小便及肛周分泌物，便后用碘伏棉球清洗肛门周围皮肤。肛周糜烂患儿可用 2%～3% 温盐水坐浴或红外线照射。

（3）活检术后注意观察肛门内油纱是否脱落。

4. 压夹钳护理 如采用压夹钳一般术后 7～9 天脱落，期间避免坐起，防止压夹钳进入体内，损伤肠管。

5. 卧位护理 患儿清醒后可取半卧位，使用压夹钳患儿取平卧位或侧卧位。

6. 管道护理 妥善固定胃管、肛管、尿管，标识清楚，防止脱落，保持引流通畅，观察并记录引流物的颜色、性质、量。

7. 饮食护理 禁食禁饮，待肠蠕动恢复，拔除胃管后可进食少量流质饮食，再逐步由半流质到普食。

8. 疼痛护理 评估疼痛程度，积极镇痛，遵医嘱使用镇痛泵或镇静止痛剂。

9. 并发症护理

（1）小肠结肠炎：是最严重、最常见的并发症，术前、术后均可发生。如出现高热、腹胀、腹泻、水样奇臭大便，伴脱水、电解质紊乱等小肠结肠炎征象，及时报告医师处理。

（2）肠穿孔：灌肠时动作轻柔。如出现剧烈腹痛腹胀，面色苍白、脉搏和心率增快等报告医师，积极准备手术。

四、健康指导

（一）住院期

1. 告知温盐水坐浴的目的和方法，注意防止烫伤或受凉。

2. 需长期灌肠的患儿出院前教会家长灌肠的方法。

3. 需扩肛的患儿教会家长扩肛的方法。

（二）居家期

1. 如有腹痛、腹胀、便秘、呕吐、发热等及时就医。

2. 加强营养，观察患儿的营养与发育状况。

3. 训练患儿每日定时排便的习惯，锻炼肛门括约肌的功能及预防便秘复发。

4. 遵医嘱定期复诊。

第十节　先天性直肠肛门畸形

一、概述

先天性直肠肛门畸形（congenital anorectal malformations）居消化道畸形第一位，是胚胎发育发生障碍的结果。表现为出生后 24 小时无胎便排出，或仅有少量胎便从尿道或阴道口挤出，正常肛门位置无肛门开口，出现呕吐，进行性腹胀，低位性肠梗阻症状；合并瘘管者，表现为异位排便，排便困难。

二、病情观察与评估

（一）生命体征

监测生命体征，观察有无发热、体温不升、呼吸困难等表现。

（二）症状体征

1. 观察患儿有无腹胀、呕吐、脱水、消瘦、营养不良及其他发育畸形。

2. 观察会阴部局部情况，有无肛门开口，有无瘘口及胎便排出等。

3. 观察小便颜色，注意是否混有粪渣。

（三）安全评估

1. 评估患儿有无因呕吐导致误吸的危险。

2. 评估患儿有无因保暖不当导致烫伤的危险。

三、护理措施

（一）术前护理

1. 心理护理　保护患儿隐私，与家属沟通，消除心理障碍和自卑心理，讲解治疗效果，鼓励家属积极治疗患儿。

2. 暖箱护理　入暖箱保暖，预防低温致硬肿症、肺炎的发生。控制暖箱温度 28～32℃，湿度 55%～65%。

3. 箱内吸氧 5～6L/min，行心电监护和血氧饱和度监测，观察生命体征。

4. 呼吸道护理　保持呼吸道通畅，备吸痰装置，及时吸痰。

5. 体位护理　给予低斜坡侧卧位休息（抬高床头 15°～30°）。

6. 禁食禁饮，给予静脉输液，呕吐及腹胀患儿遵医嘱胃肠减压。

7. 输液泵控制输液速度。准确记录 24 小时出入量。

8. 预防感染

（1）口腔护理，每日 2 次，预防口腔感染。

（2）脐部护理，每日 1 次，保持脐部清洁干燥，预防脐炎。

（3）保持皮肤清洁完整，每日擦浴 1～2 次；修剪指甲，戴手套，防止患儿抓伤皮肤；及时更换尿布，便后清洁会阴部皮肤。

（4）定时消毒、更换暖箱。每日空气消毒和地面消毒。注意手卫生。

9. 舒适护理　保证患儿睡眠，减少不良刺激，避免光线直射患儿，集中进行治疗护理。抚触患儿，用浴巾在患儿周围成鸟巢状，增加安全感及舒适感。

10. 术前准备　术前留置尿管；合并瘘管者，术前需经瘘管行清洁灌肠。

11. 访视与评估　了解患儿手术部位标识，术前准备完善情况，评估患儿全身皮肤状况，高风险患儿采取预防压疮相关措施。

12. 手术交接　与手术室工作人员核对患儿信息、手术部位标识、药品及患儿相关资料，完成交接记录。

（二）术中护理

1. 物品准备　腹部手术基本器械、新生儿专用器械、暖风机、乳突撑开器、抗菌药物等。

2. 建立静脉通道　输液器连接延长三通管，采用 22G 于上肢建立静脉通道。

3. 安置体位　俯卧位，保护病人受压皮肤。

4. 术中观察　观察术中出血量、静脉通道及胃肠减压管是否通畅。监测体温，做好保暖，观察受压部位皮肤情况。

5. 执行隔离技术　遵循术中隔离基本原则，严格执行隔离技术。

6. 引流管护理 胃管、血浆引流管，标识清楚、妥善固定并保持通畅。

（三）术后护理

1. 患儿交接 核对患儿信息，了解手术方式及术中情况，交接生命体征、管路、皮肤情况及物品等并记录。

2. 给予吸氧，观察生命体征，行心电监护和血氧饱和度监测。

3. 呼吸道护理 保持呼吸道通畅，定时翻身拍背，及时吸痰。

4. 体位与活动

（1）肛门成形术后患儿取侧卧位或俯卧位休息，充分暴露肛门。

（2）肠造瘘患儿多取造口侧侧卧位。

（3）加强翻身、叩背，预防并发症。

（4）病情平稳、管道拔除后患儿可抱出暖箱活动。

5. 切口护理

（1）肛门内填塞的压迫止血的油纱一般于 24 小时内自行脱落，注意观察。

（2）保持会阴部清洁干燥，防止大小便污染切口，每次便后用生理盐水或消毒纸巾清洗肛周，再用碘伏棉球擦洗切口。

（3）观察成形肛门黏膜的光泽度、颜色，注意有无发黑、坏死倾向以及回缩等。

（4）肛门成形术后 3 天，可遵医嘱给予 2%～3% 温盐水坐浴和红外线照射。

6. 肠造口护理 观察造瘘口血液循环及肠管有无回缩、出血、坏死。保持造瘘口及周围皮肤清洁，防止肠造瘘并发症。

7. 管道护理 胃肠减压管、导尿管固定稳妥，防止脱落，保持引流通畅，观察引流物颜色、性质及量。

8. 饮食护理

（1）肛门成形术：术后 6 小时可遵医嘱给予人工喂养。

（2）肠造瘘术：禁食禁饮，待肠蠕动恢复拔除胃管后遵医嘱给予人工喂养。①拔管当日，进食糖水，首次 5%GS 10～15ml，无呕吐者每 2～4 小时 1 次，每次增加 5ml，增至 30ml 则不再增加。②拔管后第 1 天，进食 1/2 稀释奶，首次 30ml 开始，每 2～4 小时 1 次。③拔管后第 2 天，进食配方奶或母乳喂养。

9. 扩张造瘘口 / 肛门

（1）肠造口的患儿，可于手术 2 周后开始在医师或专业护士指导用手指或扩肛器扩张造瘘口。每周 2 次，每次 5～10 分钟，持续 3 个月。

（2）肛门成形术后 2 周起在指导下开始扩肛。术后 3 个月每日 1 次，3 个月后隔日 1 次，每次 30 分钟，坚持半年左右。

（3）扩肛器型号由小到大，循序渐进；扩张时手指或时扩肛器充分润滑，沿肠腔方向逐渐深入，手法轻柔，忌用暴力，以免损伤肠管。

四、健康指导

（一）住院期

1. 保持肛门切口清洁，及时清理大小便，防止切口感染。
2. 教会家属护理肠造口的方法。
3. 教会温盐水坐浴的方法及注意事项。

（二）居家期

1. 如出现腹胀、高热、大便恶臭等情况及时就诊。
2. 坚持扩张造瘘口或肛门，预防造瘘口或肛门狭窄。
3. 训练患儿定时排便习惯。观察排便情况，注意饮食调节，避免大便过于稀薄或便秘。
4. 关注患儿身心发育，消除心理障碍和自卑心理，以积极健康的心态生活。
5. 遵医嘱定期复诊。

第十一节　尿 道 下 裂

一、概述

尿道下裂（hypospadias）是男性泌尿生殖系常见的先天畸形，是因尿道发育不全，尿道开口于正常尿道口近侧至会阴部途径上，部分病例伴发阴茎下弯。多数主张在性别认知前完成手术。通过手术矫治使阴茎外观接近正常，恢复正常排尿，成年后拥有良好的性功能，满足心理需求。

二、病情观察与评估

（一）生命体征

监测生命体征，观察有无发热、呼吸增快等呼吸道感染症状。

（二）症状体征

1. 观察尿道开口的位置。
2. 观察排尿姿势及尿线方向、粗细。
3. 观察是否伴发阴茎下弯。

（三）安全评估

1. 评估患儿是否因排尿姿势异常而产生自卑、回避、焦虑等不良心理。
2. 评估家属对患儿的关心程度和对疾病的认知、心理承受程度及期望。

三、护理措施

（一）术前护理

1. 心理护理　保护患儿隐私及自尊。进行有效沟通，消除患儿及家属的自卑和紧张情绪，使其对手术的必要性、困难性、解决畸形的程度有充分理解，取得配合。

2. 会阴部、尿道准备

（1）术前 2～3 天开始行会阴护理，用稀释碘伏溶液擦洗尿道口、阴茎冠状沟、阴囊及腹股沟，每日 3 次。

（2）青春期及成年病例需做会阴部毛发处理。

（3）部分再手术病例前尿道腔道不规整、迂曲、多瘘，需术前 1～3 天以稀释碘伏溶液冲洗尿道。

3. 肠道准备

（1）保持大便通畅，年长儿训练患儿卧床排便。

（2）术前晚及术晨开塞露通便，会阴型患儿术前应灌肠。

（3）会阴型患儿手术前晚进流质饮食。

4. 衣物准备

（1）幼儿备开裆裤，大龄儿及成年人备睡袍，以便戴管和取管后穿用。

（2）备玩具、音乐、图书、视频等用于术后卧床期间转移患儿注意力。

5. 访视与评估　了解患儿术前准备完善情况，评估患儿全身皮肤状况，高风险患儿采取预防压疮相关措施。

6. 手术交接　与手术室工作人员核对患儿信息、药品及患儿相关资料，完成交接记录。

（二）术中护理

1. 物品准备　小儿尿道基本器械、尿道探条、尿道专用器械、小儿特殊硅胶尿管、尿道专用缝线、弹力绷带、消毒面罩、抗菌药物等。

2. 建立静脉通道　输液器连接延长三通管，采用 22G 静脉留置针于左上肢建立静脉通道。

3. 安置体位　平卧位双手置于体侧，垫高骶尾，保护肩胛、骶尾、足跟部位受压皮肤。

4. 术中观察　观察术中出血量、静脉通道是否通畅。动态监测体温，做好保暖，观察受压部位皮肤情况。

5. 引流管护理　支架尿管，标识清楚、妥善固定并保持通畅。

（三）术后护理

1. 患儿交接　核对患儿信息，了解手术方式及术中情况，交接生命体

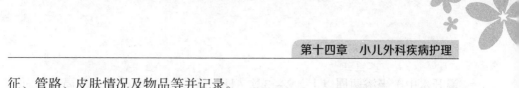

征、管路、皮肤情况及物品等并记录。

2. 遵医嘱吸氧，保持呼吸道通畅。监测生命体征，行心电监护和血氧饱和度监测。

3. 支架尿管护理　妥善固定支架尿管，防止松脱、牵拉、扭曲、受压等，适当约束四肢，防止患儿躁动抓脱尿管；保持引流通畅，观察小便颜色、量及性状；定期更换引流袋，防止污染；带短管排尿时要用手扶持尿管前端，防止短管被尿液冲击而牵拉固定线加重疼痛甚至脱落。

4. 切口护理

（1）使用拱形架，防止尿管、阴茎、切口受压，减轻疼痛和避免污染切口。

（2）保持阴茎上举位固定，观察阴茎头部血液循环、敷料有无松脱、切口有无渗血不止或尿液管外渗出等。

（3）术后 3～5 天暴露切口后遵医嘱给予康复新液擦洗，每日 2～3 次，以促进切口愈合。

（4）勿强行取除敷料，换药前先用生理盐水浸湿敷料，拔管后经温盐水坐浴让敷料软化后自行脱落。

5. 会阴护理　置管期间遵医嘱用稀释碘伏溶液擦洗会阴或滴尿道口，每日 2～3 次。便后及时清洁会阴部，防止大便污染切口。

6. 疼痛护理　术后使用镇痛泵镇痛。较大患儿易出现阴茎夜间勃起疼痛，可遵医嘱使用雌激素类药物，以防阴茎勃起，引起疼痛、肿胀和出血。

7. 饮食和饮水

（1）麻醉清醒 6 小时后先饮少量温开水，无呛咳，呕吐后再进食。

（2）会阴型患儿手术当日禁食，术后 1 日起给予无渣饮食推迟排便。

（3）多饮水，日饮水量应达 1000ml 左右，保证充足的尿量自然冲洗尿道。

8. 体位与活动　留置尿管期间卧床休息，以平卧位为主，不应过多活动，以免干扰新成形尿道的愈合，引起活动后出血，甚至尿管脱出。

9. 皮肤护理　术后卧床期间，需加强皮肤护理，保持皮肤清洁干燥，定时翻身，约束患儿观察肢体循环情况，定时放松，预防压疮。

10. 排便护理　保持大便通畅，避免腹压增加影响尿道切口愈合，必要时可用开塞露通便或口服缓泻剂。

11. 排尿观察　拔管或退管后应尽早饮水排尿，因拔尿管后疼痛不愿排尿的患儿，应耐心诱导，催促其自解小便。观察有无排尿困难，排尿时间明显延长，尿线细，排尿疼痛，尿频，尿急，尿瘘等情况。

12. 温盐水坐浴　通常拔管后需 2%～3% 温盐水（约 50g 食盐融入 2L

温开水中）坐浴两周以上，2～3次/日，每次15～30分钟，至局部创面干燥、肿胀消退。

13. 并发症护理

（1）切口出血：较多新鲜血液自伤口周围渗出。保持安静，充分止痛，减少管道牵拉，伤口换药，加压包扎，遵医嘱使用止血药。

（2）感染：切口周围异味，龟头、包皮水肿，阴囊肿胀，尿道口脓性分泌物。保持会阴部清洁，嘱多饮水，切口换药，加强会阴及切口护理。遵医嘱使用抗生素。

（3）尿瘘：拔管后尿液自新建尿道口以外位置流出。部分小瘘口可自愈，未愈者待6个月以上，局部瘢痕软化后再次手术。

（4）尿道狭窄：排尿困难，尿线细，排尿时间长。3个月内的早期狭窄可行尿道扩张，无效者则需手术治疗。

四、健康指导

（一）住院期

1. 讲解术后多饮水的重要作用，对于不爱喝水的患儿可适当给予果汁或饮料保证每日饮水量。保持大便通畅，多食纤维素丰富食物。

2. 强调支架尿管的重要性，注意保护尿管，防止尿管脱落、牵拉、扭曲、受压等，保持引流通畅。保持患儿安静，勿频繁变换体位。

3. 指导拔管或退管后观察排尿情况。

4. 教会温盐水坐浴的方法。

（二）居家期

1. 出院后注意休息，多饮水，保持外生殖器及会阴部清洁，防止阴茎外伤。术后1～2个月避免剧烈活动，成年病人3个月内避免性生活。

2. 两周后门诊复查，尿道狭窄进行扩张者每周复诊，出现排尿出口、尿线及排尿异常及时复诊。

3. 成年病人或患儿成年后应复诊向医师咨询性功能问题。

第十二节 隐 睾

一、概述

隐睾（cryptorchidism）指先天性阴囊内没有睾丸，它包括睾丸下降不全或未降、睾丸异位和睾丸缺如。临床上常将睾丸下降不全称为隐睾，是指睾丸未能按照正常发育过程从腰部腹膜后下降至阴囊。诊断明确后应及时治疗，尽早促使睾丸降入并固定于阴囊内，促进睾丸正常发育，同时降低睾丸恶变的发生率。

二、病情观察与评估

（一）生命体征
监测生命体征，观察患儿有无体温、脉搏、呼吸、血压异常。

（二）症状体征
1. 观察阴囊的发育情况，双侧阴囊是否对称，阴囊是否空虚，睾丸有无滑动。

2. 观察阴囊周围皮肤有无污渍、破损等。

3. 观察腹股沟区有无胀痛感。

（三）安全评估
评估年长患儿是否因发育异常而产生自卑、焦虑等不良心理。

三、护理措施

（一）术前护理
1. 心理护理　保护患儿隐私及自尊，进行有效沟通，消除自卑和紧张情绪。

2. 辅助检查　协助完成 B 超检查。

3. 皮肤准备　术前 1 日清洁下腹部、会阴部及阴囊部皮肤，特别应注意皮肤皱褶处的清洁，有阴毛者给予备皮；腹腔镜手术者需清洁脐部。

4. 访视与评估　了解患儿手术部位标识，术前准备完善情况，评估患儿全身皮肤状况。

5. 手术交接　与手术室工作人员核对患儿信息、手术部位标识、药品及患儿相关资料，完成交接记录。

（二）术中护理
1. 物品准备　小儿尿道手术基本器械。

2. 建立静脉通道　输液器连接延长三通管，采用 22G 静脉留置针于左上肢建立静脉通道。

3. 安置体位　平卧位双手置于体侧，垫高骶尾，保护肩胛、骶尾、足跟部位受压皮肤。

4. 术中观察　观察受压部位皮肤情况、静脉通道是否通畅。做好保暖工作。

（三）术后护理
1. 患儿交接　核对患儿信息，了解手术方式及术中情况，交接生命体

征、管路、皮肤情况及物品等并记录。

2. 给予吸氧及心电监护，观察生命体征，保持呼吸道通畅。

3. 饮食护理 麻醉清醒 6 小时后先进适量温开水，若无呛咳、呕吐后给予易消化、清淡饮食。

4. 切口护理 观察切口敷料有无渗血渗液。管理好大小便，防止污染阴囊处切口。腹腔镜手术者，注意观察切口周围有无皮下积气。

5. 局部观察 观察阴囊有无红肿、疼痛及包块。阴囊肿胀明显者可适当托起阴囊。观察睾丸下降情况，注意有无回缩。

6. 活动与休息 早期以卧床休息为主，勿让患儿行跑、跳等剧烈活动。

7. 疼痛护理 评估疼痛程度，遵医嘱给予镇痛处理及心理安抚。

四、健康指导

（一）住院期

1. 术后早期勿让患儿行跑、跳等剧烈活动。

2. 告知术后早期部分患儿阴囊可出现红肿或痛性的硬质包块的原因，减少家属的顾虑。

3. 告知卧位时注意勿使睾丸受压。

（二）居家期

1. 指导观察阴囊情况，如阴囊外观红肿，疼痛剧烈及时就诊。

2. 教会家属经阴囊触诊睾丸的方法，了解睾丸有无回缩。

3. 定期复诊，行 B 超检查，了解术后睾丸血运及发育情况。

第十三节 隐 匿 阴 茎

一、概述

隐匿阴茎（concealed penis）是一种阴茎体发育正常，先天显露异常的疾病。阴茎体缩藏于体内，外观短小，包皮呈鸟嘴状，用手将阴茎皮肤向阴茎根部挤压，阴茎体就显露出来，放开则又回缩。手术以学龄前后为宜，术前应定期到医院就诊以观察阴茎的发育情况。肥胖患儿需先通过锻炼、减肥等方式观察。

二、病情观察与评估

（一）生命体征

监测生命体征，观察患儿有无体温、脉搏、呼吸、血压异常。

（二）症状体征

1. 观察阴茎外观及大小。

2. 观察有无包皮炎或尿频、尿急、尿痛等尿路感染症状。

3. 观察患儿是否肥胖。

（三）安全评估

评估患儿是否因阴茎短小而产生不良心理，如自卑、焦虑等。

三、护理措施

（一）术前护理

1. 心理护理　保护患儿隐私及自尊，进行有效沟通，消除自卑和紧张情绪，取得配合。

2. 预防感染　有尿路感染的患儿遵医嘱给予抗生素治疗。

3. 皮肤准备　清洁手术部位皮肤，有阴毛者应备皮，剃除阴毛。必要时遵医嘱给予稀释碘伏溶液行会阴护理，每日 2～3 次。

4. 用物准备　准备宽松衣裤，便于术后下床活动时穿。

5. 访视与评估　了解患儿术前准备完善情况，评估患儿全身皮肤状况，高风险患儿申报难免压疮。

6. 手术交接　与手术室工作人员核对患儿信息、药品及患儿相关资料，完成交接记录。

（二）术中护理

1. 物品准备　小儿尿道手术基本器械、尿道特殊器械、无菌凡士林纱布、弹力绷带、消毒面罩。

2. 建立静脉通道　输液器连接延长三通管，采用 22G 静脉留置针于左上肢建立静脉通道。

3. 安置体位　平卧位双手置于体侧，垫高骶尾，保护肩胛、骶尾、足跟部位受压皮肤。

4. 术中观察　观察静脉通道是否通畅。监测体温，做好保暖，观察受压部位皮肤情况。

（三）术后护理

1. 患儿交接　核对患儿信息，了解手术方式及术中情况，交接生命体征、管路、皮肤情况及物品等并记录。

2. 给予吸氧及心电监护，观察生命体征，保持呼吸道通畅。

3. 饮食护理　麻醉清醒 6 小时后先饮少量温开水，无呛咳、呕吐后再进食。手术当日饮食宜清淡易消化。

4. 切口护理

（1）术后阴茎给予弹力绷带包扎，上举位固定。

（2）使用拱形架，防止切口受压和污染。

（3）观察切口有无出血、阴茎血运以及阴囊情况，注意阴茎、阴囊有无肿胀、青紫或组织坏死。

（4）保持会阴部清洁，小便时身体前倾，尿道口向下，减少尿液浸泡敷料。

5. 排尿护理　及时提醒和鼓励患儿自解小便。不能自解小便者，协助诱导排尿，必要时遵医嘱导尿。

6. 疼痛护理　评估疼痛程度，遵医嘱采取有效镇痛措施。

7. 盐水坐浴　遵医嘱术后 3 天开始温盐水坐浴，行阴茎皮肤脱套的术后第 7 天开始。温盐水浓度为 2%~3%（约 50g 食盐融入 2L 温开水中），每天 2~3 次，每次 15~30 分钟，约需 2 周。

四、健康指导

（一）住院期

1. 指导预防切口污染，下床时穿宽松衣物或使用阴茎保护罩，小便时身体前倾，尿道口向下，防止尿液浸湿敷料。

2. 指导阴茎敷料或血痂勿强行撕扯及剥除，经温盐水坐浴浸湿软化后让其自行脱落，以免切口出血。

3. 教会温盐水坐浴方法。

（二）居家期

1. 注意个人卫生及休息，多饮水，预防感染。

2. 告知家属所有隐匿阴茎均忌行单纯包皮环切术。

3. 肥胖患儿应适当控制体重。

4. 定期门诊复查。

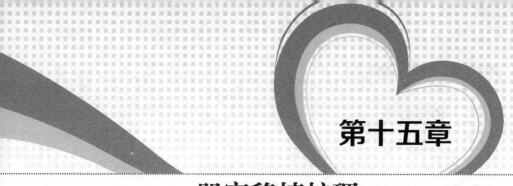

第十五章

器官移植护理

第一节 肾 移 植

一、概述

肾移植术（kidney transplantation）是指用手术的方法将保持活力的肾脏移植到自体或另一个体体内某一部位的过程，献出肾脏的个体称为供者，接受移植肾的个体称为受者。按供者来源分为亲属供肾和心脑死亡供肾。

二、病情观察与评估

（一）生命体征

监测生命体征，观察有无发热、血压增高等。

（二）症状体征

1. 观察病人有无面色、口唇、球结膜苍白，全身乏力等贫血症状。

2. 观察病人有无皮肤瘙痒，双下肢水肿等症状。

3. 观察病人有无腹膜透析造瘘管或动静脉造瘘。

4. 了解配型结果：ABO 血型、群体反应性抗体（PRA）、人类白细胞抗原（HLA）。

（三）安全评估

1. 评估病人有无因贫血引起的跌倒 / 坠床的危险。

2. 评估病人对肾移植的认知程度，有无心理问题，如焦虑、抑郁、恐惧等。

3. 评估家属对疾病的认知和担忧、心理承受程度及期望，以及有无良好的社会家庭支持系统。

三、护理措施

（一）术前护理

1. 病人准备　监测生命体征，血压高者遵医嘱舌下含化硝苯地平缓释片 10～20mg；发热病人遵医嘱物理或药物降温。

2. 心理护理　根据病人和家属紧张情况，给予入院团体教育，及时心理疏导，缓解其紧张焦虑的心情。

3. 术前准备

（1）教会病人深呼吸、有效咳嗽及床上大便的方法。

（2）配合医师做好术前检查、血型鉴定和组织配型、合血。

（3）术前 1 日沐浴，双侧腹股沟区及会阴部备皮。

（4）术前 1 日给予少渣饮食，术前晚肥皂水清洁灌肠，术前禁食 6 小时，禁饮 4 小时。

（5）遵医嘱术前 6 小时给予兔抗诱导治疗或者术前半小时给予单抗诱导治疗。

4. 访视与评估

（1）查对：手术护士携访视单至床旁与病人及家属核对信息及手术部位标识。

（2）评估：了解术前常规检查结果，包括血型、肾脏配型结果、输血全套、出凝血常规、超声检查报告、CT 检查报告、术前讨论与术前准备完善情况，重点评估骶尾部和足跟部皮肤状况，高风险病人申报难免压疮。

（3）宣教：告知压疮危险，介绍必要的保护措施及皮肤保护用品。告知手术基本流程，减少焦虑和恐惧情绪。

5. 手术交接　与手术室工作人员核对病人信息、手术部位标识、药品及病人相关资料，完成交接记录。

（二）术中护理

1. 物品准备　移植手术基本器械、肾移植特殊器械、呋塞米、甘露醇、肝素、罂粟碱、激素、灌注液、无菌冰泥、血管缝合线、输尿管支架管、碘伏。

2. 建立静脉通道　输液器连接延长三通管，采用 18G 静脉留置针于非动静脉造瘘侧上肢建立静脉通道。

3. 安置体位　平卧位，手术侧髂窝部垫高 30°，双手置于体侧，保护肩胛、骶尾、足跟部位受压皮肤。

4. 术中观察　观察术中出血量、血氧饱和度，静脉通道是否固定妥当，每 2 小时监测体温 1 次，做好保暖、观察受压部位皮肤情况。

5. 器官保存 供肾修整后，移植前应保证肾脏保存温度 0 ~ 4℃。

6. 引流管护理 血浆引流管及导尿管标识清楚、妥善固定并保持通畅。

（三）术后护理

1. 病人交接 核对病人信息，了解手术方式及术中情况，交接生命体征、管路、皮肤情况及物品等并记录，专人守护，实施保护性隔离。

2. 给予心电监护，吸氧，监测生命体征，测血压时须选择无动静脉造瘘的上肢，每 1 ~ 2 小时测中心静脉压，维持血压在 130 ~ 160/70 ~ 90mmHg 为宜。心律不齐、心动过速时遵医嘱用药。

3. 记录出入量，监测每小时尿量、观察尿液颜色、性质、测尿比重，根据中心静脉压、前 1 小时尿量和血压，量出为入，调整补液速度，遵医嘱循环补液、监测血糖、调整胰岛素用量、留取血尿标本。

4. 外周静脉通道需避开有动静脉造瘘的上肢和手术侧的下肢。

5. 体位与活动 术后当日取平卧位，移植肾侧下肢髋、膝关节屈曲 15° ~ 30°，术后 1 日床上活动，术后 3 日可下床床旁活动，以后逐渐增加活动量。

6. 饮食护理 术后禁食，待肛门排气后进食低盐流质饮食；限制蛋白质的摄取，待肾功能恢复后遵医嘱给予优质蛋白、高糖、低脂高维生素饮食，鼓励病人多饮水。饮食宜清淡、易消化、富有营养，避免食用生、冷、硬、高脂、不洁食物，禁烟、酒。

7. 引流管护理 妥善固定，标识清楚，保持管道通畅，观察引流物的颜色、性质及量。

8. 用药护理 免疫抑制剂需遵医嘱按时按量服用，方案多采取 FK506（或环孢素 A）、吗替麦考酚酯（骁悉）或麦考酚钠（米芙）加激素三联用药，严格间隔 12 小时。FK506 或环孢素 A 饭前 1 小时或饭后 2 小时空服，避免用葡萄、西柚汁送服药，以免影响血药浓度。激素饭后服用，减少胃肠道反应。观察病人有无腹泻、谵妄、精神症状、骨髓抑制、多毛症、抵抗力降低等免疫抑制剂的毒副作用，有无消化道出血，胃肠道反应等激素副作用。

9. 感染预防

（1）保持口腔清洁，每日口腔护理 2 次，口泰漱口 3 次，预防口腔感染。

（2）预防性进行超声雾化每日 2 次，每日定时翻身排背，做到有效咳痰，预防肺部感染。

（3）积极预防泌尿道感染，每日尿道口护理 2 次，1 周后拔除尿管。

（4）观察伤口渗出情况，每次进行超声检查后需及时更换敷料，防止感染。

（5）病室每日空气消毒 2 次，每次 30 分钟以上，每日至少通风 1 小时。

10. 排斥反应观察　病人出现移植肾区剧痛、体温突然升高、尿量明显减少、体重增加、血压升高等异常情况时，立即通知医师，遵医嘱采取激素冲击等抗排斥治疗。

四、健康指导

（一）住院期

1. 向病人及家属介绍肾移植术成功案例，告知病人积极稳定心态有利于促进肾功能恢复，减轻焦虑情绪。

2. 指导病人遵医嘱按时按量服药，告知免疫抑制剂的作用和副作用及监测血药浓度的意义。

3. 术后 1 周拒绝家属陪护，1 周后适当探视，探视者需戴口罩，时间不宜超过 30 分钟，避免交叉感染。

（二）居家期

1. 术后不宜从事重体力劳动，术后半年恢复正常工作。避免移植肾区受压和碰撞。移植肾功能恢复 3 个月后可以开始性生活，女性病人需避孕。移植后身体各部位的侵入性治疗（包括补牙）均需与移植医师联络。

2. 术后 3 月内减少外出，外出时戴口罩，减少公共场所活动。注意保暖，避免感冒。绝对不可接受任何活体疫苗注射；勿养宠物，远离家禽和种植鲜花。

3. 避免食用增强免疫功能的食物和药物，忌进补品，如人参、蜂王浆等；饮食应新鲜，勿食生、冷、硬食物；保持大便通畅，避免用力排便。

4. 遵医嘱服用免疫抑制剂及其他药物，禁止自行增减药量、停用或服用代替药物；发生漏服时需按要求补服：漏服时间距下次时间 <4 小时，立即补服治疗量；漏服时间 >6 小时，尽早补服，推迟下次服用时间；4 小时 <漏服时间 <6 小时，补服全量，下次服药时间服半量；如多服药物，距离下次服药时间 <6 小时，暂停一次服药（此期间均不监测血药浓度）。

5. 教会病人自我监测尿量、体温、血压、体重；学会自我检查移植肾大小和硬度，有无疼痛或压痛等情况；教会病人填写《肾移植病人自我监测手册》。

6. 出院后按要求随访，术后第 1 月，每周 2 次；术后第 2~3 个月，每周 1 次；术后第 4~6 个月，每 2 周 1 次；术后半年，每月 1 次；术后 2 年，每 3 个月 1 次；5 年以上可半年~1 年复查 1 次，期间若有不适随时就诊。

第二节　肝　移　植

一、概述

各种原因引起的肝脏疾病发展到晚期危及生命时，采用外科手术的方法，切除已经失去功能的病肝，然后把一个有生命活力的健康肝脏植入人体内，挽救濒危病人生命，使病人肝功能得到良好恢复，这个过程就是肝移植（liver transplantation），俗称"换肝"。手术方式包括原位肝移植（经典式和背驮式）、劈裂式肝移植、减体积肝移植、活体肝移植和异位肝移植。

二、病情观察与评估

（一）生命体征

监测生命体征，观察有无发热、缺氧、低血压、低血糖等症状。

（二）症状体征

1. 观察病人有无皮肤巩膜黄染、腹围增大、全身水肿等黄疸及低蛋白水肿症状。

2. 观察病人有无面色、口唇、球结膜苍白等贫血症状。

3. 了解供受者血型是否相合。

（三）安全评估

1. 评估病人有无因贫血引起跌倒/坠床的危险。

2. 评估病人有无低蛋白水肿引起压疮的危险。

3. 评估病人对肝移植的认知程度，有无心理问题，如焦虑、抑郁、恐惧等。

4. 评估家属对手术的认知和担忧、心理承受程度及期望，以及有无良好的社会家庭支持系统。

三、护理措施

（一）术前护理

1. 心理护理　做好肝移植术前相关知识的健康教育和病人心理护理。条件许可进行术前团体教育。教会病人深呼吸、有效咳嗽及床上大小便及翻身的方法。

2. 术前准备

（1）完善术前检查、血型鉴定、备血和用药准备（如：新鲜血浆、白蛋白、纤维蛋白原、凝血酶原复合物等）。

（2）术前 1 日沐浴，术前全腹部皮肤备皮。

（3）术前 1 日进流质；术前禁食 6 小时、禁饮 4 小时（不禁药）；术前晚及术晨行清洁灌肠

3. 访视与评估　查看病人手术部位标识，了解术前准备完善情况，评估病人骶尾部和足跟部皮肤状况，高风险病人申报难免压疮。

4. 手术交接　与手术室工作人员核对病人信息、手术部位标识、药品及病人相关资料，完成交接记录。

（二）术中护理

1. 物品准备　肝移植手术基本器械、肝移植手术特殊器械、胆道探条、悬吊拉钩、钛夹钳、超声刀、温液仪、暖风机、肝素、罂粟碱、灌注液、无菌冰泥、50℃温生理盐水、温液管道。

2. 建立静脉双通道　输液器连接延长三通管，采用 16G 静脉留置针于左上肢建立静脉通道，如遇术中大出血，协助麻醉师、医师抢救，遵医嘱加压输液、输血。

3. 安置体位　平卧位，右季肋部垫高 30°，双上肢置于体侧，保护肩胛、骶尾、足跟部位受压皮肤。

4. 术中观察　观察生命体征、术中出血量、血氧饱和度，观察无肝期和新肝期尿量并记录，静脉通道是否固定妥当。每 2 小时监测体温 1 次，做好保暖、观察受压部位皮肤情况。

5. 供肝修整后，移植前应保证肝脏保存温度 0～4℃。术中用药不能从液体加温通道输注。

6. 引流管护理　分别于左肝下、右肝后、温氏孔位置安置腹腔引流管，标识清楚、妥善固定并保持通畅。

7. 标本送检　标本确认无误后由洗手护士及时送检，避免遗失。

（三）术后护理

1. 病人交接　核对病人信息，了解手术方式及术中情况，交接生命体征、管路、皮肤情况及物品等并记录，专人守护，实施保护性隔离。

2. 呼吸道护理

（1）带机病人按呼吸机护理常规，一般需完全通气 12～24 小时，呼吸功能恢复良好，动脉血气分析正常，循环稳定可考虑撤机。

（2）撤机后需给予吸氧，监测血氧饱和度，必要时给予面罩吸氧。

（3）超声雾化每日 2 次；定时协助翻身拍背，做到有效咳嗽；教会病人深呼吸、吹气球等有助于恢复肺功能的方法；必要时可应用震动排痰仪协助排痰。

3. 给予心电监护，监测生命体征、血流动力学，注意保持移植肝及其

他脏器有足够的灌注。

4. 体位与活动　术后平卧 24 小时，轻柔翻身；生命体征平稳后床上活动，术后 1 周内半卧位；术后 7 天可下床活动，以后逐渐增加活动量。

5. 饮食护理　术后禁食，待肛门排气后应及早拔除胃管，尽早经口饮食，可促进胆汁分泌、有利于肝功能恢复。通常移植术后 3～5 天病人开始进食。进食顺序：流质→半流质（或软食）→普食，以低脂、优质蛋白、适量糖类为宜。

6. 引流管护理　妥善固定，标识清楚，保持管道通畅，观察引流物的颜色、性质及量；一般有 3 根血浆引流管，在腹部分别为左肝下、右肝后及温氏孔，引流液一般为淡血性，如为绿色则提示有胆漏，立即通知医师。

7. 用药护理

（1）严格遵医嘱使用免疫抑制剂，方案多采取 FK506（或环孢素 A）加激素两联或采取 FK506（或环孢素 A）、吗替麦考酚酯（骁悉）或麦考酚钠（米芙）加激素三联用药，严格间隔 12 小时。

（2）乙肝病人遵医嘱进行抗病毒治疗，定期监测肝肾功能、血常规、病毒学检查等。

8. 感染预防

（1）保持口腔清洁，每日口腔护理 2 次、口泰漱口 3 次。

（2）观察伤口有无渗血及时更换敷料，防止感染。

（3）保持尿道口清洁，每日尿道口护理 2 次，根据病人情况尽早拔除尿管。

9. 并发症护理

（1）排斥反应护理：①倾听病人主诉，观察有无乏力、发热、黄疸、恶心等；留置 T 管者，观察有无胆汁变稀薄、引流量明显减少的情况；②实验室检查：转氨酶升高、胆红素升高；凝血时间延长；免疫抑制剂血药浓度过低；③遵医嘱协助 B 超和 CT 检查。

（2）胆漏护理：如血浆引流管中引流出菜油样胆汁，及时汇报医师，协助处理。

四、健康指导

（一）住院期

1. 向病人及家属介绍肝移植术成功案例，增强康复信心；告知病人积极稳定心态有利于促进肝功能恢复，减轻焦虑情绪。

2. 鼓励病人生活自理，适量房间内活动；病情许可可戴口罩在病房或花园散步。多与肝移植病人交流，放松心情，增强信心。拆线后可沐浴，注意保暖。

3. 指导病人按时按量服药。FK506 或环孢素 A 饭前 1 小时或饭后 2 小时空服，避免用葡萄、西柚汁送服药，以免提高血药浓度。激素饭后服用，减少胃肠道反应。

4. 告知术后 1 周拒绝家属陪护；1 周后，适当探视，家属需戴口罩，时间不宜超过 30 分钟，避免交叉感染，最好用电话联络感情。

（二）居家期

1. 注意劳逸结合，避免疲劳过度，6 个月内禁剧烈体育活动。依个人的体力采取渐进性运动，养成良好的生活习惯，定时作息，避免过度劳累。维持良好的身体及口腔卫生，移植后身体各部位的侵入性治疗（包括补牙）均需与移植医师联络。

2. 预防感染，养成良好的卫生生活习惯，住宿最好单间，每日通风 2次；避免出入人群集中的公共场所和通风不良的地方，外出时戴口罩，不可接受任何活体疫苗注射。避免饲养宠物。

3. 进食新鲜、干净的熟食，3 个月内避免食用乳酸类饮料，6 个月内避免进生鱼、生肉等食物；禁酒，禁止任何形式的暴饮；多摄取高纤维蔬菜、水果，预防发生便秘。慎食具有增强机体免疫力的补品及保健品。

4. 移植肝功能恢复 3 个月后可行性生活。

5. 用药指导

（1）禁止服用未经允许的任何药物。保持稳定血药浓度，抽血时间安排在最后一次用药后的 12 小时，服药前抽血，以免影响测定结果。

（2）了解不同时期的免疫抑制剂的谷浓度值：服用 FK506 病人，3 个月内为 15～20ng/ml，3～6 个月内维持在 10～15ng/ml，6～12 个月内 10ng/ml左右，12～24 个月内 5～8ng/ml，3 年后 5ng/ml 左右，5 年以上 3～5ng/ml；服用环孢素 A 病人，3 个月内为 250～300ng/ml，3～6 个月内维持在 200～250ng/ml，6～12 个月内 200ng/ml 左右，12～24 个月内 150～200ng/ml，3 年后 150ng/ml 左右，5 年以上 100ng/ml 左右。因检测方法的不同会导致结果略微不同。

6. 教会病人监测体温、体重、血压，教会病人观察皮肤、巩膜是否发黄；防止体重过重，在体重超过标准体重的 10% 时，应限制热量的摄入[标准体重的公式（kg）＝身高（cm）－105）]。教会病人填写《肝移植病人自我监测本》。

7. 避免不良情绪刺激，多与移植医师、护士、病友交流，保持心理平衡。

8. 出院后第 1 月每周复查 1 次，第 2 个月每 2 周复查 1 次，术后 3～12个月每月复查 1 次，1 年后每季度复查 1 次，期间若有不适随时就诊。

第三节　胰肾联合移植

一、概述

胰腺移植（pancreas transplantation）的主要目的是为了替代胰岛素治疗，阻止和逆转糖尿病及其并发症，大大改善其生活质量。而胰肾联合移植（SPK）是目前治疗糖尿病合并尿毒症病人公认的最佳治疗选择。手术方式包括单纯胰腺移植（PTA）、同期胰肾联合移植（SPK）、肾移植后胰腺移植（PAK）。

二、病情观察与评估

（一）生命体征
监测生命体征，观察病人有无发热情况。

（二）症状体征
1. 观察病人有无频繁发生的高血糖或低血糖，有无嗜睡、恶心、眩晕、视力减退等酮症酸中毒症状。

2. 了解配型结果等：ABO 血型、群体反应性抗体（PRA）、人类白细胞抗原（HLA），糖化血红蛋白测定、C 肽水平、糖耐量实验。

（三）安全评估
1. 评估病人有无因酮症酸中毒引起的跌倒 / 坠床的危险。

2. 评估病人对胰腺移植的认知程度，有无心理问题，如焦虑、抑郁、恐惧等。

3. 评估家属对手术的认知和担忧、心理承受程度及期望，以及有没有良好的社会家庭支持系统。

三、护理措施

（一）术前护理
1. 监测生命体征、血糖，遵医嘱适当输入新鲜血浆或红细胞悬液，以提高免疫力、改善凝血功能或纠正贫血。

2. 心理护理　做好胰腺移植术前相关知识的健康教育和病人心理护理。

3. 术前准备

（1）戒烟戒酒，教会病人深呼吸、有效咳嗽、床上排便及翻身的方法。

（2）术前 3 天口服抗生素，术前 1 天进少渣饮食，术前 12 小时禁食禁饮，术前晚及术晨清洁灌肠。

（3）术前1日沐浴，双侧腹股沟及腹部备皮。

（4）术晨监测生命体征，血压高者给予舌下含化硝苯地平缓释片10～20mg；发热病人遵医嘱物理或药物降温。

4. 访视与评估　查看病人手术部位标识，了解术前准备完善情况，评估病人骶尾部和足跟部皮肤状况，高风险病人申报难免压疮。

5. 手术交接　与手术室工作人员核对病人信息、手术部位标识、药品及病人相关资料，完成交接记录。

（二）术中护理

1. 物品准备　胰腺移植手术基本器械、胰腺移植手术特殊器械、肠钳、温液仪、暖风机、肝素、罂粟碱、灌注液、无菌冰泥、温液管道。

2. 建立静脉双通道　输液器连接延长三通管，采用18G静脉留置针于上肢建立静脉通道，如遇术中大出血，协助麻醉师、医师抢救，遵医嘱加压输液、输血。

3. 安置体位　平卧位双手置于体侧，保护肩胛、骶尾、足跟部位受压皮肤。

4. 术中观察　观察术中出血量、血氧饱和度，静脉通道是否固定妥当。每2小时监测体温并记录，体温低于36℃，采取保暖措施，观察受压部位皮肤情况。

5. 器官保存　供胰腺修整后，移植前应保证胰腺保存温度0～4℃。

6. 引流管护理　术侧髂窝处安置血浆引流管、腹壁安置胰液引流管，标识清楚、妥善固定并保持通畅。

（三）术后护理

1. 病人交接　核对病人信息，了解手术方式及术中情况，交接生命体征、管路、皮肤情况及物品等并记录，专人守护，实施保护性隔离。

2. 呼吸道护理　参见《肝移植护理常规》。

3. 给予心电监护，监测生命体征，测血压时须选择无动静脉造瘘的上肢，Q1～2h测中心静脉压，维持血压在120～140/70～90mmHg为宜。心律不齐、心动过速时遵医嘱用药。遵医嘱每日监测血糖，根据血糖进行胰岛素治疗。

4. 量出而入，遵医嘱早期补液不补糖，补充清蛋白以恢复胶体容量，注意保持充足的水摄入。根据血气分析和电解质遵医嘱及时调整纠正电解质紊乱。

5. 体位与活动　术后24小时取平卧位，穿弹力袜，移植肾侧下肢髋、膝关节各屈曲15°～25°，术后一周内半卧位不宜超过45°，术后10天可离床适当活动。

6. 饮食护理　术后禁食，早期静脉高营养或胃肠内营养（空肠造瘘）支持。肛门排气后，拔除胃肠减压，根据医嘱进食，进食顺序：流质→半流质（或软食）→普食。饮食宜清淡、易消化、富有营养，避免食用生、冷、硬、高脂、不洁食物，禁烟、酒。

7. 引流管护理　妥善固定，标识清楚，保持管道通畅，观察引流物的颜色、性质及量。

8. 用药护理　免疫抑制方案多采取 FK506（或环孢素 A）、吗替麦考酚酯（骁悉）或麦考酚钠（米芙）加激素三联用药，严格间隔 12 小时。

9. 感染预防

（1）保持口腔清洁，每日口腔护理 2 次、口泰漱口 3 次预防口腔感染。

（2）观察切口有无渗血及时更换敷料，防止切口感染。

10. 并发症护理

（1）排斥反应：胰肾联合移植发生排斥反应多是肾排斥在前，胰腺排斥在后。发现病人出现移植区剧痛、体温突然升高、尿量明显减少、体重增加、血压升高；尿淀粉酶减少，尿混浊，同时出现尿毒氮升高、肌酐血糖升高等异常现象，需立即通知医师及时抗排斥治疗。

（2）血栓形成护理：通常出现在术后 1～2 天，常来源于静脉，发现病人出现急性腹痛、血糖和血清淀粉酶升高，立即通知医师，遵医嘱进行溶栓治疗。

四、健康指导

（一）住院期

1. 向病人及家属介绍胰腺移植术成功案例，增强康复信心；告知病人积极稳定心态有利于促进胰腺、肾脏功能恢复，减轻焦虑情绪。

2. 禁食及卧床期间，责任护士协助病人完成生活护理；协助病人咳嗽，翻身，预防感染和压疮。病人自理能力评分达到中度依赖时应鼓励病人生活自理，适量房间内活动；病情许可可戴口罩在病房或花园散步。多与其他移植病人交流，放松心情，增强信心。拆线后可沐浴，注意保暖。

3. 指导病人按时按量服药。FK506 或环孢素 A 饭前 1 小时或饭后 2 小时空服，避免用葡萄、西柚汁送服药，以免提高血药浓度。激素饭后服用，减少胃肠道反应。

4. 限制人员探视，使用电话联络方式。

（二）居家期

1. 生活有规律，保持良好的心情。术后 3 月内严禁驾驶及抬举重物，可进行适当体育锻炼，如散步、打太极拳，注意保护移植胰腺、移植肾区避免受压和碰撞。合理安排休息时间，做力所能及的事，术后半年恢复正常工作，但要注意过度疲劳，禁止剧烈体育活动。

2. 居住环境要清洁，每日通风2次，每日用消毒液擦拭家具。术后3月内外出戴口罩，避免到人多嘈杂的环境；注意保暖，避免感冒；勤换内衣裤，餐前务必洗手，做好个人卫生等，预防感染发生。禁止饲养宠物，避免过度日光浴以免引起皮肤癌。

3. 进食新鲜、洁净的熟食，3个月内避免乳酸类饮料，避免食用增强免疫功能的食物和药物；禁烟禁酒，避免暴饮暴食。

4. 遵医嘱使用免疫抑制剂和胰岛素，禁止自行增减药物剂量、擅自停药、更换药物。

5. 教会病人监测体温、血压、体重、血糖等，学会自我检查移植肾大小和硬度。

6. 严格门诊随访。术后第1个月，每周2次；术后第2～3个月，每周1次；术后第4～6个月，每2周1次；术后半年，每月1次；术后2年，每3个月1次；5年以上可6个月～1年复查1次，期间若有不适随时就诊。检验血糖、肝功能、胰肾功能、血常规及免疫抑制剂的血药浓度。

第四节　自体肾移植

一、概述

自体肾移植（idney auto transplantation）通常被作为手术治疗广泛输尿管缺省的最后手段，应用于肾血管性高血压的治疗，但随着该技术的不断提高和临床适应证的不断扩展，也可用于长段输尿管缺损、肾血管损伤、复杂性肾铸型结石、腹膜后纤维化引起的肾积水、孤立肾及双肾恶性肿瘤等的治疗。手术分为原位自体肾移植术和异位自体肾移植术。

二、病情观察与评估

（一）生命体征
监测生命体征，观察有无发热、高血压等。

（二）症状体征
观察病人有无小便减少、血尿、腰痛等症状。

（三）安全评估
评估病人对自体肾移植的认知程度，有无心理问题，如焦虑、抑郁等。

三、护理措施

（一）术前护理

1. 监测生命体征，血压高者遵医嘱舌下含化硝苯地平缓释片 10～20mg；发热病人遵医嘱物理或药物降温。

2. 心理护理　做好病人及家属心理指导，使其对手术抱有坚定的信心。

3. 术前准备

（1）教会病人深呼吸、有效咳嗽、床上排便及翻身的方法。

（2）术前遵医嘱大量补液，做好充分水化。

（3）术前 1 日沐浴，双侧腹股沟及腰腹部备皮。

（4）术前 1 日进流质，术前晚肥皂水灌肠或口服泻药清洁肠道，术前禁食 6 小时、禁饮（不禁药）4 小时。

4. 访视与评估　解病人手术部位标识，术前准备完善情况。

5. 手术交接　与手术室工作人员核对病人信息、手术部位标识、药品及病人相关资料，完成交接记录。

（二）术中护理

1. 物品准备　肾移植手术基本器械、肾移植手术特殊器械、修肾盘、超声刀、温液仪、暖风机、呋塞米、甘露醇、肝素、罂粟碱、灌注液、无菌冰泥、温液管道、输尿管支架管、碘伏。

2. 建立静脉通道　输液器连接延长三通管，采用 18G 静脉留置针于健侧上肢建立静脉通道。

3. 安置体位　平卧位，手术侧腰部垫高 30°，双手置于体侧，保护肩胛、骶尾、足跟部位受压皮肤。

4. 术中观察　观察术中出血量、血氧饱和度，静脉通道是否固定妥当。每 2 小时监测体温 1 次，做好保暖、观察受压部位皮肤情况。

5. 器官保存　自体肾灌注切取后移植前应保证保存温度 0～4℃。

6. 引流管护理　术侧腰部或髂窝处安置血浆引流管，标识清楚、妥善固定并保持通畅。

（三）术后护理

1. 病人交接　核对病人信息，了解手术方式及术中情况，交接生命体征、管路、皮肤情况及物品等并记录。

2. 给予心电监护、吸氧，观察病人意识，监测生命体征，意识不清、生命体征异常立即通知医师。

3. 观察并记录病人每小时尿量，告知病人利尿剂的作用，保证尿量每日 2500～3000ml 以上。

4. 观察术侧肢体血液循环，移植侧下肢皮温，可穿弹力袜，避免发生血栓。

5. 体位与活动 术后卧床 24 小时，1 日后可 <45° 半卧位休息，3 日后可床旁活动，以后根据具体情况活动量逐渐增加，但要避免剧烈活动。

6. 饮食护理 肛门排气后经口进食，进食顺序：流质→半流质（或软食）→普食。

7. 并发症护理

（1）出血护理：观察病人伤口有无渗血、管道妥善固定，标识清楚，保持管道通畅，观察引流物的颜色、性质及量。

（2）肾动脉血栓护理：观察病人有无急性腹痛、血压升高、少尿或无尿，若发生立即通知医师，遵医嘱进行溶栓治疗。

（3）尿漏护理：观察血浆引流管引流液如呈淡黄色小便样，应立即通知医师，协助处理。

四、健康指导

（一）住院期

1. 多饮水，不憋尿。

2. 适量活动，防止外伤。

（二）居家期

1. 注意劳逸结合，3 个月后可恢复工作，6 个月内禁剧烈体育活动，不能 90° 弯腰，避免碰撞。

2. 饮食均衡、清淡、卫生，多摄取高纤维蔬菜、水果，预防发生便秘；多饮水，避免久坐，预防结石；避免服用肾毒性强的药物及食物。

3. 教会病人自我监测血压、尿量、体重等变化，教会异位移植病人自我检查移植肾（髂窝处）有无肿大或变小，有无疼痛或压痛，质地有无变硬等情况，发现异常及时就诊。

4. 遵医嘱按时回院拔除支架管；术后半年每月复查 1 次，以后半年复查 1 次，3 年后每年复查。

第五节 晚期肝硬化自体外周血干细胞移植

一、概述

肝硬化（cirrhosis of liver）是临床常见的慢性进行性肝病，由一种或多种病因长期或反复作用形成的弥漫性肝损害。我国大多数为肝炎后肝硬化，少部分为酒精性肝硬化和血吸虫性肝硬化。早期由于肝脏代偿功能较强可无明显症状，后期则以肝功能损害和门脉高压为主要表现，并有多系统受累，晚期常出现上消化道出血、肝性脑病、继发感染、脾功能亢进、腹水、癌变等并发症。

自体外周血干细胞移植是治疗晚期肝硬化的一种新型治疗，通过从病人体内抽取少量血液，用先进的细胞分离技术分离出移植所需要的干细胞，通过介入或手术把提取的干细胞注入病肝，从而达到延长病人生命，等待进一步肝移植的目的。包括在 DSA 下行经股动脉超选肝动脉植入术和手术经胃网膜右静脉置管至门静脉主干注入两种手术方式。

二、病情观察与评估

（一）生命体征

监测生命体征，观察有无发热、高血压等。

（二）症状体征

观察病人有无乏力、食欲减退，上腹部不适，隐痛，腹泻等门静脉高压症状。

（三）安全评估

1. 评估病人有无因乏力、体位变化引起跌倒／坠床的危险。

2. 评估病人对自体外周血干细胞治疗晚期肝病的认知及接受程度，有无心理问题，如焦虑、抑郁、恐惧等。

3. 评估家属对疾病的认知和担忧、心理承受程度及期望。

三、护理措施

（一）术前护理

1. 心理护理　讲解治疗方法和预期效果，取得合作，增强治疗的信心。

2. 饮食护理　给予低盐清淡易消化饮食；禁酒，避免进食粗糙、坚硬或辛辣刺激性食物。

3. 每日定时测量体重和腹围，准确记录 24 小时出入量。

4. 移植前骨髓动员：遵医嘱每日皮下注射重组人粒细胞集落刺激因子（G-CSF）5μg/kg，每日 2 次，共 3～5 天，护士应观察骨髓动员期病人有无发热、疼痛、眩晕、恶心呕吐等不适，做好病人解释工作，发热、疼痛、眩晕、恶心呕吐属于骨髓动员期 G-CSF 正常反应，用药期间加强病人跌倒预防。

5. 访视与评估　查看病人手术部位标识，了解术前准备完善情况，评估病人全身皮肤状况。

6. 手术交接　与手术室工作人员核对病人信息、手术部位标识、药品

及病人相关资料，完成交接记录。

（二）术中护理

1. 准备物品　干细胞移植手术基本器械、B超机、腔镜套、干细胞、干细胞输注管道。

2. 建立静脉通道　输液器连接延长三通管，采用20G静脉留置针于上肢建立静脉通道。

3. 安置体位　平卧位，建立静脉通道侧的上肢外展置于托手板上，且外展角应小于90°，保护肩胛、骶尾、足跟部位受压皮肤。

4. 术中观察　输注干细胞时，密切观察门静脉压力、输注速度，常温放置干细胞不超过4小时。观察静脉通道是否固定妥当。每2小时监测体温1次，做好保暖、观察受压部位皮肤情况。

（三）术后护理

1. 病人交接　核对病人信息，了解手术方式及术中情况，交接生命体征、管路、皮肤情况及物品等并记录。

2. 经股动脉超选肝动脉植入术护理　在数字减影血管造影（DSA）下局麻行经股动脉超选肝动脉植入术。

（1）卧床休息12~24小时，腹股沟穿刺点局部压迫6~8小时，穿刺侧大腿平伸6小时（避免加压失效出血），观察有无渗血、出血，肢体有无肿胀疼痛等不适。保持腹股沟穿刺点敷料处清洁干燥，病人可做简单的床上肢体运动，防止深静脉血栓形成。

（2）术后6小时鼓励进食高维生素、高热量、清淡易消化、低脂低盐、低蛋白（<90g/d）、少刺激的饮食。保持每日大便2次，必要时灌肠，减少氨的吸收。

（3）观察病人有无发热、腹痛等症状。

（4）术后第3天遵医嘱给予抗凝治疗。

3. 经皮肝穿通过胃网膜右静脉置管至门静脉主干注入术护理

（1）卧床休息6~12小时，12小时后可取半卧位，24小时后可下床活动；3天内不作剧烈活动。

（2）术后禁食禁饮6小时，如无腹胀、腹痛等不适，鼓励病人进食高维生素、高热量、清淡易消化、低脂低盐、低蛋白（<90g/d）、少刺激的饮食。少食多餐，忌生冷刺激食物。保持每日大便2次。

（3）观察病人有无发热、腹胀、腹痛、出血等症状。

（4）术后第三天遵医嘱给予抗凝治疗。

4. 并发症护理

肝性脑病　观察病人有无定向力下降、计算力下降、自我照顾力下降、

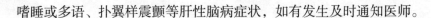

嗜睡或多语、扑翼样震颤等肝性脑病症状，如有发生及时通知医师。

四、健康指导

（一）住院期

1. 向病人及家属介绍干细胞移植术成功案例，增强手术信心。

2. 告知病人积极稳定心态有利于促进康复，减轻焦虑情绪。

3. 注意休息，不做剧烈运动。

4. 少食多餐，忌生冷刺激食物。

5. 正确使用保肝药物，禁用对肝功能有损害的药物。

（二）居家期

1. 保持良好心境和情绪，室内空气清新，每日早晚通风 30 分钟。

2. 饮食应以高热量、高维生素、清淡少油为主，禁烟酒，避免进食粗糙、坚硬或辛辣刺激性食物。

3. 术后 3 个月内减少外出，做好个人卫生，注意保暖，避免感冒。

4. 门诊随访　术后 3 个月，6 个月，12 个月门诊随访。

第十六章

烧伤科疾病护理

第一节　烧伤疾病一般护理

一、病情观察与评估

（一）生命体征

测量生命体征，观察有无体温、脉搏、呼吸、血压异常。

（二）症状体征

1. 观察病人意识，有无烦躁，神志淡漠、昏迷等表现。

2. 观察烧伤部位、面积、深度等，肢体有无肿胀，肢端感觉是否异常、有无环形焦痂压迫等。

3. 观察有无鼻毛烧焦、声音嘶哑、有无气紧等吸入性损伤的表现。

4. 观察有无合并伤，如颅脑外伤、肺挫伤、骨折等。

（三）安全评估

1. 评估病人有无因疼痛或活动受限引起压疮的危险。

2. 评估病人有无因意识障碍或瘢痕挛缩引起运动功能障碍导致跌倒/坠床的危险。

3. 评估病人对创伤恢复的认知程度，有无焦虑、抑郁、恐惧等心理问题。

二、护理措施

（一）术前护理

1. 急救处理

（1）立即脱掉衣物，局部用大量冷水冲洗创面或在冷水中浸泡 0.5 ~ 1 小时。

（2）大面积烧伤病人，建立静脉双通道，必要时行深静脉置管或静脉切开，遵医嘱补液、吸氧、心电监护、留置尿管、备气管切开包等。

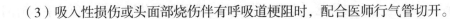

（3）吸入性损伤或头面部烧伤伴有呼吸道梗阻时，配合医师行气管切开。

（4）保持创面清洁，剃除创面及周围的毛发，创面下铺无菌纱垫，妥善安置。

2. 病室环境　病室温度 28～32℃，湿度 40%～50%，每日空气消毒 2～3 次。减少人员流动，实施保护性隔离。

3. 疼痛护理　采用数字等级评分量表（NRS）进行疼痛评估，疼痛评分≤4 分，指导病人深呼吸、听音乐等转移注意力；疼痛评分 >4 分，遵医嘱使用止痛药物，观察用药反应。

4. 卧位护理　大面积烧伤取平卧位，适当抬高头部。根据烧伤的部位选择适当的体位；头面颈烧伤，颈部有创面者垫高肩部；肢体烧伤，抬高患肢，保持各关节处于功能位；会阴部烧伤，充分暴露会阴部创面。

5. 压疮预防　每 2～3 小时协助翻身，使用气垫床，避免摩擦力和剪切力。

6. 消毒隔离　烧伤总面积大于 50% 的病人实行保护性隔离，病人入住清洁消毒后的单人病室，进行专人守护。医务人员进入病室需换清洁工作衣、口罩、帽子、必要时加穿隔离衣，严格限制人员出入病室。接触病人前后清洁双手。

7. 术前准备

（1）手术部位皮肤清洁，剃除毛发；术晨告知病人取下活动性义齿、饰品等。测量生命体征，发现体温、血压异常及时通知医师。

（2）戒烟，教会病人深呼吸和有效咳嗽。

（3）卧床病人，教会病人床上大小便及正确使用便器。

（4）协助完善相关检查 X 线、输血全套、血常规、出凝血时间、肝肾功能及心电图、创面分泌物培养等检查。

8. 饮食护理　指导进食高能量、高蛋白、高维生素、易消化饮食，避免辛辣刺激性食物。术前禁食 6～8 小时，禁饮 2～4 小时（局麻除外）。

9. 心理护理　突发性创伤可导致病人焦虑、恐惧，护士及时与病人及家属沟通，提高病人对疾病的认知程度，积极配合治疗。

10. 访视与评估　了解病人手术部位标识，皮肤烧伤面积、涉及的部位、深度及术前准备完善情况，评估病人全身皮肤状况，高风险病人采取预防压疮相关措施。

11. 手术交接　与手术室工作人员核对病人信息、手术部位标识、药品及病人相关资料，完善交接记录。

（二）术中护理

1. 物品准备　烧伤外科手术基本器械，外科基本设备，特殊药品。

2. 风险评估　了解术前特殊检查结果，如输血全套、出凝血时间等。

评估病人全身皮肤状况，皮肤烧伤面积、涉及的部位和深度，预计手术时间超过 2 小时者，重点评估骶尾部、腘窝以及足跟等部位皮肤状况，高危病人申报难免压疮。估计术中出血情况，了解备血情况。

3. 麻醉前核查　麻醉医师主持与手术医师、手术护士三方共同核查病人信息、手术信息、知情同意、设备、物品准备等情况，确认术前备血、抗菌药物皮试结果以及影像学检查结果。

4. 体位安置　根据手术需要安置体位，保护骨突部位及受压皮肤。

5. 物品清点　在术前、关闭手术创面前和关闭创面后清点手术物品，包括类别、数目，检查完整性并记录。

6. 切皮前核查　手术医师主持三方核查，共同确认病人信息、手术信息、物品准备就绪、抗生素输注等情况。

7. 术中观察　观察生命体征、术中出血量、静脉输液是否通畅及有无渗漏、仪器设备运行情况。手术持续时间超过 2 小时者监测体温，低于 36℃时，采取加温措施，观察受压部位皮肤情况并记录。

8. 记录各类手术记录单，如手术安全核查表、手术风险评估表、临床护理记录单、临时医嘱单、手术护理记录清点单、病人交接记录单等。

9. 出室前核查　手术护士主持三方核查，共同确认实际手术方式、清点用物结果、送检标本、皮肤状况及病人去向。

10. 出室交接　手术护士与麻醉医师共同护送病人出手术间，与麻醉复苏室、重症监护室或病房责任护士交接生命体征、出入量、管路、全身皮肤情况及物品等。

11. 标本送检　巡回护士、洗手护士、手术医师共同核对标本无误后，由洗手护士送检标本。

（三）术后护理

1. 病人交接　核对病人信息，了解手术方式及术中情况，交接生命体征、管路、创面、皮肤情况及物品等并记录。

2. 给予吸氧、心电监护、血氧饱和度监测，保持输液通畅，遵医嘱补液治疗。

3. 创面护理　观察敷料有无渗血渗液，创面皮肤颜色、温度、肿胀程度、动脉搏动、远端感觉、活动情况等。

4. 引流管护理　妥善固定、标识清楚，保持通畅。观察记录引流液的量、颜色及性状。留置尿管者，每天会阴护理 2 次。创面负压引流管，保持密闭通畅。

5. 疼痛护理　疼痛评分 >4 分，有自控镇痛泵者，遵医嘱追加药物剂量，观察用药反应及镇痛效果，观察病人疼痛有无缓解，有无头晕、恶

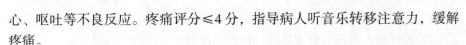

心、呕吐等不良反应。疼痛评分≤4分，指导病人听音乐转移注意力，缓解疼痛。

6. 卧位护理　全麻术后头偏向一侧，清醒后根据病情选择体位。持续硬膜外麻醉，平卧4~6小时后，根据病情选择体位。带蒂皮瓣术后，肢体保持固定位置，禁止牵拉、移动。

7. 饮食护理　术后6小时无恶心、呕吐者予以清淡、易消化饮食。面部烧伤病人给予流质饮食，逐渐过渡到普食。

三、健康指导

（一）住院期

1. 告知负压引流管的配合要点，禁止牵拉、折叠等。

2. 指导早期行功能锻炼，创面愈合后，面部烧伤可行咀嚼训练，如可咀嚼口香糖3~4次/日、佩戴口腔模具等，预防小口畸形，四肢关节保持功能位，减少疤痕挛缩畸形。

（二）居家期

1. 告知病人穿棉质透气衣物，避免阳光直射。

2. 避免摩擦、抓搔新生皮肤，创面出现红、肿、热、痛、皮肤破溃、渗血渗液时及时就诊。

3. 进食清淡营养饮食，避免辛辣刺激性食物，戒烟、戒酒。

4. 教会病人使用硅酮凝胶等防疤痕药物，正确使用弹力套，减少瘢痕挛缩畸形。

5. 出院后1个月、3个月、6个月、12个月复查，如有异常及时就诊。

第二节　烧伤休克期

一、概述

烧伤休克（burn shock）是烧伤临床发展过程中极为重要的一个病理生理过程，通常烧伤48小时之内，统称为休克期，是由于受伤局部有大量血浆自毛细血管渗出至创面和组织间隙，造成有效循环血量减少，属于低血容量性休克。

二、病情观察与评估

（一）生命体征

监测生命体征，观察有无心率增快、血压降低、呼吸急促等。

（二）症状体征

1. 观察病人意识，有无烦躁、神志淡漠等。

2. 评估烧伤的面积和深度，观察有无声音嘶哑、鼻毛烧焦等吸入性损伤的表现。

3. 观察有无合并伤，如观察病人有无意识障碍、头痛、恶心、呕吐和视力障碍等颅脑外伤症状；观察病人有无气管移位、呼吸频率异常、有无呼吸困难、发绀、缺氧等肺部损伤症状。

（三）安全评估

1. 评估病人有无因呼吸道水肿引起窒息的危险。

2. 评估病人有无因疼痛或移动能力受限引起压疮的危险。

3. 评估病人有无因意识障碍、下肢乏力引起跌倒 / 坠床的危险。

4. 评估病人有无因意识障碍引起气管导管滑落或拔管的危险。

5. 评估病人有无因担心疾病预后而导致的焦虑、恐惧等心理。

三、护理措施

（一）保暖

保持病室温度 28 ~ 32℃，湿度 40% ~ 50%，安置床帘，用红外线烤灯照射保暖。

（二）维持有效循环血量

病人出现口渴、意识不清，成人心率高于 150 次 / 分，儿童超过 180 次 / 分，收缩压 <90mmHg，脉压 <30mmHg 等血容量不足表现，加快输液速度，通知医师；留置导尿，准确记录每小时尿量。休克期成人尿量应维持在 30 ~ 50ml/h，儿童 20 ~ 50ml/h，婴儿 1ml/（kg·h）。

（三）呼吸道护理

密切观察呼吸频率、节律，有吸入性损伤、颜面部烧伤、及大面积烧伤者，观察有无呼吸困难，床旁备气管切开包、吸引装置。

（四）补液护理

1. 立即建立静脉双通道，必要时行深静脉置管或静脉切开补液。

2. 烧伤补液原则　先晶后胶，先盐后糖，先快后慢。伤后第一个 8 小时尽可能补足，一般补给总量的 1/2。伤后 16 小时补入其余的一半。

（1）烧伤后第一个 24 小时补液总量 = 烧伤面积（%）× 体重（kg）× 1.5（ml）（儿童为 1.8ml，婴儿为 2.0ml）+ 生理需要量 2000ml（儿童为 60 ~ 80ml/kg，婴儿为 100ml/kg）。

（2）烧伤后第二个 24 小时晶胶量为第一个 24 小时的一半，生理需要量 2000ml。

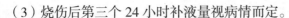

（3）烧伤后第三个 24 小时补液量视病情而定。

3. 补液种类　胶体和晶体之比为 1∶2，大面积深度烧伤和小儿烧伤可改为 1∶1，生理需要量一般用 5% 葡萄糖溶液。

4. 补液有效指标的观察　成人心率小于 120 次 / 分，小儿心率小于 160 次 / 分；成人尿量应维持在 30～50ml/h，儿童 20～50ml/h，婴儿 1ml/（kg·h）。若心率过快，血压低，尿少或无尿则为血容量不足，应加快补液速度。

5. 补液过程中出现呼吸增快、呼吸困难、胸前紧迫感、阵咳、咳大量粉红色泡沫痰等肺水肿表现，立即取半卧位或坐位，给予酒精湿化后高流量氧气间断吸入，遵医嘱予以强心、利尿等药物治疗。

（五）体位护理

大面积烧伤取平卧位，适当抬高头部；中小面积的头面部烧伤，取仰卧位，垫高肩部，充分暴露颈部创面；肢体烧伤，抬高肢体，四肢关节置于功能位。尽量暴露创面，减少受压。

（六）创面护理

1. 暴露疗法　无菌纱垫覆盖创面，红外线烤灯照射，保持创面干燥及保暖。

2. 包扎疗法　无菌纱布包扎创面，敷料渗血渗液，及时更换。出现动脉搏动减弱，患肢麻木、皮肤发紫和皮温下降，肿胀明显等远端血液循环变化，通知医师协助处理。

（七）保护性约束护理

小儿、老年人、躁动不安的病人，可能出现拔出导管、摔伤、坠床等危险，为保证安全，需采用护理保护用具，如床栏、约束带、限制肢体活动等，定时观察评估病人皮肤完整性并记录，每 2 小时轮流放松约束带 5～10 分钟，观察评估病人呼吸、肢体血液循环，约束 24 小时后与医师讨论是否解除约束。

（八）心理护理

护士耐心倾听病人主诉，介绍烧伤的相关知识，针对不同的心理反应给予相应的心理支持，与亲友沟通，获得家庭支持。

四、健康指导

1. 大面积烧伤休克期禁食禁饮，生命体征平稳后尽早进食，指导进食易消化、高热量、高蛋白、高维生素饮食。

2. 告知家属和病人保护性隔离的目的，减少探视。

第三节　烧伤感染期

一、概述

自皮肤黏膜烧伤后直至创面愈合的任何时期均可以发生感染。感染期病程长，病情复杂多变，是烧伤的主要死亡原因之一。

二、病情观察与评估

（一）生命体征

监测生命体征，观察有无体温升高，呼吸急促。

（二）症状体征

1. 观察病人意识，有无烦躁、神志淡漠、昏迷等。

2. 观察创面颜色、有无分泌物和异味，创面焦痂是否溶解脱落等。

（三）安全评估

1. 评估病人有无因呼吸道水肿引起窒息的危险。

2. 评估病人有无因疼痛、移动能力受限引起压疮的危险。

3. 评估病人有无因意识障碍引起跌倒／坠床的危险。

4. 评估病人有无因意识不清、烦躁等导致管道滑落或者拔管的危险。

5. 评估病人有无因担心疾病预后和经费而导致焦虑、恐惧等心理问题。

三、护理措施

（一）意识观察

病人出现烦躁，兴奋，易发脾气，拒绝治疗或部分出现精神抑郁、表情淡漠、反应迟钝等症状，及时通知医师。

（二）感染预防

1. 体温监测　体温 >38℃时给予物理降温，体温 >39℃时遵医嘱药物降温，观察并记录病人体温变化。

2. 创面护理　病人出现创面疼痛加剧或烦躁不安，及时检查敷料，观察敷料有无渗血渗液、包扎过紧等。观察创面颜色、有无分泌物和异味，创面焦痂有无溶解，如创面出现干枯、黑色、坏死斑，及时通知医师，协助处理。

3. 浸浴护理　浸浴疗法是将病人身体的全部或部分浸于温水或药液中一定时间，有利于清洁创面，促使坏死组织分离脱落，引流痂下积脓，减少创面的细菌和毒素。水温保持在 38～40℃，室温在 28～30℃为宜。

4. 静脉置管护理　深静脉置管者，严格执行无菌技术，做好导管维护，创面下深静脉置管者，敷料需每天更换。

5. 保护性隔离　工作人员进入病房戴口罩、帽子、手套，穿隔离衣，接触病人前后洗手，严格执行无菌技术。调节室温 28～32℃，湿度 40%～50%，保持室内清洁，病房床单元、烤架、地板使用含氯制剂擦拭，每日 2～3 次。保持室内空气流通，每日消毒 3 次，每次 1 小时。

（三）胃肠道症状观察

病人出现不明原因的腹胀，食欲减退，肠鸣音减弱，遵医嘱禁食、胃肠减压；腹泻时注意观察并记录大便的性状、颜色、次数和量，及时送检。

（四）心理护理

病人频繁的创面换药、手术治疗、新生皮肤的瘙痒、肢体功能障碍等，易产生焦虑、悲观情绪。护士应主动关心病人，了解心理变化，减轻焦虑，消除悲观情绪。

四、健康指导

（一）住院期

1. 指导进食高蛋白，高热量，高维生素食物，多饮水，避免辛辣饮食。
2. 教会病人早期进行功能锻炼，尽早下床，循序渐进，量力而行。

（二）居家期

1. 告知病人防止再次烧伤或烫伤，洗澡时先调节好适宜温度（40℃左右）。
2. 告知病人新生皮肤出现张力性水泡时，勿抓挠，及时就医。
3. 门诊随访，定期复查，忌伤后乱涂药物。

第四节　烧伤康复期

一、概述

浅度烧伤经治疗后一般不留疤痕，深Ⅱ度及Ⅲ度烧伤，均可产生疤痕，造成挛缩畸形，烧伤治疗不能只关注创面的修复，应包括外观和功能的恢复，烧伤康复治疗应在烧伤早期同步介入。

二、病情观察与评估

（一）生命体征

监测生命体征，观察病人体温、脉搏、呼吸、血压有无异常。

（二）创面评估

1. 观察病人烧伤的部位、面积、深度；创面修复时间，愈合后使用过何种预防瘢痕的治疗方法等。

2. 观察创面有无疼痛、瘙痒、皮肤水泡形成、瘢痕形成、关节挛缩、肌力下降等。

（三）安全评估

1. 评估病人有无因下肢乏力、运动障碍引起跌倒/坠床的危险。

2. 评估病人有无因瘢痕挛缩畸形、形象改变而导致的心理问题。

三、护理措施

（一）功能锻炼

1. 主动活动 早期从疼痛较轻的部位开始，活动度由小到大。所有未烧伤部位，未被固定的关节及烧伤部位附近的关节，可做小量、速度缓慢的运动，以主动运动为主，被动运动为辅。

2. 被动活动 从轻柔的活动开始，逐渐增大活动范围，强度、频率，禁止暴力牵拉，进行按摩疗法时力度循序渐进。新愈合的皮肤按摩前涂润肤霜以减少摩擦；陈旧瘢痕应加重按摩力度，增加推、提、捏等手法。

3. 功能位放置

（1）头面颈部烧伤：头部烧伤，取仰卧位避免耳部受压，俯卧时，前额软垫支撑，面悬空；颈前烧伤，肩下垫枕，保持头部后仰；颈侧烧伤，头向健侧倾斜、转动头部。

（2）手肘部烧伤：手部烧伤，指导病人握拳、拇指与其他四指的对掌运动，休息时取功能位；肘部烧伤，指导病人伸、屈、旋转运动，休息时保持伸直位。

（3）上臂、腋、胸、背部烧伤：上肢外展 90°，预防上臂与腋部及侧胸部的粘连。

（4）臀部及会阴部烧伤：双下肢外展位。

（5）双下肢烧伤：下肢伸侧烧伤，膝关节屈曲 15°～30°，下肢屈侧烧伤，膝关节保持伸直位；踝部烧伤，踝关节维持 90°，防止足下垂；足部烧伤，仰卧位或坐位进行外展、内收活动，休息时保持功能位。

（6）模具的使用：在烧伤治疗过程中，使用特制的模具及夹板进行外固定，保持各关节的功能位，观察远端肢体循环、活动情况等。

4. 注意事项

（1）一般烧伤后 15～25 天，病情逐渐好转，局部水肿及疼痛明显减轻，可开始做适当运动。

（2）功能锻炼前向病人做好解释工作，如锻炼中出现脉搏增快、血压下降、呼吸急促、面色苍白等，均应立即停止，必要时减轻活动量。

（3）功能训练过程中，观察创面有无渗血渗液、红肿、瘙痒不适等表现，如有异常，立即停止训练，待症状缓解后酌情进行训练。

（二）压力治疗的护理

压力治疗是预防和治疗瘢痕增生最有效的方法之一，坚持"一早，二紧，三持久"的原则。"早"指创面愈合以后即开始；"紧"指压力足够；"持久"指持续加压治疗 6 ~ 12 个月。

（三）心理护理

瘢痕增生导致病人形象、功能改变，鼓励病人参与功能锻炼，后期整形治疗以改善形象和功能。

四、健康指导

（一）住院期

1. 教会病人吃饭、穿衣、如厕等日常活动训练。

2. 教会病人从职业劳动中挑选所需项目进行训练。

3. 告知进食高能量、高蛋白、高维生素易消化饮食，避免辛辣刺激性食物。

（二）居家期

1. 告知病人保持新愈合皮肤的清洁，避免刺激性肥皂清洗，穿棉质衣物，避免抓挠。

2. 告知病人坚持长期锻炼的重要性，保持关节功能位置。

3. 门诊随访，复查。

第五节 电 烧 伤

一、概述

电烧伤（electric burn）包括电击伤（电接触烧伤）和电弧光烧伤。电击伤是指电流通过人体引起的烧伤，电流通过组织时产生高热，引起严重的深度烧伤。电击伤创面有"入口"和"出口"，"入口"多为一处，"出口"常为多处。电弧光烧伤主要是指电流短路时产生的电弧（火花）致皮肤发生烧伤，临床表现同一般热力烧伤。

二、病情观察与评估

（一）生命体征

监测生命体征，观察有无体温升高、呼吸急促、血压异常等。

（二）症状体征

1. 观察病人有无意识不清、抽搐、躁动、瞳孔缩小、呼吸急促，血压异常等电休克的表现。

2. 观察病人损伤的面积、深度、入口及出口处有无碳化、创面血管有无破裂出血、局部感觉有无麻木等。

3. 观察是否出现血尿、心律失常等。

4. 观察病人有无合并伤以及内脏损伤，如骨折，脊髓损伤，脑外伤等。

（三）安全评估

1. 评估病人有无因疼痛、移动能力受限引起压疮的危险。

2. 评估病人有无因意识障碍和运动障碍引起跌倒 / 坠床的危险。

3. 评估病人有无因意识障碍引起管道滑落或者拔管的危险。

4. 评估病人生活自理能力状况等，了解病人及家属的心理状态及社会支持系统。

三、护理措施

（一）术前护理

1. 创面护理　保持创面清洁，剃除创面及周围的毛发，创面下铺无菌纱垫，妥善安置。

2. 尿量观察　观察有无尿量减少，尿色加深、胃肠道不适、精神差等急性肾功能不全的表现。及时监测每小时尿量，调整输液速度，遵医嘱用药。

3. 出血护理　电击伤病人床旁备止血带，病人出现创面敷料渗血，血压突然下降等继发性出血表现，肢体出血者，立即行止血带捆扎；其他部位出血，行指压止血，并立即通知医师处理；创面未愈合，禁止剧烈活动；保持大便通畅，严禁高压灌肠。

4. 术前准备

（1）术前指导病人禁食 6 ~ 8 小时，禁饮 2 ~ 4 小时；术晨告知病人取下活动性义齿、饰品等。测量生命体征，发现体温、血压异常及时通知医师。

（2）需卧床病人，教会病人床上大小便及正确使用便器；戒烟，教会病人深呼吸和有效咳嗽。

（3）协助完善相关检查　X 线、输血全套、血常规、出凝血时间、肝肾功能及心电图等检查。

5. 心理护理　电击伤致残致畸率高，大部分需截肢，病人易产生悲观、恐惧情绪。护士应主动关心病人，了解心理变化，减轻焦虑、恐惧情绪，防止自伤、自杀等。

6. 访视与评估 了解病人手术部位标识，电烧伤所涉及的部位和深度及术前准备完善情况，评估病人全身皮肤状况，高风险病人采取预防压疮相关措施。

7. 手术交接 与手术室工作人员核对病人信息、手术部位标识、药品及病人相关资料，完成交接记录。

（二）术中护理

1. 物品准备 烧伤手术基本器械、气压止血带。

2. 手术中三方核查 手术护士、麻醉医师、手术医师在病人麻醉前、皮肤切开前、病人离开手术室前共同核查病人信息、麻醉手术信息。

3. 安置体位 平卧位时，双上肢置于身体两侧。上肢手术，患侧上肢置于拖手板上外展<90°，保护枕部、骶尾部受压皮肤、足跟悬空。

4. 监测生命体征，观察术中出血量、尿量、气压止血带使用时间和压力、仪器设备运行情况。手术持续时间超过2小时者，每2小时监测体温1次并记录。体温低于36℃时，采取加温措施。

5. 出室交接 与复苏室护士交接生命体征、管路、皮肤情况及物品等。

（三）术后护理

1. 病人交接 核对病人信息，了解手术方式及术中情况，交接生命体征、管路、创面、皮肤情况及物品等并记录。

2. 出血护理 观察手术部位有无出血、渗液、水肿、皮肤坏死等。床旁备止血带。肢体出血，行止血带捆扎；其他部位出血，行指压止血法止血，立即通知医师协助处理。

3. 幻肢痛护理 心理疏导、转移注意力、运用放松疗法，残肢端热敷；必要时遵医嘱使用镇静剂、止痛药；对于长期顽固性疼痛可行理疗、封闭、神经阻断、冬眠疗法等方法。

4. 功能锻炼

（1）指导病人行残肢活动：上肢截肢病人指导肩关节进行外展、内收及旋转运动；下肢截肢者指导俯卧位练习大腿内收、后伸。

（2）指导病人残肢肌肉运动、抗阻力运动和加压按摩，同时加强健肢肌力锻炼和全范围关节活动度（AROM）训练，为下床活动准备。

（3）指导病人伤口愈合后每日用弹力绷带包扎残端，并行残端按摩、拍打、蹬踩，以增加残端负重能力，为安装假肢做准备。

5. 饮食护理 进食高能量、高蛋白、高维生素易消化饮食，避免辛辣刺激性食物。

四、健康指导

（一）住院期

1. 告知病人功能锻炼的重要性，指导病人循序渐进进行康复锻炼。

2. 指导病人正确使用轮椅、拐杖。

（二）居家期

1. 教会病人护理残肢，用中性肥皂清洗残肢，但不可浸泡或在残肢上涂擦冷霜或油，以免软化残肢的皮肤。

2. 假肢保持清洁并在穿戴之前晾干。

3. 门诊随访，复查。

第六节　化学烧伤

一、概述

化学烧伤（chemical burn）是指人体接触化学物质，如酸、碱、磷等，直接或间接地引起皮肤黏膜局部损害或全身损害，甚至伴有中毒、吸入性损伤。

二、病情观察与评估

（一）生命体征

监测生命体征，观察有无体温升高，呼吸急促等。

（二）症状体征

1. 观察病人意识，有无烦躁，昏迷等。

2. 观察病人化学烧伤的部位、面积、深度和了解现场处理的经过等。

3. 观察病人有无吸入性损伤及全身中毒症状等，如观察病人是否有声音嘶哑、喉头水肿、喉痉挛、气道梗阻、肺水肿等吸入性损伤表现；观察病人是否出现头昏、头痛、呕吐、生命体征异常等全身中毒症状。

（三）安全评估

1. 评估病人有无因疼痛、移动能力受限引起压疮的危险。

2. 评估病人有无因意识障碍、下肢乏力引起跌倒／坠床的危险。

3. 评估病人有无因担心疾病预后而导致的焦虑、恐惧心理。

三、护理措施

（一）创面护理

1. 局部冲洗　早期用大量清水冲洗，冲洗时间一般在 2 小时以上，生石灰烧伤后先除去生石灰；磷烧伤先在暗室除去磷，然后冲洗。冲洗后可根据化学物质的性质选用相应的中和剂进行冲洗。

2. 合并伤的观察 观察有无合并眼、耳、口鼻等的损伤，如有异常及时通知医师。

（二）全身中毒症状的观察

观察有无意识障碍、头昏、头痛、烦躁不安、恶心呕吐、阵发性的强直性痉挛和昏迷等全身中毒症状，及时通知医师。

（三）呼吸道烧伤观察护理

观察有无声音嘶哑、吞咽困难等表现，严重者尽早行气管切开，做好气管切开护理。气道黏膜脱落时加强吸痰，防止阻塞气道。

（四）心理护理

主动与病人沟通交流，指导病人听音乐看电视等转移注意力，配合治疗。

（五）饮食护理

指导早期进食清淡易消化的食物，感染期及康复期进食高热量、高蛋白，高维生素的食物。

四、健康指导

（一）住院期

1. 指导病人保持创面清洁干燥，勿抓挠。

2. 指导病人早期活动。

（二）居家期

1. 指导防疤痕治疗，教会病人防疤痕治疗药物使用方法。

2. 告知穿透气的棉质衣物，避免抓挠。创面如有红肿，渗液等，立即就医。

3. 告知接触化学性物质时应穿戴防护衣裤、手套、眼镜和口罩。

4. 门诊随访，定期复查。

第七节 植 皮 术

一、概述

植皮术（skin grafting）是深度烧伤治疗和创面修复中消灭创面最有效的方法。深度烧伤大都需要植皮来促进创面愈合和最终消灭创面，以缩短疗程，减少换药的痛苦。

二、病情观察与评估

（一）生命体征
监测生命体征，观察有无体温升高、血压异常。

（二）症状体征
1. 观察病人意识，有无烦躁，昏迷等。
2. 观察供皮区皮肤有无破损、红肿。

（三）安全评估
1. 评估病人有无因意识障碍、下肢乏力、使用翻身床引起跌倒/坠床的危险。
2. 评估病人有无因对手术的焦虑恐惧引起异常心理问题和行为的危险。

三、护理措施

（一）术前护理
1. 心理护理　手术可导致病人焦虑、恐惧，护士及时与病人及家属沟通，提高病人对疾病的认知程度，积极配合治疗。

2. 皮肤准备
（1）供皮区皮肤准备：四肢供皮，术前1日剃净供皮区毛发，注意勿剃破皮肤，并用肥皂和清水清洗。头皮供皮区，在术前晚或进手术室前剃光头发，残留有痂皮不便剃除头发可将头发剪短，术中用手术刀剃尽。大面积烧伤病人植皮，术前浸浴。

（2）植皮区皮肤准备：术前剃除临近毛发，清洁创面周围皮肤。会阴及肛周植皮，术前1日进食流质。遵医嘱灌肠和留置尿管。

3. 术前准备
（1）戒烟，教会病人深呼吸和有效咳嗽。
（2）需卧床病人，教会病人床上大小便及正确使用便器。
（3）协助完善相关检查：X线、输血全套、血常规、出凝血时间、肝肾功能及心电图、创面分泌物培养等检查。
（4）术前指导：病人禁食6~8小时，禁饮2~4小时；术晨告知病人取下活动性义齿、饰品等。测量生命体征，发现体温、血压异常及时通知医师。

4. 访视与评估　查看病人手术部位标识，了解术前准备完善情况，评估病人全身皮肤状况，皮肤烧伤面积、涉及的部位和深度；手术时间超过2小时者，评估骶尾部和足跟部皮肤状况，高风险病人采取预防压疮相关措施。

5. 手术交接　与手术室工作人员核对病人信息、手术部位标识、药品

及病人相关资料，完成交接记录。

（二）术中护理

1. 物品准备　烧伤手术基本器械、电动取皮机、制皮机、温液仪、油纱、双氧水、碘伏、盐酸肾上腺素。

2. 建立静脉通道　输液器连接延长三通管，采用18G留置针建立静脉通道，注意避开手术部位。

3. 皮片保存　取下皮片及时以无菌生理盐水纱布覆盖备用。

4. 术中观察　观察病人生命体征、出血量、尿量，做好保暖措施。

（三）术后护理

1. 病人交接　核对病人，交接生命体征、皮肤、创面、管道等。了解术中用药，交接病历资料，完善交接记录。

2. 予吸氧、心电监护、血氧饱和度监测，保持输液通畅，遵医嘱补液治疗。

3. 引流管护理　妥善固定、标识清楚，保持通畅。观察记录引流液的量、颜色及性状。留置尿管者，每天会阴护理2次。创面负压引流管保持密闭通畅。

4. 创面护理　术后3天如出现体温上升、创面局部疼痛、创面渗出和异味等表现时，及时向医师汇报。

（1）供皮区护理：观察供皮区有无渗血、渗液、分泌物，可用红外线烤灯照射，促进创面的清洁干燥。

（2）植皮区护理：植皮区肢体包扎，固定、抬高、制动。出现动脉搏动浅弱，患肢麻木、皮肤颜色发紫和皮温下降，肿胀明显，通知医师及时处理。保持外敷料的清洁干燥；禁止在植皮肢体输血、输液、测血压以免产生皮下血肿。

（3）切削痂植皮护理：观察切痂部位外层敷料渗血渗液情况，如渗血范围扩大，立即通知医师进行处理。避免敷料包扎过紧引起的呼吸困难和肢体远端血液循环障碍。

5. 卧位护理　下肢植皮术后须卧床休息2周，勤翻身拍背，防止肺部感染。其他部位植皮术后1～2日，可适当下床活动；带蒂皮瓣术后，肢体保持固定位置，禁止牵拉、移动。

6. 疼痛护理　疼痛评分>4分时，有自控镇痛泵者，遵医嘱追加药物剂量，观察用药反应及镇痛效果，如病人有无头晕，头痛，呕吐等不良反应；疼痛评分≤4分时，指导病人听音乐转移注意力，缓解疼痛。

7. 饮食护理　术后麻醉清醒后进食高蛋白、高维生素、易消化食物，避免辛辣饮食；告知病人口周植皮避免吮吸，用注射器慢慢注入，餐后用温开水清洁口腔；肛周会阴部植皮者应给予无渣流质饮食。

四、健康指导

（一）住院期

1. 告知病人保持情绪稳定，充足睡眠、戒烟酒，防止小血管受情绪、疼痛等影响而痉挛，从而影响组织移植后的血液循环重建。

2. 指导病人术后卧床休息，避免植皮区的受压及患肢活动，防止皮片移位脱落。

（二）居家期

1. 告知病人戒烟、戒酒。

2. 告知病人进行适当体育锻炼，保护植皮区，避免受压和碰撞。

3. 继续防疤痕治疗，教会病人使用弹力衣和防疤痕药物。

4. 门诊随访，定期复查，如创面出现出血、渗液、红肿等，立即就医。

第八节 负压创面疗法

一、概述

负压创面疗法（negative pressure wound therapy，NPWT）是近年出现的治疗创面的一项新技术，它利用透明密封膜使开放创面封闭，用智能负压系统作为负压源，通过有频率负压作用于创面，为创面建立一个较为理想的环境，达到加速创面愈合的作用。

二、病情观察与评估

（一）生命体征

监测生命体征，观察有无体温升高、血压异常等。

（二）症状体征

观察创面的部位、大小、深度等。

（三）安全评估

1. 评估病人有无因疼痛或移动能力受限引起压疮的危险。

2. 评估管道滑落或者拔管的危险。

三、护理措施

（一）术前护理

1. 心理护理　手术可导致病人焦虑、恐惧，护士及时与病人及家属沟通，提高病人对手术的认知程度，积极配合手术。

2. 术前准备

（1）戒烟，教会病人深呼吸和有效咳嗽。

（2）需卧床病人，教会病人床上大小便及正确使用便器。

（3）协助完善相关检查：X线、输血全套、血常规、出凝血时间、肝肾功能及心电图、创面分泌物培养等检查。

（4）术前指导病人禁食6~8小时，禁饮2~4小时。手术部位皮肤清洁，剃除毛发；术晨告知病人取下活动性义齿、饰品等，贵重物品交家属保管。测量生命体征，发现体温、血压异常及时通知医师。与手术室工作人员核对病人信息、手术部位标识、药品及病人相关资料，完善交接记录。

3. 访视与评估　查看病人手术部位标识，了解术前准备完善情况，评估病人全身皮肤状况，高风险病人采取预防压疮相关措施。

4. 手术交接　与手术室工作人员核对病人信息、手术部位标识、药品及病人相关资料，完成交接记录。

（二）术中护理

1. 物品准备　烧伤手术基本器械、负压引流材料、负压吸引装置、双氧水、碘伏。

2. 建立静脉通道　输液器连接延长三通管，用20G静脉留置针建立静脉通道，注意避开手术部位。

3. 术中观察　观察生命体征、引流量、保持引流管通畅。

4. 引流管护理　负压封闭引流管者应标识清楚、妥善固定并保持通畅。

（三）术后护理

1. 病人交接　核对病人，交接生命体征、皮肤、创面、管道等。了解术中用药，交接病历资料，完善交接记录。

2. 给予吸氧、心电监护、血氧饱和度监测，保持输液通畅，遵医嘱补液治疗。

3. 疼痛护理　疼痛评分>4分，有自控镇痛泵者，遵医嘱追加药物剂量，观察用药反应及镇痛效果。疼痛评分≤4分，指导病人听音乐转移注意力，缓解疼痛。

4. 负压引流护理

（1）妥善固定，标识清楚，防止折叠、扭曲、受压、脱落。

（2）维持负压状态，观察泡沫敷料是否塌陷或膨起，引流管管形是否存在，如有异常，通知医师协助处理。

（3）记录引流物的颜色及量，若引流管出现持续鲜红色的液体提示有活动性出血的表现，立即终止吸引，通知医师。

四、健康指导

1. 术后卧床期间，教会病人有效翻身、咳嗽。

2. 告知病人负压引流期间，防止负压引流管的牵拉脱落，不能自行调整和关闭负压装置。

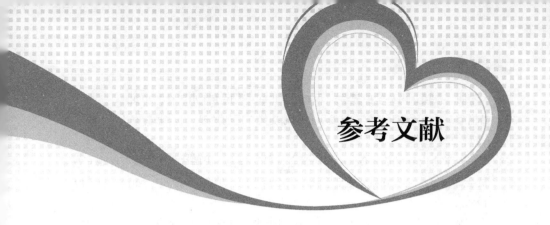

参考文献

1. 李乐之，路潜. 外科护理学. 北京：人民卫生出版社，2014.

2. 姜安丽. 新编护理学基础. 北京：人民卫生出版社，2006.

3. 郑海珊，李勇，肖静蓉. 外科护理学. 第 2 版. 成都：西南交通大学出版社，2014.

4. 李勇，张德. 外科护理. 北京：人民卫生出版社，2015.

5. 李小寒，尚少梅. 基础护理学. 北京：人民卫生出版社，2012.

6. 胡爱玲，郑美春，李伟娟. 现代伤口与肠造口临床护理实践. 北京：中国协和医科大学出版社，2010.

7. 冯志仙，黄丽华. 外科护理常规. 杭州：浙江大学出版社，2013.

8. 吴孟超，吴在德，吴肇汉. 外科学. 北京：人民卫生出版社，2013.

9. 温贤秀，肖静蓉. 实用临床护理操作规范. 成都：西南交通大学出版社，2012.

10. 景华. 实用外科重症监护与治疗. 上海：第二军医大学出版社，1999.

11. 郭加强，吴清玉. 心脏外科护理学. 北京：人民卫生出版社，2003.

12. 陈孝平，汪建平. 外科学. 北京：人民卫生出版社，2014.

13. 许萍. 肺移植护理. 济南：山东大学出版社，2007.

14. 杨牟，张小明. 下肢缺血性疾病诊断与治疗. 北京：人民卫生出版社，2009.

15. 胡德英，田莳. 血管外科护理学. 北京：中国协和医科大出版社，2008.

16. 温贤秀，何述萍. 泌尿外科护理工作指引. 成都：四川科学技术出版社，2012.

17. 张培华，蒋米尔. 临床血管外科学. 北京：科学出版社，2007.

18. 王深明. 血管外科学. 北京：人民卫生出版社，2011.

19. 赵玉沛. 血管外科诊疗常规. 北京：人民卫生出版社，2011.

20. 王玉琦，叶建荣. 血管外科治疗学. 上海：上海科学技术出版社，2003.

21. 董国祥. 实用血管外科学及护理学. 北京：中国医药科技出版社，1995.

22. 王玉琦，陈斌，符伟国. 颈动脉体瘤的手术并发症. 中华普通外科杂志，2005，20（9）：549.

23. 黄金. 新编临床护理常规. 北京：人民卫生出版社，2008.

24. 樊友本，郑起. 甲状腺和甲状旁腺内镜手术学. 上海：上海科学技术出版社，2014.

25. 陆再英，钟南山. 内科学. 第 7 版. 北京：人民卫生出版社，2009.

26. 尤黎明，吴瑛．内科学护理学．第 4 版．北京：人民卫生出版社，2008.

27. 吕艳霞．手术治疗肾性病变继发甲状旁腺功能亢进的护理．中华护理杂志，2007，42 （3）：229.

28. 中华医学会内分泌学分会，中华医学会外科学分会，中国抗癌协会头颈肿瘤专业委员会等．甲状腺结节和分化型甲状腺癌诊治指南．中国肿瘤临床，2012，39（17）：1260.

29. 邓新盛，胡敏超，杨崧．11 例甲状腺癌手术并发乳糜漏的临床分析．现代医院，2012，12（10）：53.

30. 邵志敏，沈镇宇，徐兵河．乳腺肿瘤学．上海：复旦大学出版社，2013.

31. 陈孝平，汪建平．外科学．第 8 版．北京：人民卫生出版社，2013.

32. 胥少，葛宝丰，徐印坎．实用骨科学．第 4 版．北京：人民军医出版社，2012.

33. 吴欣娟，张晓静．北京协和医院临床护理常规．北京：人民卫生出版社，2014.

34. 那彦群，叶章群，孙颖浩．2014 版中国泌尿外科疾病诊断治疗指南．北京：人民卫生出版社，2014.

35. 李汉忠．泌尿外科诊疗常规．北京：中国医药科技出版社，2012.

36. 杨辉，张文光，付秀荣．外科责任制整体护理常规．北京：人民卫生出版社．2014.

37. 黄金，姜冬久．新编临床护理常规．北京：人民卫生出版社，2014.

38. 吴阶平．吴阶平泌尿外科学．济南：山东科学技术出版社，2004.

39. 邱建宏，郑妍，滑美丽．泌尿外科健康教育手册．北京：人民军医出版社，2014.

40. 陈茂君，蒋艳，游潮．神经外科护理手册．北京：科学出版社，2011.

41. 于丽根，马欣，马玉芬，等．北京协和医院护理常规．第 2 版．北京：中国协和医科大学出版社，2005.

42. 何永生，黄光富，章翔．新编神经外科学．北京：人民卫生出版社，2014.

43. 陈礼刚，孙晓川，张俊廷，等．神经外科学教程．第 2 版．北京：人民卫生出版社，2014.

44. 徐德保，唐云红．神经外科护理查房手册．北京：化学工业出版社，2013.

45. 刘运生，欧阳珊．神经系统疾病诊断治疗学．北京：人民军医出版社，2002.

46. 赵晓辉，陈海花．赵毅．常见疾病护理流程．北京：军事医学科学出版社，2013.

47. 杨莘．神经疾病护理学．北京：人民卫生出版社，2005.

48. 江澄川，汪业汉，张可成．现代功能神经外科学．上海：复旦大学出版社，2003.

49. 傅先明，牛朝诗．立体定向和功能性神经外科学．合肥：安徽科学技术出版社，2006.

50. 宁宁，成翼娟，李继坪．烧伤整形美容外科护理手册．北京：科学出版社，2011.

51. 胡志红．整形美容外科护理学．北京：中国协和医科大学出版社，2012.

52. 吕青，王爱兰，丁自海．现代创伤显微外科护理学．北京：人民军医出版社，2001.

53. 余媛．整形美容外科及烧伤科护理常规．北京：中国协和医科大学出版社，2005.

54. 施诚仁，金先庆，李仲智. 小儿外科学. 第 4 版. 北京：人民卫生出版社，2009.

55. 崔焱. 儿科护理学. 第 4 版. 北京：人民卫生出版社，2011.

56. 王世平，辛文琼，向波. 小儿外科护理手册. 北京：科学出版社，2011.

57. 王家祥，郑珊，刘文英. 小儿外科围手术期管理. 郑州：郑州大学出版社，2013.

58. 李红，李映兰. 临床护理实践手册. 北京：化学工业出版社，2010.

59. 沈中阳，王颖. 移植护理指南. 北京：人民军医出版社，2007.

60. 沈中阳，王颖. 移植护理核心教程. 北京：人民军医出版社，2010.

61. 黎介寿，郑树森. 胰腺移植. 北京：人民卫生出版社，2002.

62. 杨宗城. 烧伤治疗学. 北京：人民卫生出版社，2010.

63. 伍素华. 烧伤护理学. 北京：科技技术文献出版社，2012.

64. 胡大海. 烧伤临床护理实践. 西安：第四军医大学出版社，2014.

65. 许红璐，肖萍，黄天雯. 临床骨科专科护理指引. 广州：广东科技出版社，2013.

66. Duffy，Cleary J，Ahern S，et al. Clear intermittent catheterization：Safe，cost-effective bladder management for male residents of VA nursing homes. J Am Geriatr Soc. 1995，43（8）：865-870.

67. Walker S，McGeer A，Simor AE，et al. Why are antibiotics prescribed for asymptomatic bacteriuria in institionalized elderly people? A qualitative study of physicians' and nurses' perceptions. CMAJ. 2000，163；273-277.

68. Rewhrborm CG，McConnell JD. etiology，pathothysiology，epidemiology and natural history of binign prostatic hyperplasia. In：Campbell's Urology. Edited by PC Walsh，AB Retik，ED Vaughan，Jr. Philadelphia，PA：W. B. Saunders Company，2002. 1297-1330.

69. Pacak K. Phaeochromocytoma：a catecholamine and oxidative stress disorder. Endocr Regul. 2011 Apr，45（2）：65-90.